U0235268

中华医学影像技术学
CT成像技术卷

第2版

主　编　高剑波　雷子乔

副主编　刘　杰　陈　晶　张　艳　林盛才　郑君惠　黄小华

编　委（以姓氏笔画为序）

任　宏　浙江大学医学院附属邵逸夫医院　　　林盛才　广西医科大学第一附属医院

刘　杰　郑州大学第一附属医院　　　　　　　郑君惠　广东省人民医院

刘　念　川北医学院附属医院　　　　　　　　徐红卫　郑州大学第五附属医院

孙家瑜　四川大学华西医院　　　　　　　　　高剑波　郑州大学第一附属医院

肖正远　西南医科大学附属医院　　　　　　　黄小华　川北医学院附属医院

邱建星　北京大学第一医院　　　　　　　　　曹希明　广东省人民医院

张　艳　北京大学第三医院　　　　　　　　　梁　盼　郑州大学第一附属医院

张　琰　山东第一医科大学附属省立医院　　　韩　磊　中国医学科学院阜外医院

张顺源　绵阳市中心医院　　　　　　　　　　雷子乔　华中科技大学同济医学院附属协和医院

陈　晶　中南大学湘雅医学院附属海口医院　　綦维维　北京大学人民医院

范文亮　华中科技大学同济医学院附属协和医院

人民卫生出版社

·北京·

图书在版编目（CIP）数据

中华医学影像技术学. CT 成像技术卷 / 高剑波，雷子乔主编. —2 版 . —北京：人民卫生出版社，2024.5
ISBN 978-7-117-35857-6

Ⅰ.①中… Ⅱ.①高… ②雷… Ⅲ.①计算机 X 线扫描体层摄影 Ⅳ.①R445②R814.42

中国国家版本馆 CIP 数据核字（2024）第 021436 号

| 人卫智网 | www.ipmph.com | 医学教育、学术、考试、健康，购书智慧智能综合服务平台 |
| 人卫官网 | www.pmph.com | 人卫官方资讯发布平台 |

中华医学影像技术学
CT 成像技术卷
Zhonghua Yixue Yingxiang Jishuxue
CT Chengxiang Jishujuan
第 2 版

主　　编：高剑波　　雷子乔
出版发行：人民卫生出版社（中继线 010-59780011）
地　　址：北京市朝阳区潘家园南里 19 号
邮　　编：100021
E - mail：pmph @ pmph.com
购书热线：010-59787592　　010-59787584　　010-65264830
印　　刷：北京华联印刷有限公司
经　　销：新华书店
开　　本：889×1194　1/16　　印张：16.5
字　　数：511 千字
版　　次：2017 年 9 月第 1 版　　2024 年 5 月第 2 版
印　　次：2024 年 7 月第 1 次印刷
标准书号：ISBN 978-7-117-35857-6
定　　价：148.00 元

打击盗版举报电话：010-59787491　E-mail：WQ @ pmph.com
质量问题联系电话：010-59787234　E-mail：zhiliang @ pmph.com
数字融合服务电话：4001118166　　E-mail：zengzhi @ pmph.com

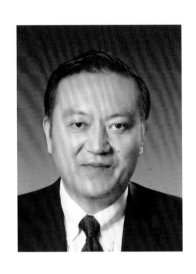

高剑波

博士学位,二级教授、主任医师,博士生导师。现任郑州大学第一临床医学院执行院长,首席专家,河南省影像重点学科第一学术带头人,曾任郑州大学第一附属医院副院长。先后担任中华医学会影像技术分会第七、八届副主任委员,中华医学会放射学分会腹部学组副组长,中国医师协会医学技师专业委员会副主任委员,中国医学装备协会放射影像装备分会会长,河南省医学会影像技术分会主任委员,河南省消化肿瘤影像重点实验室主任,河南省国际联合影像重点实验室主任,河南省放射影像质量控制中心主任,河南省医学3D打印中心主任等。

先后主持完成各类科研项目30余项,其中主持在研国家自然科学基金面上项目3项,完成面上项目1项,参与科技部课题2项,承担国家卫健委、工信部先进医疗装备应用示范项目2项,主持河南省杰出青年计划项目和河南省杰出人才基金项目各1项。获河南省科学技术进步奖一等奖1项、二等奖6项。发表学术论文近600篇,其中SCI收录近100篇;获得国家级专利10余项,主编及参编医学影像学专著、教材20余部;主要参与制定医学影像检查专家共识5项,担任《中华放射学杂志》等国内外10余种学术期刊的常务编委、编委或审稿人。享受国务院政府特殊津贴,先后荣获国家卫生计生突出贡献中青年专家、第十三届中国医师奖、国之名医"卓越建树"以及"中原英才计划(育才系列)"——中原名医、河南省优秀专家、河南省高等学校教学名师、河南省本科高校青年骨干教师、河南省教育系统先进个人等荣誉称号。

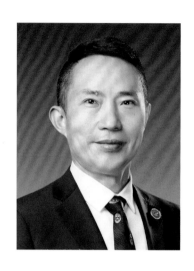

雷子乔

男，1974年8月生于湖北省孝感市，医学博士，主任技师，三级教授，博士生导师，哈佛大学医学院访问学者。华中科技大学同济医学院附属协和医院放射科总技师长，放射科党总支委员兼第三党支部书记。

现任中华医学会影像技术分会副主任委员，中国医师协会医学技师专业委员会副主任委员，湖北省医学会放射技术分会主任委员，武汉医学会放射技术分会主任委员，《中华放射学杂志》审稿专家，《中华放射医学与防护杂志》通信编委，《临床放射学杂志》编委，在国内外权威期刊及核心期刊发表论文(第一作者或通信作者)40余篇，其中SCI收录论文10余篇。主编"国家级"规划教材7部、专著1部，副主编及参与编写高等学校教材及专著20余部。主持湖北省自然科学基金面上项目及其他省部级课题8项，参与多项国家级、省部级课题研究，先后获得湖北省科技进步奖二等奖和武汉市科技进步奖三等奖。

分卷	主编		副主编			
《中华医学影像技术学·数字 X 线成像技术卷》第 2 版	余建明	胡鹏志	洪　泳 何玉圣	李大鹏 任　宏	罗来树	暴云锋
《中华医学影像技术学·MR 成像技术卷》第 2 版	李真林	倪红艳	汪启东 康　庄	路　青 张　翼	吕发金	周高峰
《中华医学影像技术学·CT 成像技术卷》第 2 版	高剑波	雷子乔	郑君惠 张　艳	陈　晶 刘　杰	黄小华	林盛才
《中华医学影像技术学·肿瘤放射治疗技术卷》	林承光	丁生苟	张　云 许　青	张焜毅 孙　丽	钟仁明	刘吉平
《中华医学影像技术学·辐射防护技术卷》	牛延涛	马新武	王红光 欧阳雪晖	陈　勇 杨晓鹏	郭建新	孙建忠
《中华医学影像技术学·影像信息与人工智能技术卷》	刘景鑫	周学军	李广武 周　彬	许　锋 戴亚康	刘　雷	费晓璐

序　言

为了顺应医学影像技术学快速发展的需求，紧跟新设备、新技术、新方法和新理论日新月异且更新周期不断缩短的发展步伐，强化学科交叉性、融合性和前沿性的进程，经中华医学影像技术学丛书编写委员会研究决定，启动"中华医学影像技术学"丛书的修订工作。

结合学科发展及读者需求，"中华医学影像技术学"丛书第 2 版包括《中华医学影像技术学·数字 X 线成像技术卷》《中华医学影像技术学·MR 成像技术卷》《中华医学影像技术学·CT 成像技术卷》《中华医学影像技术学·肿瘤放射治疗技术卷》《中华医学影像技术学·辐射防护技术卷》《中华医学影像技术学·影像信息与人工智能技术卷》6 个分册，全面覆盖影像技术二级学科中各个亚学科的内容，是学科理论知识和实践技能的"百科全书"，反映了医学影像技术学科内涵的完整性、系统性、理论性、科学性和实用性。医学影像技术各个亚学科的每个分册又自成一体，分别叙述了各个亚学科的发展历程，各种影像设备及其附属设备的构造、性能特点、成像技术参数、临床意义、成像原理以及安装要求；各种影像设备检查技术的临床适用范围、检查技术要点及图像质量控制措施等。《中华医学影像技术学·影像信息与人工智能技术卷》和《中华医学影像技术学·肿瘤放射治疗技术卷》与影像技术密不可分，其理论知识和实践技能互为借鉴、相辅相成。

"中华医学影像技术学"丛书是我国医学影像技术学科和行业的顶级权威著作，是医学影像技术学科和行业发展的指路明灯，是学会为推动学科建设行稳致远、健康发展的一个重大的举措。

"中华医学影像技术学"丛书是医学影像技术人员的专业工具书、医学影像专业学生的辅导书，也是临床医师的参考书。本丛书在临床应用中不断锤炼和完善，将对医学影像技术学科的发展具有极大的促进作用，必将造福影像技术学科和广大影像技术工作者。

余建明　李真林

2023 年 3 月

前　言

　　随着医学科技的不断进步,高端医学影像设备在临床逐渐得到普及应用和推广。尤其是近年来,涌现出许多新的检查技术和先进的医学影像设备,CT 作为其中发展最快的专业之一,为医学的进步作出了巨大的贡献,同时也促进了医学影像技术向更科学、更严谨的专业化方向发展。鉴于此,有必要对《中华医学影像技术学·CT 成像技术卷》第 1 版进行修订,以适应医学影像技术发展的需要。

　　在中华医学会影像技术分会的组织下,我们启动了《中华医学影像技术学·CT 成像技术卷》的修订工作,我们坚持遵循"三基"(基本理论、基本知识、基本技能)、"五性"(思想性、科学性、先进性、启发性、适用性)和"三特定"(特定对象、特定目标、特定限制)的编写原则,在编写过程注重把握继承、发展与创新的关系,在参考王鸣鹏教授主编的《医学影像技术学·CT 检查技术卷》和《中华医学影像技术学·CT 成像技术卷》第 1 版的基础上有所侧重、有所发展、有所创新地增加了多器官联合扫描的内容。本书尽可能涵盖 CT 的基本理论知识,以及必要的解剖和疾病专业知识,以满足在校学生和专业工作者的学习和临床工作需要。

　　本书共分为十二章,技术要点明确、知识点覆盖广、技术操作性强。内容首先从 CT 设备现状与进展入手,讲述了 CT 的现在与未来,紧接着从 CT 设备的基本结构到成像原理和基本概念,最终过渡到了临床应用,前后衔接较为紧密,除了常规的头颈部、胸部、腹盆部和脊柱四肢的介绍外,还增加了紧贴时代前沿的多器官联合成像技术和特殊 CT 成像技术,进一步加深了 CT 应用的广度和宽度。

　　在启动和编写阶段,中华医学会影像技术分会主任委员李真林教授和前主任委员余建明教授对编写工作提出了许多有益的建议,从而保证了本书的顺利编写,在此表示感谢。同时,也特别感谢参与编写的各位专家,在本书的编写过程中展示出较高的专业水平、严谨的科学态度和无私的奉献精神,为本书的编写作出了重要贡献。

　　在本书的编写中,各位编者已尽全力,但由于影像新技术的不断进步以及篇幅的限制,加之编写时间仓促,不能面面俱到,难免出现疏漏和谬误之处,恳请广大读者给予批评指正。

高剑波

2024 年 1 月

目　录

第一章　绪论 ··· 1
　第一节　CT设备的现状与进展 ·· 2
　第二节　CT设备的基本结构 ·· 3
　　一、X线发生装置 ·· 3
　　二、冷却系统 ·· 4
　　三、准直器 ·· 4
　　四、滤过器/板 ··· 4
　　五、X线检测接收装置 ·· 5
　　六、机械运动装置 ·· 6
　　七、计算机设备 ··· 7
　　八、图像显示及存储装置 ·· 7
　第三节　非螺旋CT与螺旋CT ·· 8
　　一、非螺旋CT ··· 8
　　二、螺旋CT ··· 9

第二章　CT成像原理和基本概念 ·· 15
　第一节　CT成像原理 ··· 15
　　一、X线摄影的图像形成方式 ·· 15
　　二、CT图像的形成方式 ··· 15
　　三、X线的衰减和衰减系数 ·· 17
　　四、CT的图像重建 ··· 17
　第二节　CT成像基本概念 ·· 18
　　一、像素 ·· 18
　　二、体素 ·· 18
　　三、矩阵 ·· 18
　　四、原始数据 ··· 18
　　五、重建 ·· 18
　　六、重组 ·· 18
　　七、重排 ·· 18
　　八、卷积核 ·· 19
　　九、插值 ·· 19
　　十、部分容积效应 ·· 19
　　十一、周围间隙现象 ·· 19
　　十二、阳极热容量和散热率 ·· 19

十三、动态范围 19
十四、单扇区和多扇区重建 19
十五、过度射线和过扫范围 20
十六、纵向分辨力和各向同性 20
十七、物体对比度和图像对比度 20
十八、扫描覆盖率 20
十九、灌注和灌注参数 20
二十、窗技术 20
二十一、CT 值 21
二十二、视野 22
第三节 CT 图像与窗技术 22

第三章 CT 的临床应用 24
第一节 CT 检查的程序 24
一、患者的登记接待 24
二、扫描前患者准备 24
三、CT 机准备 25
四、对比剂及急救物品准备 25
五、操作者准备 26
六、CT 检查的基本要点 27
第二节 CT 的扫描方法 28
一、普通扫描 28
二、增强扫描 28
三、定位扫描 29
四、能量成像 29
五、功能成像 29
六、心脏及冠状动脉 CT 成像 30
七、CT 血管成像 30
八、CT 导向穿刺活检 31
九、胆系造影 CT 扫描 31
十、CT 透视 32
十一、特殊扫描 32

第四章 CT 图像后处理 33
第一节 图像重建 33
一、改变显示野 33
二、改变重建函数 33
三、改变层厚和间隔 33
四、改变扫描时相 33
第二节 CT 图像的重建算法 33
一、解析法 33
二、迭代重建 34
三、自适应多平面重建 34
第三节 CT 图像的三维成像方法 35

一、三维数据的获取 ··· 35
二、三维图像的显示方式 ··· 35
三、三维图像显示方法的选取 ··· 39
第四节 特殊检查部位的图像后处理 ··· 40
一、血管系统 ··· 40
二、冠状动脉 ··· 41
三、泌尿系统 ··· 42
四、眼眶 ··· 43
五、鼻窦 ··· 43
六、内耳、颞骨 ··· 43
七、牙齿 ··· 44

第五章 CT 图像质量控制和辐射剂量 ··· 45
第一节 CT 图像分辨力及其影响因素 ····································· 45
一、空间分辨力 ··· 45
二、密度分辨力 ··· 47
三、时间分辨力 ··· 48
第二节 CT 的伪影和处理措施 ··· 49
一、伪影的定义和分类 ··· 49
二、伪影产生的原因 ··· 49
三、常见的伪影及处理措施 ··· 49
第三节 噪声的形成与图像质量 ··· 54
一、噪声的定义 ··· 54
二、噪声水平 ··· 54
三、噪声的表现和原因 ··· 54
四、噪声、辐射剂量与毫安秒的关系 ································· 54
五、噪声与图像质量和诊断的关系 ····································· 54
六、螺旋扫描方式对噪声的影响 ··· 55
七、影响噪声的因素 ··· 55
第四节 螺旋 CT 的图像质量和纵向分辨力 ··························· 56
一、层厚响应曲线 ··· 56
二、纵向分辨力 ··· 57
第五节 CT 的辐射剂量 ··· 60
一、CT 检查辐射的特点 ·· 60
二、CT 扫描射线束的形状辐射分布 ··································· 60
三、CT 扫描射线剂量的测量 ·· 61
四、辐射剂量的测试步骤 ··· 62
五、影响辐射剂量的因素 ··· 63
六、临床实践中的剂量管理 ··· 65
七、辐射剂量的表达方式 ··· 66

第六章 头颈部 CT 检查及诊断要点 ··· 68
第一节 检查注意事项 ··· 68
第二节 相关解剖 ··· 68

一、脑 ……………………………………………………………………………… 68
二、眼眶与眼 …………………………………………………………………… 68
三、耳 ……………………………………………………………………………… 69
四、鼻窦 …………………………………………………………………………… 69
五、咽与喉 ………………………………………………………………………… 69
六、甲状腺与甲状旁腺 ………………………………………………………… 69

第三节　扫描方法 ……………………………………………………………… 69
一、颅脑 …………………………………………………………………………… 70
二、垂体 …………………………………………………………………………… 80
三、眼及眼眶 …………………………………………………………………… 82
四、鼻窦和鼻咽 ………………………………………………………………… 90
五、耳、颞骨 …………………………………………………………………… 95
六、喉部及颈部 ………………………………………………………………… 102

第四节　CT 图像质量控制 …………………………………………………… 110
一、图像质量控制内容 ………………………………………………………… 110
二、图像质量控制方法 ………………………………………………………… 110
三、图像质量控制要术 ………………………………………………………… 111

第七章　胸部 CT 检查及诊断要点 ………………………………………… 112
第一节　检查注意事项 ………………………………………………………… 112
第二节　相关解剖 ……………………………………………………………… 112
一、肺 ……………………………………………………………………………… 112
二、胸膜及胸膜腔 ……………………………………………………………… 112
三、纵隔 …………………………………………………………………………… 112
四、食管 …………………………………………………………………………… 113

第三节　扫描方法 ……………………………………………………………… 113
一、肺及纵隔 …………………………………………………………………… 113
二、食管 …………………………………………………………………………… 131
三、肋骨 …………………………………………………………………………… 133

第四节　CT 图像质量控制 …………………………………………………… 134
一、空间分辨力 ………………………………………………………………… 134
二、密度分辨力 ………………………………………………………………… 134
三、噪声 …………………………………………………………………………… 134
四、伪影 …………………………………………………………………………… 134

第八章　腹部、盆腔 CT 检查及诊断要点 ………………………………… 135
第一节　检查注意事项 ………………………………………………………… 135
一、受检者准备 ………………………………………………………………… 135
二、护理准备 …………………………………………………………………… 135
三、技师准备 …………………………………………………………………… 135

第二节　相关解剖 ……………………………………………………………… 135
一、胃 ……………………………………………………………………………… 135
二、小肠 …………………………………………………………………………… 136
三、大肠 …………………………………………………………………………… 136

四、肝脏 ·· 137

五、肝外胆道 ··· 137

六、胰腺 ·· 137

七、肾脏 ·· 137

八、输尿管 ··· 137

九、膀胱 ·· 137

十、尿道 ·· 138

十一、生殖系统 ·· 138

第三节　扫描方法 ·· 138

一、腹部 CT 检查技术概述 ··· 138

二、腹部横断面解剖 ··· 139

三、腹部扫描 ··· 142

四、盆腔扫描 ··· 155

第四节　CT 图像质量控制 ·· 161

一、质量控制的内容 ··· 161

二、图像质量控制方法 ·· 161

第九章　脊柱、四肢 CT 检查及诊断要点 ······························· 162

第一节　脊柱检查注意事项 ··· 162

第二节　脊柱相关解剖 ·· 162

一、椎骨 ·· 162

二、椎间隙 ··· 162

三、椎间关节 ··· 163

四、脊髓 ·· 163

第三节　脊柱扫描方法 ·· 164

一、颈椎 ·· 164

二、胸椎 ·· 165

三、腰椎 ·· 166

四、常见疾病诊断要点 ·· 168

第四节　四肢检查注意事项 ··· 171

第五节　四肢相关解剖 ·· 171

一、各部位骨关节解剖 ·· 172

二、四肢骨关节影像表现 ·· 172

第六节　四肢扫描方法 ·· 172

一、肩关节 ··· 172

二、肱骨 ·· 173

三、肘关节 ··· 174

四、尺桡骨 ··· 175

五、腕关节 ··· 176

六、髋关节 ··· 176

七、骶髂关节 ··· 177

八、股骨 ·· 178

九、膝关节 ··· 179

十、胫腓骨 ··· 180

十一、踝关节 180

十二、足部 181

十三、常见疾病诊断要点 182

第七节　CT 图像质量控制 187

第十章　心脏、大血管 CT 检查及诊断要点 189

第一节　CTA 成像技术概述 189

一、CTA 检查常规流程 189

二、对比剂过敏反应的处理 189

三、对比剂外渗的处理 189

四、CTA 检查后相关事宜 189

第二节　颅脑动静脉 CTA 检查 190

一、检查前准备 190

二、扫描方式 190

三、扫描范围 190

四、扫描参数 190

五、检查流程及扫描方法 190

六、重建算法和窗技术 190

七、注意事项 190

第三节　颈部动静脉 CTA 检查 191

一、颈部动脉检查方法 191

二、颈部静脉检查方法 192

第四节　冠状动脉检查方法 192

一、冠状动脉 CT 钙化积分扫描及计算 192

二、冠状动脉 CT 血管成像扫描 193

三、冠状静脉 CT 血管成像扫描 198

第五节　主动脉与外周动脉检查 199

一、适应证 199

二、检查方案 199

三、扫描延迟时间的确定 199

四、其他检查注意事项 200

五、提高检查质量的方法 200

六、图像后处理 200

第六节　肺动脉检查 203

一、适应证 203

二、检查前准备 203

三、常规扫描技术 204

四、特殊扫描技术 204

第七节　左房-肺静脉检查 206

一、适应证 207

二、扫描前准备 207

三、扫描方法和参数设置 207

四、对比剂的应用 207

五、成像影响因素 208

第八节　腔静脉检查 ………………………………………………………………………… 208
　　一、上腔静脉 …………………………………………………………………………… 208
　　二、下腔静脉 …………………………………………………………………………… 208
第九节　门静脉检查 ………………………………………………………………………… 209
　　一、检查前准备 ………………………………………………………………………… 209
　　二、扫描体位 …………………………………………………………………………… 210
　　三、扫描范围 …………………………………………………………………………… 210
　　四、扫描参数 …………………………………………………………………………… 210
　　五、对比剂参数 ………………………………………………………………………… 210
　　六、成像方法 …………………………………………………………………………… 210
　　七、图像后处理 ………………………………………………………………………… 210
第十节　四肢血管检查 ……………………………………………………………………… 210
　　一、上肢血管 …………………………………………………………………………… 210
　　二、下肢血管 …………………………………………………………………………… 214
第十一节　CT 图像质量控制 ……………………………………………………………… 218

第十一章　多器官联合成像检查技术要点 ………………………………………………… 219
第一节　胸痛三联征联合成像检查技术要点 ……………………………………………… 219
第二节　心脑血管联合成像检查技术要点 ………………………………………………… 219
第三节　冠状动脉联合腹部增强成像检查技术要点 ……………………………………… 221
第四节　冠状动脉联合主动脉成像检查技术要点 ………………………………………… 222
第五节　一站式能量灌注成像检查技术要点 ……………………………………………… 223
　　一、头颈 CTA 联合颅脑 CTP 扫描方案 ……………………………………………… 223
　　二、肺动脉 CTA 联合肺灌注 CTP 扫描方案 ………………………………………… 223
　　三、冠状动脉 CTA 联合心肌 CTP 扫描方案 ………………………………………… 224
　　四、肝动脉 CTA 联合肝脏 CTP 扫描方案 …………………………………………… 224
　　五、胰腺 CTA 联合胰腺 CTP 扫描方案 ……………………………………………… 224
第六节　CT 图像质量控制 ………………………………………………………………… 225
　　一、图像质量基本要求 ………………………………………………………………… 225
　　二、图像处理 …………………………………………………………………………… 225
　　三、影像质量标准 ……………………………………………………………………… 226

第十二章　特殊 CT 检查和临床应用 ……………………………………………………… 227
第一节　CT 灌注成像 ……………………………………………………………………… 227
　　一、灌注成像的影响因素 ……………………………………………………………… 227
　　二、灌注成像技术的质量控制 ………………………………………………………… 227
　　三、灌注成像的参数计算 ……………………………………………………………… 228
　　四、脑 CT 灌注成像 …………………………………………………………………… 228
　　五、肝 CT 灌注成像 …………………………………………………………………… 230
　　六、肺 CT 灌注成像 …………………………………………………………………… 231
第二节　CT 仿真内镜检查 ………………………………………………………………… 233
　　一、检查技术 …………………………………………………………………………… 233
　　二、诊断要点 …………………………………………………………………………… 234
　　三、局限性 ……………………………………………………………………………… 235

第三节　双能量CT成像 ·· 235
　　一、检查技术 ·· 236
　　二、诊断要点 ·· 236
　　三、检查要点与图像质量控制 ··· 238
　　四、局限性 ·· 238
第四节　专用CT临床应用 ··· 238
　　一、锥光束乳腺CT ··· 238
　　二、锥形束CT ·· 239
　　三、术中CT ·· 239
　　四、PET/CT ·· 239

文末彩图 ·· 241

第一章 绪 论

CT 是计算机体层成像（computed tomography, CT）的简称，它的出现是继 1895 年伦琴发现 X 线以来，医学影像学发展史上的一次革命。

CT 的发明可以追溯到 1917 年。当时，奥地利数学家雷登（J.Radon）提出了可通过从各方向的投影，并用数学方法计算出一幅二维或三维图像的重建理论。

1967 年，由考迈克（Allan Macleod Cormack）完成了 CT 图像重建相关的数学问题。亨斯菲尔德（Godfrey Newbold Hounsfield）在英国 EMI 实验中心进行了相关的计算机和重建技术的研究，用 9 天时间获得数据组，2.5 小时成功地重建出一幅人体横断面图像。

1971 年 9 月，第一台 CT 装置安装在阿特金森·莫利医院（Atkinson-Morley Hospital），10 月 4 日在安普鲁斯（Ambrose）医师的指导下做临床试验，检查了第一位患者，每一幅图像的处理时间减少到 20 分钟左右。后来，借助微处理器使一幅图像的处理时间减少到 4.5 分钟，CT 的临床试验获得了成功。

1972 年 4 月，在英国放射学研究院年会上亨斯菲尔德和安普鲁斯宣读了关于 CT 的第一篇论文，宣告了 CT 机的诞生。同年 10 月，在北美放射学会年会（Radiological Society of North America, RSNA）上向全世界宣布了这一在放射学史上具有划时代意义的发明。

1974 年，美国 George Town 医学中心的工程师莱德雷（Ledley）设计出了全身 CT 扫描机，使 CT 不仅可用于颅脑，而且还可用于全身各个部位的影像学检查。

由于他们的成就，亨斯菲尔德于 1972 年获得了麦克罗伯特奖（MacRobert）。1979 年亨斯菲尔德和在塔夫茨大学从事 CT 图像重建研究工作的考迈克教授一起，获得了诺贝尔生理学或医学奖。

与普通 X 线摄影方法相比，CT 主要有以下四个方面的优点：

1. **真正的断面图像** CT 通过 X 线准直系统的准直，可得到无层面外组织结构干扰的横断面图像。与常规 X 线体层摄影相比，CT 得到的横断面图像层厚准确、图像清晰、密度分辨力高，无层面外结构的干扰。另外，CT 扫描得到的横断面图像，还可通过计算机软件的处理重组，获得诊断所需的多平面（如冠状面、矢状面）断面图像。

2. **密度分辨力高** 与普通 X 线摄影检查相比，CT 的密度分辨力有大幅度提高。其原因是：第一，CT 的 X 线束透过物体到达检测器经过严格的准直，散射线少；第二，CT 机采用了高灵敏度、高效率的接收器；第三，CT 利用计算机软件控制灰阶，可根据诊断需要，随意调节适合人眼视觉的观察范围。一般来讲，CT 的密度分辨力要比普通 X 线检查高 20 倍左右。

3. **可作定量分析** CT 借助于 CT 值能够准确地测量各组织的 X 线吸收衰减值，通过各种计算，可作定量分析。

4. **可用计算机作各种图像处理** 借助于计算机和图像处理软件，可作病灶的形状和结构分析。采用螺旋扫描方式，可获得高质量的三维图像和多平面的断面图像。

虽然 CT 极大地改善了诊断图像的密度分辨力，但由于各种因素的影响，也有其局限性和不足。

1. 极限空间分辨力仍未超过普通 X 线检查。目前，中档 CT 机的极限空间分辨力约 10LP/cm，而高档 CT 机的极限空间分辨力约 14LP/cm 或以上。普通 X 线屏片摄影的空间分辨力可达 7~10LP/mm，无屏单面药膜摄影极限空间分辨力最高可达 30LP/mm 以上。

2. CT 虽然应用范围广泛，但并非适用所有部位和脏器，如空腔脏器胃肠道的 CT 扫描，对腔内病变的观察不如内镜。由螺旋 CT 扫描的 CT 血管成像（computed tomography angiography, CTA）、冠状动脉 CTA 等，在显示小血管分支上不如数字减影血管造影（digital subtraction angiography，DSA）。目前，由于近年来多层螺旋CT的出现和一些新成像方法的应用，已使这些差距逐渐缩小。

3. CT的定位、定性诊断只是相对而言，其准确性受各种因素的影响。在定位方面，CT对于体内小于0.5~1cm的病灶，常常容易漏诊或误诊。在定性方面，也常受病变的部位、大小、性质，病程的长短，患者的体型和是否配合检查等诸多因素的影响。

4. CT的图像基本上只反映了解剖学方面的情况，无法反映脏器功能和生化方面的资料，当体内的某些病理改变的X线吸收特性与周围正常组织接近或病理变化不大时，不足以对整个器官产生影响，CT也无能为力。

第一节 CT设备的现状与进展

1895年11月，德国物理学家伦琴在研究阴极射线管时，偶然发现一种能穿透物体并能使荧光物质发光和涂有溴化银的胶片感光的射线，因当时不知其性质，故将其命名为"X"射线，从此，这种不可见的射线逐渐被人们认识，广泛地应用在医学领域。普通X线摄影是使三维立体解剖结构借助于某种介质（如胶片、荧光屏等）以二维影像的方式表现出来，但影像相互重叠，相邻的器官或组织之间厚度和密度差别较小时，边缘不锐利，对X线的吸收不明显，则不能形成对比而构成有诊断意义的图像。计算机体层成像（computed tomography，CT）装置的出现实现了影像诊断的一个飞跃，解决了普通X线摄影不能解决的很多问题。目前，CT设备（包括低档设备）中，已全部采用滑环式设计、螺旋扫描方式，探测器也全部改用固态的、低余晖、高检测率的材料。标志着常规CT扫描机已完成从层面扫描到螺旋扫描的换代。意味着CT的功能和基础理论已全面更新，也将对各级医院实施CT的更新换代产生重要影响。和常规CT层面采集不同的是，螺旋CT采用容积采集，从而使采集信号的速度、质量和类型均发生了质的变化。在容积采集的基础上，得以实施高级后处理功能。另一种改进型——电子束CT，也称超高速CT，是以电子枪代替X线管，可以极快速地完成感兴趣结构扫描，尤其适用于动态器官成像，如心脏的冠状动脉成像等。

2007年的北美放射学年会，多家厂商宣布推出128层、256层以及320/640层多层螺旋CT扫描仪等，使多层螺旋CT发展的步伐又迈出了坚实的一步。

128层CT的X线管仍采用电子束X线管（straton tube），发生器功率为100kW，机架开口的孔径为78cm。探测器阵列纵向的排列方式为等宽64排，单个探测器宽度为0.6mm，纵向探测器阵列的总宽度为38.4mm。128层的采集方法仍采用"z-sharp"飞焦点技术，即利用64排物理探测器阵列通过曝光时焦点位置的瞬间变换，获得双倍的层面采样，机架扫描一周最短时间缩短至0.30秒。在扫描功能上除了64层已有的功能外，还开发了螺旋动态扫描方式，螺旋动态扫描最大覆盖范围为27cm。

256层CT探测器的物理排数为等宽128排，单个探测器的宽度为0.625mm，探测器阵列纵向的宽度为80mm。扫描机架旋转部分采用了气垫轴承技术，使旋转一周扫描时间缩短至0.27秒，心脏成像时的时间分辨力可达34毫秒。值得一提的是，256层螺旋CT成像也采用了飞焦点技术，使128排的物理探测器阵列通过z轴双倍采样，获得了旋转一周256层图像的结果。在心脏冠状动脉成像方式中，256层CT可采用螺旋或非螺旋扫描方式，两种方式的机架旋转时间都是0.27秒，螺旋扫描可使用全部80mm的探测器，但相对而言，非螺旋扫描的图像质量较高且辐射剂量较低。动态扫描最大覆盖范围为40cm，动态连续扫描时间为20秒。

320层CT和640层CT也已开始临床应用。640层CT探测器阵列物理排数也为等宽并且达到320排，每排探测器的宽度为0.5mm，因此该款机型探测器阵列纵向的物理总宽度达到160mm，扫描机架旋转一周的最短时间是0.35秒。在冠状动脉扫描成像中，一般采用非螺旋扫描模式，由于160mm足够覆盖整个心脏，故在心率控制良好的情况下，一次旋转就能完成整个心脏图像的采集。心脏成像的图像重建方式根据心率的变化有单扇区（180°）、双扇区（90°）、3扇区（60°）以及5扇区（36°）。在螺旋扫描模式中，由于大探测器阵列的辐射剂量、对比剂注射流率和高速床移动的原因，320层CT只采用了其中的64排探测器阵列，即32mm的物理覆盖宽度。而640层CT探测器阵列的总宽度和探测器的排数不变，通过扫描时z轴上通道的动态偏置达到双倍采样的目的，最终使扫描机架一次旋转获得双倍640层的图像。同时，在螺旋扫描方式中改变为采用中间的160排探测器（160×0.5mm），使该机螺旋扫描一次旋转的覆盖范围增加到了8cm。

宝石能谱CT的基本配置为64排的探测器阵

列，扫描机架旋转一周的最短时间为 0.35 秒，但其在 X 线管、探测器材料和高压发生器上作了重大的改进，配以专用成像软件，可实现能谱成像。在 X 线管方面，将传统的双灯丝改为了单灯丝设计，并可在扫描的同时实行动态变焦（dynamic focal spot）；在探测器材料的选择上，采用了宝石分子结构的材料，与其他稀土陶瓷材料相比，其通透性增加约 100 倍，清空速度增加约 4 倍，因而提高了图像的分辨力；得以实现能谱成像的另一个重要技术是高压发生器的改变，该 CT 的高压发生器可在瞬时变换两种高（140kVp）、低（80kVp）不同的能量，变换周期为 0.5 毫秒。在以后推出的新款 CT 中，利用动态变焦技术，在机架一次旋转后可获得 128 层图像。在临床应用方面，能谱成像（gemstone spectral imaging，GSI）可在 40~140keV 的范围内，生成 101 种单能谱辐射，并形成两种基物质图像（水基图像和碘基图像），在基物质图像的基础上，可对人体多种组织进行分析。基于 GSI 技术，该机还可有效去除体内金属植入物伪影，如髋部的金属内固定物和金属材质的义齿等产生的伪影。另外，该机的图像重建还采用了改进的统计迭代重建方法（advanced statistical iterative reconstruction，ASIR），使 CT 成像的剂量得以进一步降低。

第二节 CT 设备的基本结构

一、X 线发生装置

（一）高压发生器

早期的 CT 机一般采用三相 X 线发生器，独立于机架系统。CT 对高压电源的稳定性要求很高，因为高压值的变化直接反映 X 线能量的变化，而 X 线能量与吸收值的关系极为敏感，是决定人体组织对 X 线衰减系数（μ）的关键值。因此三相发生器大都采用高精度的闭环控制稳压措施和高压四极管稳定输出。

三相高压发生器分为连续式和脉冲式，连续式主要用于第二代 CT 机；脉冲式主要用于第三代 CT 机。

高频发生器于 20 世纪 80 年代起开始用于 CT 机、乳腺摄影机和移动式 X 线机等，它的工作原理是将低频、低压的交流电源转换成高频、高压电源，可产生 500~25 000Hz 的高频，经整流和平滑后，其电压波动范围小于 1%，输出波形稳定，而常规三相、十二脉冲发生器的波动范围为 4%。

现代 CT 机都采用体积小、效率高的高频发生器。由于体积小、重量轻，发生器可被直接安装在旋转的机架上，与旋转架一起同步旋转，使扫描系统更加紧凑。目前使用的高频发生器的功率最高可达 120kW，管电压大都可在 80~140kV 之间选择，X 线管电流的范围一般是 20~800mA。

（二）X 线管

CT 扫描对 X 线射线源的要求是：①足够的射线强度：根据物体的大小，物质的原子序数、密度和厚度能形成不同的衰减。②穿透一个物体所需足够的射线量。

CT 机的 X 线管由电子阴极、阳极和真空管套组成，其基本结构与普通 X 线机的 X 线管相同，但额定功率较常规 X 线管要大。

CT 用 X 线管也可分为固定阳极和旋转阳极两种。固定阳极 X 线管主要用于第一、第二代 CT 机中，安装时固定阳极管的长轴与探测器平行。由于第一、第二代 CT 机的扫描方式是直线平移加旋转，扫描时间长，产热多，需采用油冷或者水冷方式强制冷却球管。旋转阳极 X 线管主要用于扇束扫描方式的第三代和第四代 CT 机中，X 线管长轴与探测器垂直，焦点大小一般为 1.0mm × 1.0mm；现代 CT 高速旋转阳极管焦点大小一般在 0.5~1.2mm，阳极靶面材质多为钨、铼合金，转速为 3 600r/min 或 10 000r/min。

现在螺旋 CT 扫描机的 X 线管一般都采用大功率的 X 线管。X 线管的管套大都采用金属或陶瓷材料，阳极靶面的直径可达到 200mm，X 线管整体质量的增加，也增加了 X 线管的热容量和散热率。阴极采用一根或者数根灯丝组成，吸气剂采用钡，吸收使用过程中产生的气体分子，确保了 X 线管的真空状态。

螺旋 CT X 线管靶面的厚度也有所增加，并且使用了不同的材料，目的是提高阳极的热容量。以前的阳极使用全金属制造，现在有些 X 线管采用化学气化沉淀石墨复合层和黄铜的复合阳极盘。由于石墨有很好的储热性能，使阳极的热容量提高。而最新的 CT X 线管开始采用液体轴承来替代过去的滚轴轴承，液体轴承的主要成分是液态的镓基合金，采用液体轴承后，一方面能增加 X 线管的散热率，另一方面还能减少噪声和振动。

CT 用 X 线管的产热量计算公式是：

产热量 =1.4 × 管电压 × 管电流 ×S 公式 1-2-1

其中 1.4 是常数

将实际应用的参数分别代入公式 1-2-1，即等于一次检查 X 线管产生的热量。该公式适用于三相和高频发生器，其中的时间是一次检查的总计扫描时间。单位是HU，1HU=1J（焦耳）。

此外，现代X线管为了提高热容量，还采用了所谓的"飞焦点"设计，即X线管阴极发出的电子束，曝光时交替使用，其变换时间约1.0毫秒，利用锯齿形电压波形的偏转导致的电子束瞬时偏转，使高压发生时电子的撞击分别落在不同的阳极靶面上，从而提高了阳极的使用效率，并能提高成像的空间分辨力。

CT用X线管目前已经研制出了电子束控管，即"零兆X线管"。该X线管最主要的改进是将阳极靶面从真空管中分离出来，使阳极靶的背面完全浸在循环散热的冷却油中，将以往阳极靶面的间接散热改为直接散热，大大提高了X线管的散热效率（与普通CT X线管相比，散热率提高了5~10倍，为5MHU/min），满足了螺旋扫描长时间、连续工作的要求。由于散热效率的提高，阳极靶面的直径也可减小，电子束控管阳极靶的直径为120mm，普通CT X线管阳极靶的直径通常可达200~300mm，阳极靶直径减小的同时使X线管的体积减小和重量减轻。第二个改进是旋转轴的改进，即以前所有的X线管只有阳极旋转，阴极部分是固定的。而"零兆X线管"的阴极部分也增加了一个轴承，与阳极靶面一起在真空管中同时旋转，这个改进也避免了X线管机械设计上的弱点，使阳极的机械旋转性能更稳定，并更有利于阳极旋转速度的提高。电子束控管的阴极结构有点类似于电子束CT的X线管，它产生的电子束需由偏转线圈聚焦和偏转一定的角度射向阳极靶面产生X线。

二、冷却系统

一般扫描机架内有两个冷却电路，即X线管冷却电路和电子冷却电路。无论旋转阳极还是固定阳极，在扫描过程中均会产生大量的热，会影响电子的发射，更为严重的是导致靶面龟裂，影响X线质量，所以冷却是必需的。X线管用绝缘油与空气进行热交换，扫描机架静止部分则用风冷或者水冷进行热交换。扫描机架与外界是隔绝的，通过热交换器控制温度。球管和机架内都有热传感器把信号传给主计算机，当温度过高时，则会产生中断信号。机器停止运转，直到温度降到正常范围才可以重新工作。另外，主计算机根据扫描参数的设定预算热量值，当预算值超过正常范围时，计算机会在屏幕上给出提示，操作者可修改扫描方案，如缩短扫描范围、降低毫安、千伏等。扫描机架内部温度的升高会影响到电子电路

的热稳定性。温度一般在18~27℃为宜。

CT除X线管自身的油冷却外，机架的冷却系统一般有水冷却、风冷却和水风冷却三种，各个公司在各种型号的CT机中分别采用其中的一种，并且这三种冷却系统各有优缺点。机架冷却系统的主要作用是加速散发由X线管和机架内电气设备在工作期间产生的热量。水冷却系统的散热效果最好，但是装置复杂、结构庞大，需一定的安装空间并经常维护；风冷却效果最差，其他一些方面也正好与水冷相反；而水风冷却则介于两者之间。低档CT扫描机多采用风冷却，中、高档CT机多采用水冷或水、气冷却方式。

三、准直器

用于限定X线束形状的器件，在CT扫描中，准直器有以下三个作用：

1. 调节CT扫描的层厚。
2. 减少患者的辐射剂量。
3. 减少进入探测器的散射线。

CT机中的准直器一般有两套：一套是X线管端的准直器（或称前准直器），由固定的和可调节的几组叶片组成，它的作用是控制X线束在人体长轴平行方向上的宽度，从而控制扫描层厚。在多层螺旋CT扫描机中，为了减少焦点半影现象，可调节的准直器叶片一般都安装在尽可能远离X线球管的位置。另一套是探测器端的准直器（或称后准直器），同样由固定的和可调节的几组叶片组成，固定部分叶片的开口一般都等于或大于扫描中使用的最大层厚，它的狭缝分别对准每一个探测器，使探测器只接收垂直入射探测器的射线，尽量减少来自成像平面之外方向的散射线的干扰。为了在剂量不增加的前提下，有效利用X线，探测器孔径宽度要略大于后准直器。前准直器主要控制扫描层厚，后准直器主要控制患者的辐射剂量，前后两组准直器必须精确地对准，否则会产生条形伪影。也有的CT机仅采用一套准直器，这种方式的配置则无后准直器，在第三代CT以后，焦点尺寸很小，经滤过器和前准直器的调整，X线束具有很好的方向性。探测器窗口很小，中心射线以外的散射线很难到达探头。但是，因扫描速度加快，前后准直器的协调也难以同步，影响接收质量，所以三代以后的CT机都不加后准直器。

四、滤过器/板

从X线管发出的原发射线是一束包含不同能

量的辐射，其中有不同数量的长波和短波。在实际使用中，CT机所产生的X线也是多能谱的。而CT扫描必须要求X线束为能量均匀的硬射线，所以从球管发出X线必须经过过滤。

现在CT机中所使用的楔形补偿器（或称滤过器/板）的作用是：吸收低能量X线，优化射线的能谱，减少患者的X线剂量，并且使滤过后的X线束变成能量分布相对均匀的硬射线束。

由于形状的原因，扇形波束照射时，圆形物体（CT检查患者的横断面近似圆形）中心射线穿透厚度大，边缘射线穿透厚度小，X线衰减吸收不一样，射线硬化的产生也有所差别，中心与边缘信号强度相差较大，但这些变化探测器无法检测到，为了纠正射线硬化不一致的现象，CT扫描仪中使用了专用的滤过器。

第一代CT扫描机的楔形滤过器是一个方形、中间呈弧形凹陷的水箱。目前CT机的滤过器/板主要有：①X线管的固有滤过，通常为3mm厚的铝板，有时也使用0.1~0.4mm厚的铜板；②"适形"滤过器，如蝶形（bow-tie），形状为两面凹陷剖面观类似于蝴蝶形的高密度物质，目的是适应人体形状射线衰减的需要。"蝶形"滤过器中心部分几乎无衰减射线的作用，而四周则有较强的衰减射线作用，它的主要作用是：滤除部分低能射线，同时也降低了到达探测器射线能的动态范围；其次减少"蝶形"周边与物体作用产生的散射线，降低了患者的辐射剂量。"蝶形"滤过器常采用特氟龙（teflon，聚四氟乙烯）为材料，原因是这种物质原子序数低、密度高而均匀，非常适合作为"蝶形"滤过器的材料。X线管的固有滤过和"蝶形"滤过器通常都置于X线管的窗口前。

CT机中通常必须使用滤过器/板，但同时使用滤过器/板也增加了X线的输出量。

五、X线检测接收装置

（一）探测器

探测器的作用是接收X线辐射并将其转换为可供记录的电信号。

1. 探测器的特性　探测器作为一种成像介质，应从转换效率、响应时间、动态范围和稳定性等方面评价其特性。

（1）转换效率指探测器将X线光子俘获、吸收和转换成电信号的能力。

（2）响应时间指探测器能够响应两次X线照射的最小时间间隔长度。

（3）动态范围指在线性范围内接收到的最大信号与能探测到的最小信号的比值。

（4）稳定性指探测器响应的前后一致性，如果探测器的稳定性较差，则CT机必须频繁地校准来保证信号输出的稳定。

2. 探测器的原理　已投入临床应用CT机的探测器可分为固体和气体两大类。固体可分为两种：闪烁探测器和稀土陶瓷探测器。气体常用高压氙气。固体和气体的作用原理分别是：

（1）闪烁探测器利用闪烁晶体将X线转换成可见光，再把可见光转换成电子能。

探测器多由闪烁晶体耦合一个光电倍增管组成，由闪烁晶体把X线转换为光信号，再用光电倍增管或高灵敏度光电二极管接收，变成电信号送至信号采集处理器。通过探测器后的电信号实现了辐射能到电能之间的转换，其中闪烁晶体将辐射能转换为光能，光电倍增管中的光电阴极又将光能转换为电能。

早期的固体探测器采用铊激活碘化钠晶体（NaI），使碘化钠晶体材料和光电倍增管耦合在一起，起到光电转换作用，但由于碘化钠有余晖，且动态范围有限，后又被锗酸铋（BGO）和钨酸镉（CdWO$_4$）等取代，而光电倍增管则被固态光电二极管闪烁晶体探测器所取代。

20世纪70年代末至80年代初的CT机大都使用钨酸镉探测器，80年代至90年代初则改用闪烁晶体和高压氙气探测器。

（2）稀土（贵金属）氧化陶瓷实际上是掺杂了一些像钇之类金属元素的超快速氧化陶瓷，采用光学方法使这些材料和光二极管结合在一起。其特点是X线吸收率达99%、光电转换效率高、与光电二极管的响应范围匹配好、更低余晖以及更高的稳定性，并且容易进行较小分割。

（3）气体探测器利用气体电离室直接将X线转换成电子能。

气体探测器通常做成一个密封的电离室，密封的气室内气压约30kPa，以增加气体分子的电离，电离室的上下夹面由陶瓷拼成，每个电离室两侧由薄钨片构成，中心收集电极也由钨片构成，而X线入射面由薄铝片构成，所有的分隔相互联通。电离室内充满氙气，入射X线进入电离室后使氙气电离，其正、负离子分别由中心收集电极的正、负极接收（负电离子被正电极接收，正电离子相反），通过前置放大器放大后送入数据采集系统。电离室侧面的钨片对 X 线有准直作用,可防止被检测物体产生的散射线进入电离室。

第三代 CT 扫描机的气体探测器多采用高压氙气,利用气体电离的原理,入射的 X 线使气体产生电离,然后测量电流的大小进而得到入射 X 线的强度。

3. 探测器的评价

(1)固体探测器

优点:灵敏度较高,有较高的光子转换效率。

缺点:首先是相邻的探测器之间存在缝隙,X线辐射的利用率相对较低;其次是晶体发光后余晖较长影响响应函数,使高低密度交界处的图像产生拖尾伪影;最后是整个探测器阵列中的各个探测器不易做得完全一致,造成误差影响成像质量。

(2)气体探测器

优点:稳定性好、响应时间快、几何利用率高、无余晖产生。

缺点:首先是吸收效率较低;其次是在制作工艺上只能做成单排的探测器阵列,无法做成多排的探测器阵列。故在多层螺旋 CT 已不采用高压氙气探测器阵列。

一般而言,固体探测器的转换效率约 95%,几何效率为 40%~50%;气体探测器的几何效率约 95%,转换效率约 45%。总检测效率的计算公式是:

总检测效率 = 几何效率 × 固有(转换)效率

公式 1-2-2

(二)模/数、数/模转换器

模/数转换器是 CT 数据采集系统(data acquisition system,DAS)的主要组成部分。

CT 最初探测到的模拟信号是连续的,随时间变化而不断变化,它可由电压表读取或由示波器显示,但无法被计算机识别。

模/数转换器的作用是将信号放大器放大后的输出信号积分后多路混合变为数字信号送入计算机处理。模/数转换器由一个频率发生器和比较积分器组成,后者是一组固态电路,被称为"时钟",它的作用是把模拟信号通过比较积分后转变成数字信号。同样数/模转换器是上述的逆向运算,它的"时钟"电路根据输入的数字信号转换成相应的模拟信号。

模/数和数/模转换器有两个重要的参数——精度和速度。精度是指信号采样的精确程度,与分辨力有关,分辨力用量化级数或比特描述。速度是指信号的采集速度,也就是数字化一个模拟信号的时间。在模/数和数/模转换器中,信号采集速度与精确性始终是一对矛盾,即采样信号数字化的精确性

越高,采集时间越长,反之,采集速度越快,采样的精确性则越低。

(三)数据采集系统

数据采集系统(data acquisition system,DAS)主要由信号放大器、模/数转换器和数据传送器等共同组成,因其在 CT 成像系统中作用特殊,尤其在多排螺旋 CT 机中,往往被列为一个系统。

数据采集系统是位于探测器与计算机之间的电子器件,和探测器一起负责扫描后数据的采集和转换。

数据采集系统除了接收、放大来自探测器的信息和传送已转换信息外,作为 DAS 系统主要部件的模/数转换器,还有以下两个作用:

1. 射线束测量,包括通过人体后的衰减射线和未通过人体的参考射线。

2. 将这些数据编码成二进制数据。

六、机械运动装置

(一)扫描机架

机架是一个与检查床相垂直安装的框架,里面安装各种扫描采集部件。内部由固定和转动两大部分组成:前者包括旋转控制和驱动,滑环系统的碳刷、冷却系统、机架倾斜和层面指示以及机架、检查床控制电路等;后者主要包括 X 线管、准直器和滤过器、探测器、前置放大器、采样控制部件、X 线发生器和逆变器、低压滑环等。

机架的孔径和倾斜范围两项性能指标在应用中较为重要,孔径指机架孔的开口大小,多数 CT 机的机架孔径为 70cm,部分 CT 扫描机的孔径已达 85cm。机架必须能够倾斜,以适应不同患者情况和各种检查的需要,倾斜角度通常为 ±12°~±30°。

(二)滑环

根据结构形状,滑环可有两种类型:盘状滑环和筒状滑环,盘状滑环的形状类似一个圆盘,其导通部分设在盘面上,而筒状滑环呈圆筒状,它的导通部分则位于圆筒的侧面。

导电刷通常有两种类型,金属导电刷和混合导电刷。金属导电刷采用导电的金属和滑环接触,每一道滑环有两个金属导电刷游离端与其接触,目的是增加可靠性和导电性。混合导电刷采用导电材料银石墨合金(又称碳刷)与滑环接触,同样,有两个导电刷游离端与滑环接触。

滑环的传导方式:根据滑环传导电压的高低,可分为高压滑环和低压滑环。高压滑环通过滑环传递产生 X 线的电压达上万伏,而低压滑环通过滑环

传递给 X 线发生器的电压为数百伏。

低压滑环采用只有数百伏特的交流电源,根据 X 线发生控制信号,借助于导电刷将电流送入滑环。在低压滑环供电方式中,电流进入滑环后,由滑环将电流送入高压发生器,再由高压发生器产生高电压并输送给 X 线管。低压滑环的 X 线发生器、X 线管和其他控制单元全部都安装在机架的旋转部件上。

在高压滑环供电方式中,交流电源直接供电给高压发生器,由高压发生器将高电压送入滑环,然后再输送给 X 线管。高压滑环一般也采用小型的、高频发生器,并且高压发生器不安装在旋转的机架上。高压滑环易发生高压放电导致高压噪声,影响数据采集系统并影响图像质量。低压滑环的 X 线发生器需装入扫描机架内,要求体积小、功率大的高频发生器。

目前,大多数生产厂家都采用低压滑环。

(三)扫描床

检查床的作用是把需扫描检查的患者准确地送入预定或适当的位置。

根据 CT 检查的需要,对检查床有两个方面的要求:承重和床面材质。承重是确保特殊体型患者的检查需要;另外,床面材料必须由易被 X 线穿透、能承重和易清洗的碳素纤维组成。

检查床应能够上下运动,以方便患者上下,同时检查床还能够纵向移动,移动的范围应该能够做从头部至大腿的 CT 扫描,床纵向的移动要相当平滑,定位精度要求高,绝对误差不允许超过 ±0.5mm,一些高档 CT 机可达 ±0.25mm。另外检查床的进退还应有准确的重复性,如扫描过程中有时要对感兴趣区反复扫描,每次扫描检查床必须能准确地到达同一层面。这就要求检查床不仅要有一定的机械精度,控制信号还必须精确无误。

为适应 CT 检查的需要,与 X 线束射出同方向的位置上有定位光源,以利于准确定位。

七、计算机设备

(一)主计算机

以往的 CT 计算机系统属于通用小型计算机,但随着计算机技术的飞速发展,小型计算机与微型计算机之间的差别已经很小,现在很多 CT 机包括多层螺旋 CT 都采用微型计算机作为 CT 的主计算机。

CT 计算机系统一般都具有运算速度快和存储量大这两个特点。

CT 计算机的硬件通常包括输入/输出设备、中央处理器(CPU)、阵列处理器、接口装置、反投影处理器、存储设备和通信硬件。

CT 计算机还需包含软件,并通过硬件执行指定的指令和任务。

CT 计算机的作用主要是接收数据采集系统(DAS)的数字信号,并将接收到的数据处理重建成一幅横断面的图像。

CT 主计算机都具有协同处理的能力。协同处理的方式是:两个或两个以上大致相同的处理器各自执行一个或几个处理任务,协同处理的主要目的是加快处理速度或提高计算机的处理能力。

根据 CT 机和 CT 机制造厂商的不同,CT 成像的处理方式可有并行处理、分布式处理和管线样处理。

(二)图像重建计算机/阵列处理器

图像重建计算机是 CT 计算机中一个很重要的部分。过去,计算机的处理速度较慢,需依靠专用的阵列处理器来重建图像,现在由于计算机制造技术的发展,阵列处理器已被运算速度快的微型计算机替代,一般称为图像重建计算机。

图像重建计算机一般与主计算机相连,其本身不能独立工作,它的主要任务是在主计算机的控制下,进行图像重建等处理。

图像重建时,图像重建计算机接收由数据采集系统或磁盘送来的数据,进行运算后再送给主计算机,然后在显示器上显示。它与主计算机是并行工作的,图像重建计算机工作时,主机可执行自己的运算,而当图像重建计算机把数据运算的结果送给主机时,主机暂停自己的运算,处理图像重建计算机交给的工作。

八、图像显示及存储装置

(一)显示器(监视器)

显示器的作用是:人机对话(通过键盘,包括患者资料的输入、扫描过程的监控等)、信息和扫描结果图像显示。

显示器有黑白和彩色两种,通常显示图像都采用高分辨力的黑白显示器,文字部分的显示有时采用彩色显示器。

显示器的性能指标主要是显示分辨力,一般以点阵和线表示。其他与显示分辨力有关的是重建后图像的显示矩阵、像素大小和灰阶位深等。

(二)存储器

CT 的图像存储设备分别由硬磁盘、软盘、光盘、PACS 等组成,它们的功能是存储图像、保存操作系统及故障诊断软件等。

在硬件的设置上，硬盘、磁带和光盘等是分列的。通常一次扫描后，由数据采集系统采集的原始数据先存储于硬盘的缓冲区，待扫描完成后，经重建处理后的图像，再存入硬盘的图像存储区，磁带、光盘等存取图像往往也通过硬盘作中介。随着网络技术的发展，也可将 CT 图像数据存储于 PACS 系统和云服务器。

由于 CT 属于数字成像设备，为保证图像的动态范围，存储都采取数字二维像素阵列方式，每个像素点由若干与图像灰阶有关的比特组成。

多数情况下，CT 图像的矩阵大小是 512×512，深度是 8~12bit，灰阶范围是 512(2^8)~4 096(2^{12})。

一般，一幅 512×512×2 字节的 CT 图像约需 0.52MB 的存储空间。

第三节 非螺旋 CT 与螺旋 CT

20 世纪 80 年代末螺旋 CT 发明之前，CT 的发展通常以代称呼（图 1-3-1），而螺旋 CT 出现后，CT

的改进和发展则不再以代称呼。

一、非螺旋 CT

（一）第一代 CT 机

第一代 CT 机为旋转（rotation）加平移（translation）扫描方式，多属头颅专用机，由一个 X 线管和 1 个闪烁晶体探测器组成。X 线管是油冷固定阳极，扫描 X 线束被准直成为铅笔芯粗细的笔形线束（pencil beam）。X 线管与探测器连成一体，扫描时，X 线管产生的射线束相对探测器环绕人体的中心做旋转和同步直线平移运动，X 线管每次旋转 1°，同时沿旋转反方向做直线运动扫描。下一次扫描，再旋转 1°并重复前述扫描动作，直至完成 180°以内的 180 个平行投影采样。这种 CT 机结构的缺点是射线利用率很低，扫描时间长，一个断面需 3~5 分钟，重建 1 幅图像的时间为 5 分钟。

（二）第二代 CT 机

第二代 CT 机仍为旋转加平移扫描方式。扫描 X 线束改为 5°~20°的窄扇形线束，因此又称为小扇束 CT 扫描机，探测器增加到 3~30 个，平移扫描

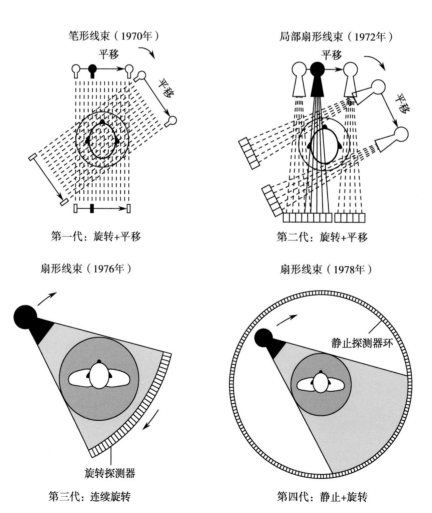

图 1-3-1　第一代到第四代 CT 扫描机

后的旋转角度由 1° 提高到扇形射线束夹角的度数，扫描的时间缩短到 20~90 秒。另外，第二代 CT 缩小了探测器的孔径、加大了矩阵和提高了采样的精确性等，改善了图像质量。这种扫描方式的主要缺点是：由于探测器排列成直线，对于扇形的射线束而言，其中心和边缘部分的测量值不相等，需要扫描后的校正，以避免出现伪影而影响图像质量。此外，由于探测器几何尺寸较大，部分 X 线照射在探测器间隔中而没有得到有效的利用。

（三）第三代 CT 机

第三代 CT 机改变了扫描方式，为连续旋转扫描方式，使 X 线管和探测器作为整体只围绕患者做旋转运动来进行数据采集。X 线束是 30°~45° 扇形线束，因此又称为广角扇束 CT 扫描机，探测器数目增加到 300~800 个，扫描时间缩短到 2~9 秒或更短。探测器阵列排列成彼此无空隙的弧形，数据的采集以 X 线管为焦点，随着 X 线管的旋转得到不同方位的投影，由于排列方式使扇形线束的中心和边缘与探测器的距离相等，无须作距离测量差的校正。该扫描方式的缺点是：扫描时需要对每一个相邻探测器的灵敏度差异进行校正，这是因为一个角度的投影内相邻测量常由不同的探测器进行，在扫描期间绝大多数探测器从不曾接受过未经衰减的射线，造成在旋转轴周围出现一个同心环形伪影。

（四）第四代 CT 机

第四代 CT 机的扫描方式是探测器静止而只有 X 线管环绕机架的旋转，因此称为静止加旋转扫描方式。X 线束的扇形角达 50°~90°，因此也减少了 X 线管的负载，使扫描速度可达 1~5 秒。探测器更多达 600~1 500 个，全部分布在机架 360° 的圆周上。扫描时，没有探测器运动，只有 X 线管围绕患者做 360° 的旋转。与第三代 CT 机扫描不同，在第四代扫描方式中，对于每一个探测器来说所得的投影值，相当于以该探测器为焦点，由 X 线管旋转扫描一个扇形面而获得，故此种扫描方式也被称为反扇束扫描，这样可以有效地避免环形伪影的发生，但是这么多的探测器在扫描过程中只有扇形 X 线束照射部分能够使用，这就造成了探测器的浪费。

（五）第五代 CT 机

第五代 CT 机又称电子束 CT，它的结构明显不同于前几代 CT 机（图 1-3-2），采用静止加静止扫描方式，X 线管和探测器都是静止的。它由一个电子束 X 线管、一组有 864 个固定探测器的阵列和一个采样、整理、数据显示的计算机系统构成。最大的差别是 X 线发射部分，它包括一个电子枪、偏转线圈和处于真空中的半圆形钨靶。扫描时，电子束沿 X 线管轴向加速，电磁线圈将电子束聚焦，并利用磁场使电子束瞬时偏转，分别轰击 4 个钨靶。扫描时间为 30 毫秒、50 毫秒和 100 毫秒。由于探测器是排成两排 216° 的环形，一次扫描可得两层图像；还由于一次扫描分别轰击 4 个靶面，故总计一次扫描可得 8 个层面。由于时间分辨力高，所以具有减少运动伪影、提高对比剂的利用率和进行动态研究等特点。

二、螺旋 CT

（一）单层螺旋 CT

与非螺旋 CT 相比，单层螺旋 CT 设备结构主要是利用了滑环技术，去除了 CT 球管与机架相连的电缆，球管探测器系统可连续旋转，并改变了以往

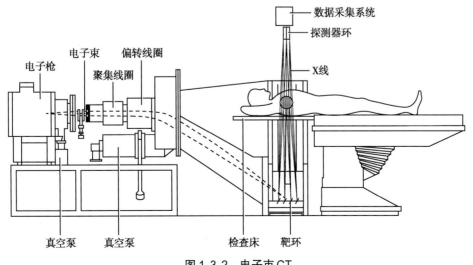

图 1-3-2　电子束 CT

非螺旋CT的馈电和数据传导方式，使CT扫描摆脱了逐层扫描的模式，从而提高了CT扫描和检查的速度。由于螺旋CT扫描时检查床连续单向运动，球管焦点围绕患者旋转的轨迹类似一个螺旋管形，故称为螺旋扫描。

在螺旋式扫描方式中，有两个基本概念是必须提及的，即螺距和重建增量。

螺距（pitch）是螺旋CT扫描方式特有的、与图像质量相关的参数。它的含义是扫描旋转架旋转一周期间检查床运行的距离与层厚或准直宽度的比值，是一个无量纲的量，是检查床运动距离和层面曝光的百分比。根据国际电工委员会（international electro-technical commission，IEC）说明，螺距的定义由公式1-3-1表示：

$$螺距（p）=TF/W \qquad 公式1-3-1$$

式中TF（table feed）是扫描旋转架旋转一周期间检查床运行的距离，单位为mm；W是层厚或射线束准直的宽度，单位也是mm。

重建增量（reconstruction increment）的定义是：被重建图像长轴方向的间距。重建增量有时也被称为"重建间隔"（reconstruction interval）或"重建间距"（reconstruction space）。

螺旋CT与非螺旋CT的一个重大区别是区段采集和逐层采集，由于螺旋CT采集的数据是连续的，所以可以在扫描区间任意位置重建图像。通过采用不同的重建增量，可确定相邻被重建图像的间隔或层面重叠的程度。重建增量与被重建图像的质量有关，即不同程度的重叠重建，可使三维等后处理图像的质量改善。

（二）4层螺旋CT

单层螺旋CT的探测器阵列与非螺旋CT相比基本没有变化。4层螺旋CT于1998年由4家CT设备制造商同时推出。与单层螺旋CT相比，其硬件方面的主要改进是探测器阵列排数和数据采集通道有所增加，使CT扫描机架一次旋转可同时得到4层图像，并且扫描覆盖范围也相应增加。

1. 4层螺旋CT的探测器　与单层螺旋CT不同，4层螺旋CT的探测器材料采用了辐射转换效率高的稀土陶瓷闪烁晶体组成，与光电二极管一起共同组成探测器阵列。以前固体探测器材料的辐射总转换效率是50%~60%，而改用稀土陶瓷材料后，辐射的总转换效率可达到99%。

各厂商设计的4层螺旋CT探测器排数各不相同，不仅影响了层厚的大小和组合，也影响了螺旋

CT扫描重要技术参数螺距的计算表达方式，目前4层螺旋CT的探测器排列有以下组合：

（1）34排探测器：其中0.5mm 4排，1.0mm 30排，机架旋转一周最大覆盖范围为32mm。

（2）16排1.25mm的等宽探测器：机架旋转一周最大覆盖范围为20mm。

（3）8排1~5mm的探测器：包括4对1mm、1.5mm、2.5mm、5mm的探测器，机架旋转一周最大覆盖范围为20mm。

根据探测器的排列方式，4层螺旋CT大致可分为两种类型：等宽型和不等宽型探测器阵列。两类不同排列组合的探测器阵列各有利弊。等宽型探测器排列的层厚组合较为灵活，但是外周的四排探测器只能组合成一个宽探测器阵列使用，并且过多的探测器排间隔会造成有效信息的丢失。不等宽型探测器的优点是在使用宽层厚时，探测器的间隙较少，射线的利用率较高，因为无法产生数据的探测器间隙只有7个，缺点是层厚组合不如等宽型探测器灵活。

与单层螺旋CT相比，4层螺旋CT旋转一周扫描覆盖的范围有所增加，每旋转一周的扫描时间也缩短至0.5秒，纵向分辨力也有所提高，但4层螺旋CT扫描还未真正达到各向同性，根据厂商公布的数据，其平面内（横向）分辨力为0.5mm，纵向分辨力则为1.0mm。

2. 4层螺旋CT的数据采集通道　单层螺旋CT或以前的非螺旋CT机，通常只有一个数据采集通道，其与模/数转换器等组合称为数据采集系统（data acquisition system，DAS），而4层螺旋CT由于需同时采集4层数据，数据采集通道增加到4个。工作时根据层厚选择的需要，通过关闭和导通位于数据采集系统上的电子开关，进行不同的组合，最后形成数据采集的输出。4层螺旋CT的DAS在工作时，长轴方向的探测器形成4个通道同时采集数据，每一个数据采集通道可只接收一排探测器阵列的扫描数据，也可以将数排探测器阵列的扫描数据叠加后等于一组数据输出，虽然各厂家探测器排数都超过4排，有的甚至达到8排，由于总共只有4个数据采集通道，其最终获得的扫描层数最多只能为4层。

3. 4层螺旋CT的技术改进　4层螺旋CT的探测器由8排以上组成，其成像过程以及参数方面与单层、双层螺旋CT相比也有所不同，主要的差别有以下几个方面：准直器的使用、射线束的宽度和螺距。

X线束由前准直器准直后,经被扫描物体的衰减投射于多排探测器阵列。对单排探测器而言,其射线束的宽度等于扫描所得的层厚宽度,但在多排探测器扫描时,扫描射线束的宽度并不决定扫描后得到的层厚,其最后所得的层厚由所使用的探测器宽度决定。如一次多层螺旋扫描,采用的射线束宽度为8mm,投射到四排探测器上可以是4层2mm的层厚,或者是2层4mm、1层8mm的层厚。从理论上说,如果不考虑探测器阵列的间隙,所采用的探测器排的宽度等于扫描所得的层厚,并可以用公式1-3-2表示:

$$d(mm)=D(mm)/N \qquad 公式1-3-2$$

式中 d 是层厚或探测器的宽度, D 是射线束宽度, N 是所使用探测器的排数。在单层螺旋CT中射线束的宽度等于探测器的宽度,而在多层螺旋CT中探测器的宽度只等于 $1/N$ 射线束的宽度,理论上这种扫描射线束的应用,增加了扫描的覆盖率。一般而言,探测器的排数越多,扫描覆盖范围越大。

由于探测器排数的增加,4层螺旋CT X线的辐射形状也必须作相应的改变。在单层螺旋扫描中,从X线管发出的射线束在 z 轴方向呈扇形,而垂直于 z 轴方向则是一个很窄的射线束(与所选层厚相等),称之为扇形束;在多层螺旋扫描中,由于 z 轴方向探测器排数增加,垂直于 z 轴方向的射线束必须增宽,以覆盖增加的探测器阵列,这种射线束形状被称为"小锥形束"。小锥形束在 z 轴方向增加了辐射的距离,并且射线倾斜的角度也相应增大,与单层螺旋扫描相比,图像重建的内插算法也必须相应随之改变。

4. 4层和4层以上螺旋CT的螺距 在单层螺旋扫描中,螺距的计算方法较为简单、明了,即射线束宽度(或层厚)与扫描一周检查床移动距离的比值,而多层螺旋CT中由于计算方法的不同,使螺距计算的结果有所不同。4层螺旋CT问世后,曾经使用的多层螺旋CT螺距计算方法和名称有两种:准直螺距(collimation pitch)和层厚螺距(slice pitch)。

准直螺距(又称螺距因子、射线束螺距)的定义是:不管是单层还是多层螺旋CT(与每次旋转产生的层数无关),螺距的计算方法是扫描时准直器打开的宽度除以所使用探测器阵列的总宽度。如16层螺旋CT每排探测器的宽度为0.75mm,当准直器宽度打开为12mm时,16排探测器全部使用,则此时的准直螺距为1(16×0.75mm=12mm,12mm/12mm=1)。又如4层螺旋CT时,准直器打开宽度为10mm,准直射线束宽度为10mm,使用两排5mm的探测器,此时螺距同样为1。上述螺距计算的特点是不考虑所使用探测器的排数和宽度,与单层螺旋CT螺距的计算概念相同,同样由于螺距变化对图像质量的影响因素也相同。

层厚螺距(又称容积螺距、探测器螺距)的定义是:扫描机架旋转一周检查床移动的距离除以扫描时所使用探测器的宽度,并且乘以所使用探测器阵列的排数。如4层螺旋CT使用2排5mm的探测器,检查床移动距离10mm,准直射线束宽度为10mm,则层厚螺距为2(10mm/10mm=1,1×2=2)。又如4层CT扫描时机架旋转一周检查床移动30mm,准直射线束宽度20mm,采用4排5mm的探测器阵列,则层厚螺距为6(30mm/20mm=1.5,1.5×4=6)。后一个例子如按照准直螺距的计算方法应该是1.5,即30mm/20mm=1.5,层厚螺距的特点是着重体现了扫描时所使用探测器的排数。

(三)16层螺旋CT

16层螺旋CT在2002年的北美放射年会上被推出,其最大的改变是探测器阵列的排数和总宽度增加,其次机架旋转一周的扫描速度也相应缩短为0.42秒,最短为0.37秒。在4层与16层之间,某些厂商还曾推出8层螺旋CT,因从技术层面的特点不明显,故此处从略。

1. 16层螺旋CT的探测器 目前主流机型有两种,一种探测器阵列为不等宽型,探测器阵列中间部分由16排宽度均为0.75mm的探测器排组成,两侧各有1.5mm宽的探测器4排,总共24排探测器,探测器阵列总宽度为24mm,或一次旋转最大覆盖范围为24mm。每排探测器数量为672个,总共有探测器数量是16 128个。另一种16层CT机的探测器阵列也为不等宽型,探测器阵列中间部分为16排宽度为0.625mm的探测器,两侧各排列1.25mm宽的探测器4排,总计探测器排数也是24排,探测器阵列总宽度为20mm,一次旋转最大覆盖范围为20mm。每排的探测器数量为880个,探测器的总数为21 120个。

2. 16层和16层以上螺旋CT的图像重建 由于探测器排数增加和 z 轴方向的宽度增加,16层和16层以上螺旋CT的图像重建与单层及4层螺旋CT差别较大,4层螺旋CT的图像重建可基本不考虑锥形束效应,而16层以上都采用将锥形束边缘部分射线一起用于成像的计算,故此处简单地介绍几种图像重建方法,以供参考。

（1）自适应多平面重建（adaptive multiple plan reconstruction，AMPR）的方法是将螺旋扫描数据中两倍的斜面图像数据分割成几个部分。重建时，各自适配螺旋的轨迹并采用240°螺旋扫描数据。经过上述的预处理后，最终图像重建的完成还需要在倾斜的、不完整的图像数据之间采用适当的内插计算。采用AMPR重建方法后其内插函数的形状、宽度均可自由选择，像4层CT中的自适应z轴内插方法一样，AMPR方法也实现了扫描螺距自由可选，并且层厚的变化与螺距无关。

（2）加权超平面重建（weighted hyperplane reconstruction）的概念有点类似AMPR的方法，但起始步骤有些不同。先将三维的扫描数据分成一个二维的系列，然后采用凸起的超平面作区域重建。如先收集全部投影数据中的1~9，然后再2~10、3~11，最后再将所有扫描数据加权平均处理。经过参数优化后，可获得良好的噪声、伪影和层厚响应曲线形状的图像。

（3）Feldkamp重建算法是一种近似序列扫描三维卷积反投影的重建方法。该方法是沿着扫描测量的射线，将所有的测量射线反投影到一个三维容积，以此计算锥形束扫描的射线。三维反投影方法对计算机的要求较高，需配置专用的硬件设备来满足重建速度的要求。

3. 迭代重建技术 2009年的北美放射年会后，一些高端CT制造商相继推出了新的图像重建方法——迭代重建。迭代重建算法在CT发明初期曾经用过，由于该重建算法计算复杂，反复迭代需采用数学模型，并需要运算速度快的计算机支持，最终未投入市场使用。由于近年来计算机技术的迅速发展，以及多层螺旋CT应用辐射剂量较高的原因，CT生产厂商纷纷推出了经过改良的迭代重建算法，并应用于各自新开发的CT上。迭代重建的最大优点是，通过反复多次的迭代可降低辐射剂量并可相应减少伪影，根据不同的应用一般可降低辐射剂量30%~70%。迭代算法的名称有自适应统计迭代重建（adaptive statistical iterative reconstruction，ASIR）、基于模型的迭代重建（MBIR）、图像空间迭代重建（iterative reconstruction in image space，IRIS）、原始数据域迭代重建（SAFIRE）、自适应低剂量迭代（adaptive dose reduction iterative，ADIR）及iDose。

（四）64层及以上螺旋CT

2003年后各大CT机生产厂商相继推出了64层螺旋CT产品，与16层螺旋CT比较，技术层面尤其是硬件技术的改进不是很多，其间还包括了32层和40层多层螺旋CT。64层多层螺旋CT的主要变化是滑环旋转一周的速度提高（最短0.33秒），一次扫描层数增加和覆盖范围加大，另外图像质量和各向同性的分辨力也有提高，x轴、y轴和z轴分别达到0.3、0.3和0.4，其主要的技术参数改变见表1-3-1。

表1-3-1 四种主流64层CT机的主要性能指标

产品名称	一次旋转扫描层数和扫描模式/mm	最大扫描覆盖范围/ram	最快机架旋转时间/s
GE LightSpeed VCT	64×0.625 32×1.25	40	0.35
Philips Briliance64	64×0.625 32×1.25	40	0.4
Siemens Sensation 64	64×0.6 24×1.2	28.8	0.37 （0.33选件）
Toshiba Aquilion 64	64×0.5 32×1.0	32	0.4

64层螺旋CT的探测器阵列在大部分产品都排列为64排，但也有例外，如某64层螺旋CT（图1-3-3），其探测器阵列为40排，中间部分的32排每排探测器的宽度为0.6mm，两侧各4排，每排探测器的宽度为1.2mm。扫描时采用z轴飞焦点双倍采样技术（图1-3-4），使用探测器阵列中间的32排探测器，曝光的同时在两个焦点之间瞬间变换，结果一次采样同时获得两组扫描原始数据，最终使一周旋转得到64层图像。

（五）能量CT

能量CT（energy computed tomography，energy

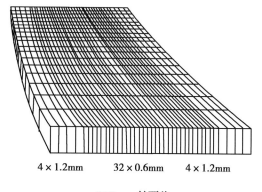

4×1.2mm　　32×0.6mm　　4×1.2mm

28.8mm z轴覆盖

图1-3-3 探测器排列示意

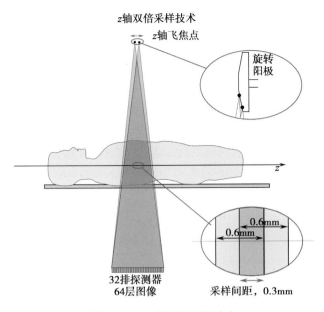

z轴双倍采样技术

z轴飞焦点

旋转阳极

z

0.6mm
0.6mm

32排探测器
64层图像

采样间距，0.3mm

图 1-3-4 z 轴双倍采样技术

CT）是利用不同能量 X 线在同种组织中衰减系数的差异来提供比常规 CT 更多的影像信息的一种成像手段。能量 CT 成像的概念在 20 世纪 70 年代 CT 诞生时就被提出。从 70 年代到 80 年代能量 CT 的物理基础得到很好的研究。在 80 年代就已有早期双能量成像的临床研究报道，之后由于成像技术限制的原因沉寂了多年。近十几年来随着 CT 技术在硬件和软件上整体发展和临床需求的增加，能量 CT 重新成为研究的热点。2000 年中期出现的双能量成像使得 CT 能够实现基本的物质分离，随着研究的不断深入，能量 CT 成像为物质分离提供了定量分析、单能量成像和能谱曲线分析等功能，为临床应用和研究提供了更为先进的手段和工具，能量 CT 成像是 CT 发展的一个历史趋势。

能量 CT 成像的发展到目前为止经历了双能量成像（dual energy imaging）和能谱成像（spectral imaging）2 个阶段。根据成像方法能量 CT 成像大致可分为以下几种：①单球管高低电压两次扫描以实现的双能量成像；②双球管高低电压扫描以实现双能量成像；③单球管双能瞬时切换以实现能谱成像。本章节重点讲述双球管的双能量成像和单球管瞬时切换的能谱成像。

1. 双能量成像 双源 CT 的基本结构秉承了 64 层 CT 的设计，仅在 X 线管和探测器系统作了大胆的创新，由一个 X 线管、一组探测器系统，改变成了双 X 线管和双探测器系统，使 CT 的检查无论从扫描的速度和扫描仪的功能定位（可利用两种不同的辐射能作一些功能性的检查，以往 CT 基本只能作形态学的检查）都大大前进了一步。以双源 CT

为代表的双能量成像是指在扫描机架内安装两套 X 线管和两套探测器系统。两套系统成 90° 或 94° 放置，因受机架内空间限制，一套探测器系统覆盖 50cm 的全部扫描视野，另一套探测器系统覆盖 26 或 33.2 的扫描中心视野，两套系统分别调节管电压和管电流，可以同时采集图像或者单套系统采集图像，从而提高时间分辨力，两套 X 线管分别采用不同的能级，可以是 80kV 和 140kV，或者 100kV 和 140kV，在一次扫描中获得两套成像数据，把两套数据进行运算从而获得双能量数据。

双源 CT 的 X 线管仍采用电子束 X 线管（straton tube），单个 X 线管的功率为 80kW。常用部位的扫描速度为 0.33 秒，一次连续曝光螺旋扫描的最大扫描范围（采集范围）为 200cm。扫描机架孔径为 78cm（通常为 70cm），各向同性的空间分辨力 ≤0.4mm，使用高分辨力技术时极限空间分辨力可达到 0.24mm。

双源 CT 的两个 X 线管既可同时工作，也可分别使用。进行心脏成像、双能减影和全身大范围扫描时，可采用两个 X 线管同时工作，而一般的扫描只用一组 X 线管探测器系统工作。

双源 CT 在用于心脏成像时可比 64 层 CT 减少一半的扫描时间。64 层 CT 的心脏成像基本采用 180° 的扫描数据重建算法（单扇区重建），即如果机架旋转一周时间为 0.33 秒，则心脏成像的时间分辨力可达 165 毫秒（0.165 秒）。在双源 CT 中，由于两个 X 线管可同时工作，其实际扫描时间又可减少一半达 83 毫秒（双源 CT 旋转一周为 0.33 秒）。另外，在心脏图像重建的方法中，除降低机械扫描时间外还可采用多扇区重建方法提高时间分辨力。

双源 CT 的另一个性能特点是可利用两个 X 线管发射不同的能量（即设置不同的千伏值，如 140kV 和 80kV）。两种不同的能量对不同的物体衰减不相同，如在 80kV 时，骨骼的 CT 值为 670HU，对比剂为 296HU；当能量提高为 140kV 时，骨骼的 CT 值降低为 450HU，而对比剂降低为 144HU。利用两种不同的能量，根据目前临床试验的研究结果，它的临床意义主要表现在以下几个方面：

（1）识别某些物质，如钙、碘、尿酸等。

（2）在血管 CT 成像中自动去骨，去除血管壁上的钙化，显示血管的真实管径。

（3）在使用对比剂的情况下，调整千伏值使某些组织的显示效果提高。

（4）去除金属伪影。

在新一代双源 CT 中，另一个 X 线管的扫描野改为了 35cm，并且在所有的扫描部位和各种检查方式中，两个 X 线管都能同时使用。在冠状动脉和心脏的检查中，最短扫描旋转时间也缩短为 0.28 秒，通过使用 z 轴飞焦点扫描机架旋转一周，可获得 128 层图像。在双能成像时，对高能 X 线束使用锡滤过，使两个能谱分离度提高，可以提高物质的检出效率。

2. CT 能谱成像　CT 能谱成像（spectral CT imaging）是指通过单球管高低双能（80kVp 和 140kVp）的瞬时切换（<0.5 毫秒能量时间分辨力）获得时空上匹配的双能量数据，在原始数据空间实现能谱解析。

能谱 CT 采用几乎同时同角度进行的高低能量数据进行采样，可以克服人体器官的运动；通过单源瞬时同向双能采集获得的双能数据实现数据空间能量解析，不仅能够消除射线硬化效应伪影带来的 CT 值 "漂移"，还能够根据 X 线在物质中的衰减系数转变为相应的图像，有利于特异性的组织鉴别。高能和低能采集所使用的剂量均在美国放射学会（ACR）推荐的剂量安全范围内，保证患者能够在最低的剂量下完成扫描。通过应用能谱成像的重建/后处理引擎与宝石能谱成像（gemstone spectral imaging, GSI）浏览器，能谱 CT 可以为用户提供多参数成像：常规的混合能量图像（polychromatic energy image）（单位为 kVp）、基物质图像（material decomposition image）、单能量图像（monochromatic energy image）（单位为 keV）及有效原子序数图像。GSI 浏览器还能为临床医生提供许多可视化的分析工具，为进一步提高准确定性，快速诊断提供更多的信息，其临床意义主要表现在以下几个方面：

（1）单能量成像：单能量成像功能等同地实现了物体在同步辐射单能的情况下可能获得的图像。单能量图像可以消除射线硬化效应伪影，改善传统 CT 的 CT 值漂移并得到准确的 CT 值。不同组织随着 X 线束能量的变化，衰减特性会发生相应变化。较低的单能量水平可以提高图像的密度分辨力，与传统 CT 图像相比，单能量图像具有更高的图像质量、信噪比和对比噪声比，有助于病灶的显示；较高的单能量水平会降低图像的对比度，但是可以去除射线硬化效应伪影，并兼容去金属伪影算法。

（2）能谱曲线：能谱曲线是物质的衰减（即 CT 值）随 X 线能量变化的曲线，从能谱曲线上可以得到 40~140keV 每个能量点的平均 CT 值和标准差。能谱曲线反映了物质的能量衰减特性，从物理学角度看，每一种物质都有其特有的能谱曲线。在一个有限的疾病分型中，传统 CT 单用一个 CT 值很难区分病变时，能谱曲线可以通过不同能量段的 CT 值的差异展现病灶之间的差异，能谱曲线的应用可推广到肿瘤来源的鉴别、良恶性肿瘤的鉴别、恶性肿瘤的分级等方面。

（3）基物质图像：根据不同的诊断目的进行基物质对的选择，在医学上最为常用的物质对是碘和水、羟基磷灰石（HAP）和水、钙和碘、尿酸和钙。碘浓度或标化碘浓度（NIC）可以提高良恶性肿瘤的鉴别能力、更好地评估肿瘤治疗效果和疗效预测能力、通过显示肺灌注缺损区而提高肺栓塞的诊断。动脉碘分数（AIF）可以评估肝脏血流动力学变化，进而准确进行肝硬化分级。水/碘基图鉴别尿酸（水基图高密度、碘基图等密度）和非尿酸（碘/水基图均为高密度）结石的特异度和灵敏度可达 100%，远高于 CT 值的诊断能力（特异度 69%，灵敏度 71%）。能谱测得的 HAP 浓度和骨密度仪（骨密度测量 "金标准"）测量的骨密度（BMD）有非常好的相关性，对于椎体压缩性骨折导致的骨髓水肿有重要应用。

（4）有效原子序数：利用 X 线的衰减可以对未知元素的原子序数进行推算，基于此原理，对于化合物或混合物如果其衰减的效果等同于某元素，则该元素的原子序数被称为该化合物或混合物的有效原子序数。目前常见应用于结石成分的分析和放疗剂量分布的精准计算，另外也会作为参数之一用于多参数联合诊断。

（5）虚拟平扫图像（virtual unenhanced images, VUE）：基于多物质分离技术，识别能谱增强图像中的碘，将碘移出，并用血液代替，生成虚拟平扫图像，在此图像上可以测量 CT 值。这项技术在某些临床场景下可以用于替代传统 CT 平扫，进而减少辐射剂量，保护患者。

（6）脂肪体积分数（fat volume fraction, FVF）：利用多物质分离技术，实现脂肪体积分数图像重建，得到脂肪体积百分比，即脂肪体积分数。比如，对于非酒精性脂肪肝，可以利用肝组织、血液和脂肪三种物质进行多物质分离，得到肝脏 FVF。

（高剑波　徐红卫　梁　盼）

第二章　CT成像原理和基本概念

CT是X线源成像,具有所有X线源成像的基本特征,但CT成像的方式又不同于其他X线成像设备,本章将从CT应用的角度,重点介绍CT的成像原理和关于CT成像的一些基本概念。

第一节　CT成像原理

X线的基本特性之一是具有穿透性。在医学的应用中,X线在穿透人体与人体的相互作用过程中,遵循了X线在物体中的衰减规律,即衰减的强度变化通常根据物质的原子序数、密度、每克电子数和源射线能量的大小。

一、X线摄影的图像形成方式

与X线摄影相同,CT成像仍然利用了X线,但其图像形成的方式与X线摄影有较大的不同。X线摄影是投射成像,而CT是采样数据重建成像。在这种投射成像方式中,某一强度的X线是通过投射方式,即具有一定强度的源射线通过患者后,其被衰减的射线被感光介质直接用来形成图像。早期接受衰减辐射的成像介质为胶片,而现代X线摄影则被成像板(image plate, IP)或探测器平板取代。投射成像由于其成像方式的局限性,根据X线与人体组织相互作用的特性,只能形成一幅灰度差图像,其图像的对比度取决于X线与人体组织相互作用后形成的射线衰减对比(图2-1-1)。在图2-1-1中,从X线源产生的辐射,一次性地投射于胸部并被用于成像,一方面,人体所有的三维组织结构都被以一种方式传递为射线强度衰减值,并且在X线行进路径上的所有组织结构形成了重叠;另一方面,投射方式成像只能显示射线衰减差较大的组织与器官,如图2-1-1中的胸部包含了肋骨、含空气的肺和纵隔软组织,其中仅射线衰减差较大的肺和肋骨能被较好地显示。同样,其他部位如头颅的X线

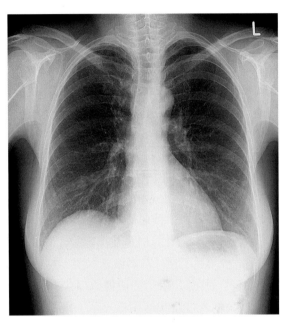

图2-1-1　普通X线摄影
仅能显示衰减差较大的组织结构,如肋骨、肺。

摄影也是如此,尽管头颅X线片包含了脑组织,但它只能显示射线衰减差较大的颅骨(图2-1-2)。X线摄影的组织密度显示能力,还与用于成像的感光介质材料有关。如早期使用的胶片,由于其成像的特性曲线陡直,对显示中间密度较为重要的该成像介质宽容度较小,组织密度分辨能力就非常有限。现代的成像板和探测器平板,由于采用了数字成像方式,可利用数字图像处理技术展开成像的特性曲线,使组织密度分辨力有所改善。

二、CT图像的形成方式

CT与模拟X线最大摄影的最大区别一是层面采集;二是重建成像。有关这两个重要的差别,我们将分别予以阐述。如之前我们已经述及,X线摄影的成像方式是:相对每一个像素而言,成像平面接收到的是一个沿X线源方向射线衰减后的平均值。在CT成像中,通过人体后的衰减射线也被成

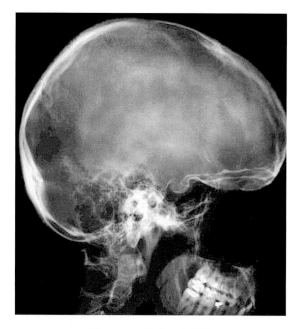

图 2-1-2 颅脑 X 线摄影
仅显示骨性组织结构。

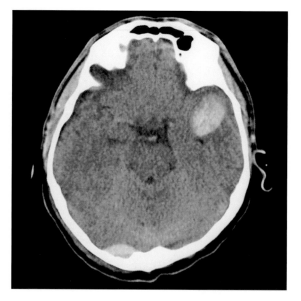

图 2-1-3 CT 是层面采集成像
由计算机根据衰减值计算,重新还原成像。

像介质记录,但 CT 除了记录通过人体后的衰减射线外,还同时测量和记录源射线的强度,并且该源射线的强度被用来计算通过物体后衰减射线的衰减值,由计算机重新计算后重建图像。图 2-1-2~图 2-1-4 进一步阐述了这一基本概念。图 2-1-2 是一幅头颅 X 线片,根据 X 摄影的成像原理,其中仅 X 线衰减差较大的骨性组织结构被显示,而脑组织在 X 线摄影中基本不显示;图 2-1-3 是层面采集的 CT 图像,其图像形成过程如图 2-1-4 所述,一个层面图像在 CT 成像采集过程中,根据源射线的强度,通过物体后衰减射线在形成像素(体素)之前都被单独测量和计算,并且在图像重建之前表示该像素将接受的

衰减射线强度值与源射线比较。如在脑出血和非出血部位的两个像素值之间,CT 图像该两点的 CT 值差为 63 - 35=28HU,其差值的幅度接近 50%;而在 X 线摄影中,该两点的平均衰减密度差值则非常接近,为 1 738 和 1 734。由于成像方式不同,CT 图像明显提高了组织的密度分辨力。当然,CT 能提高密度分辨力的另一个重要原因是,CT 采用的成像介质探测器的动态范围要大大高于 X 线胶片。

综上所述,与 X 线摄影不同,CT 由于采用了横断面层面采样,形成图像的每一个像素衰减值都被单独与源射线比较并计算,在随后的图像重建过程中,可依照对应的像素位置,再根据像素点不同的衰减值,使原组织密度一一还原。

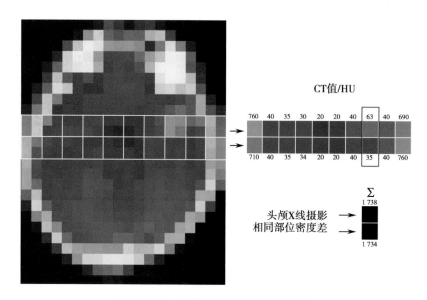

图 2-1-4 计算机重建图像还原过程

三、X 线的衰减和衰减系数

X 线在物体中的衰减在 CT 成像中同样重要。与普通 X 线摄影一样，当 X 线通过患者后会产生衰减，根据 Lambert Beer 的衰减定律，其通过人体组织后的光子与源射线是一个指数关系，衰减是射线通过一个物体后强度的减弱，其间一些光子被吸收，而另一些光子被散射，衰减的强度通常与物质的原子序数、密度、每克电子数和源射线的能量大小有关。另外，单一能谱和多能谱射线的衰减也不一样，单一能谱又称单色射线，其光子都具有相同的能量；多能谱射线或多色射线中的光子具有的能量则各不相同。在 CT 扫描中的衰减也与物质的原子序数、密度和光子能有关。

CT 的成像利用了 X 线的衰减特性，这一过程与 X 线的基本特性有关。在一均质的物体中，X 线的衰减与该物质的行进距离成正比。如设比例常数为 μ，X 线的行进路程为 $d\text{X}$，穿过该物质后 X 线强度为 dI，则：

$$dI=-\mu d\text{X} \qquad 公式 2\text{-}1\text{-}1$$

将上式进行不定积分运算，其路径 $d\text{X}$ 被看作是 X 线所通过物质的厚度，并以 d 表示，则公式 2-1-1 可写成：

$$I=I_0e^{-\mu d} \qquad 公式 2\text{-}1\text{-}2$$

式中 I 是通过物体后 X 线的强度，I_0 是入射射线的强度，e 是 Euler's 常数（2.718），μ 是线性衰减系数，与物质的密度和原子序数有关，即密度越大原子序数越高，X 线的衰减越大；d 是物体厚度，这是 X 线通过均匀物质时的强度衰减规律，也被称为线性衰减系数公式。

在 CT 中，线性衰减系数 μ 值相对较重要，因它与衰减量的多少有关，计量单位 cm^{-1}。根据公式 $I=I_0e^{-\mu d}$，我们可以得到线性衰减系数 μ 值，即：

$$I=I_0e^{-\mu d}$$
$$I/I_0=e^{-\mu d}$$
$$\ln I/I_0=-\mu d$$
$$\ln I_0/I=\mu d$$
$$\mu=(I/d)\cdot(\ln I_0/I) \qquad 公式 2\text{-}1\text{-}3$$

式中 ln 是自然对数，因在 CT 中 I 和 I_0 都是已知的，d 也是已知的，根据上式就可求得 μ 值。

多能谱射线通过物体后的衰减并非是指数衰减，而是既有质的改变也有量的改变。即经衰减后光子数减少，射线的平均能量增加，并使通过物体后的射线硬化。在实际应用中，我们不能简单地将公式 $I=I_0e^{-\mu d}$ 直接应用于 CT 多能谱射线的射线衰减，而只能用一大致相等的方法来满足这一公式。

根据 X 线的基本特性，我们已知 X 线的吸收和散射有光电作用和康普顿效应，多能谱射线通过一个非均质物体后的衰减大致可以用公式 2-1-4 表示：

$$I=I_0e^{-(\mu p+\mu c)d} \qquad 公式 2\text{-}1\text{-}4$$

式中 μp 是光电吸收的线性衰减系数，μc 是康普顿吸收的线性衰减系数。光电作用主要发生在高原子序数组织中，在某些软组织和低原子序数的物质中则作用较小；康普顿效应是发生在软组织中，在密度有差别的组织中康普顿效应的作用则有所不同。另外，光电作用与射线能量大小有关，而康普顿效应并非像光电作用那样随能量的增加而增加。

四、CT 的图像重建

CT 的图像重建主要通过数学方法计算获得。CT 发明的初期曾尝试多种数学重建方式，如代数重建法、联立方程重建法等，目前主要使用滤过反投影法。

滤过反投影法也称卷积反投影法。它是在反投影之前，对所有的投影数据进行卷积滤过［使用卷积核（convolution kernel）］，使结果图像更清晰，即无所谓的"星月状"（starlike）晕伪影。其成像的过程大致可分成三步：首先是获取全部的投影数据并作预处理。在这一过程的开始时先取得各投影数据的衰减吸收值并将其转换成重建所需的形式，如果数据中有射线硬化产生，同时将其校正。经过预处理的数据又称为原始数据（raw data），该原始数据也可存入硬盘，在需要时可再取出为重建图像用。其次是将所得数据的对数值与滤波函数进行卷积，其间需通过大量的数学运算，同时采用的滤波函数还需考虑图像的分辨力和噪声等。通常，高分辨力的算法可使解剖结构的边缘得到增强并改善分辨力，但噪声也相应增加。最后，进行反投影，并根据临床显示的要求不同选定矩阵大小（512×512 或 1 024×1 024），现在经滤过后的原始数据被反投影成像并可通过显示器显示。通常，重建后图像的大小与是否采用放大（zoom）有关；图像的亮度则与 X 线通过物体后的衰减有关。

滤过反投影方法步骤见图 2-1-5、图 2-1-6。通常，滤过反投影的初始值始终为零（即设定的计算机内存初始值）。反投影开始后，沿着测量计算方向，其每一个投影值均被添加到计算机内存的图像像素中，被成像物体的细节和物体的衰减，不仅仅用于构成图像重建所需像素值，而且与整个图像形成有关。经多次反投影后，最终可形成一幅清晰的 CT 图像。

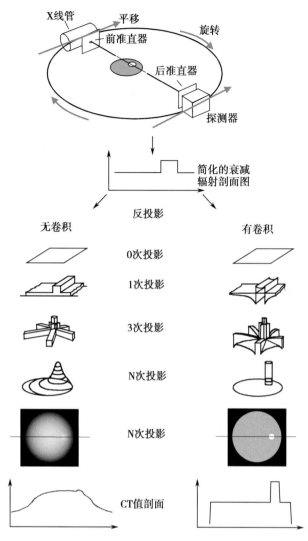

图2-1-5 滤过反投影方法重建图像

CT图像经采集后,根据设定的算法重建图像。

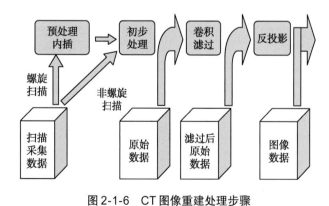

图2-1-6 CT图像重建处理步骤

第二节 CT成像基本概念

一、像素

像素(pixel)又称像元,是数字图像的面积单元,或可被视为图像矩阵中的一个小方格。像素也是医学数字图像的最小单位,CT的像素尺寸为

0.1~1.0mm。

二、体素

体素(voxel)是容积采集数字图像的立方体积单元。容积采集中的体素常对应于像素,如将CT层面的厚度视为深度,那么像素乘以深度即为体素。如被成像层面的深度为10mm,像素为1mm×1mm,则体素为10mm×1mm×1mm。

三、矩阵

矩阵(matrix)是像素以二维方式排列的阵列,与重建后的图像质量有关。在相同大小的采样野中,矩阵越大像素也就越多,重建后图像质量越高。目前CT机常用的矩阵是512×512,也有个别厂商采用256×256、1 024×1 024的矩阵。

四、原始数据

原始数据(raw data)是CT扫描后由探测器接收到的信号,经模/数转换后传送给计算机,其间已转换成数字信号经预处理后,尚未重建成横断面图像的这部分数据被称为原始数据。通常原始数据经由重建系统处理形成图像。

五、重建

原始扫描数据经计算机采用特定的算法处理,最后得到能用于诊断的一幅横断面图像,该处理方法或过程被称为重建(reconstruction)或图像的重建。CT有专门用于图像重建的计算机,称为阵列处理器,图像的重建速度是计算机的一项重要指标,也是衡量CT机器性能的一个重要指标。

六、重组

重组(reformation)一般是利用横断面图像数据重新构建图像,不涉及原始数据处理的一种处理方法。如多平面图像重组、三维图像处理等。由于重组是使用已形成的横断面图像,重组图像的质量与已形成的横断面图像有密切关系,一般要求断层层厚薄、连续、层数多,所以,扫描和重建的横断面层厚越薄、图像的数目越多,重组后的图像质量越高、三维显示的效果越好。

七、重排

重排(rebinning)是多层螺旋CT扫描图像重建阶段,根据锥形束的形状调整线束角度,是适应标准图像重建平行线束的一个中间处理步骤。

八、卷积核

卷积核（kernel）又称重建函数、重建滤波器或滤波函数，是一种算法函数。重建函数的选择可影响图像的分辨力及噪声等。在实际使用中，该参数可由操作人员选择。

九、插值

插值（interpolation）是螺旋CT图像重建的一种预处理方法，其基本含义是采用数学方法在已知某函数两端数值估计一个新的、任意数值的方法。由于CT扫描采集的数据是离散的、不连续的，需要从两个相邻的离散值求得其间的函数值。目前，单、多层螺旋CT都需采用该方法作图像重建的预处理。

十、部分容积效应

在CT中，部分容积效应（partial volume effect）主要有两种现象：部分容积均化和部分容积伪影。在一个层面同一体素中，如有不同衰减系数的物质时，其所测得的CT值是这些组织衰减系数的平均值。换言之，在同一扫描层面的体素内，含有两种或两种以上的不同密度的组织时，其所测得的CT值是取层面内所有组织的平均值，这种现象称为部分容积均化。在临床扫描工作中，对小病变的扫描，应使用薄层扫描或部分重叠扫描，以避免部分容积效应的干扰。

同时，部分容积效应在某些特定的部位会产生特征性的表现，如在颅底骨与脑组织的交界处，由于该两种组织的衰减差别过大，导致CT图像重建时计算产生误差，部分投影于扫描平面并产生伪影称为部分容积伪影。部分容积伪影的形状可因物体的不同而有所不同，一般在重建后横断面图像上可见条形、环形或大片干扰的伪影，部分容积伪影最常见和最典型的现象是头颅横断面扫描时颞部出现的条纹状伪影，又被称为Houndsfield伪影，这种现象也与射线硬化作用有关。

十一、周围间隙现象

在同一扫描层面上，与该层面垂直的两种相邻且密度不同的组织，其边缘部分所测得的CT值不能真实反映各自组织的CT值。同时由于两种组织交界处相互重叠造成扫描射线束的衰减误差，导致了交界处边缘模糊不清，该现象被称为周围间隙现象（peripheral space phenomenon）。一般，密度高的组织，其边缘CT值比本身组织的CT值低。反之，密度低的，其边缘CT值比本身组织的CT值高。当密度差别小的组织相邻时，图像上的微小密度差别难以辨别。从形成机制而言，周围间隙现象仍属于部分容积效应的一种表现。

十二、阳极热容量和散热率

X线管阳极的热容量大，表示可承受的工作电流大，连续工作的时间可以延长，所以，CT机所用的X线管阳极热容量越大越好。

与X线管性能指标有关的还有散热率，同样散热率越高，阳极的散热越快，连续扫描的能力越强。现代的螺旋CT扫描机，对X线管阳极的要求更高，因为以前的扫描是逐层进行，层与层扫描之间还可用于散热，现今的螺旋扫描一般都要连续扫描几秒甚至几十秒，旋转速度的提高也要求单位时间内剂量输出率要高，所以必须要求X线管有良好的阳极热容量和散热率（heat capacity and diffusion of the tube）。热容量和散热率一般由MHU和kHU分别表示。

十三、动态范围

动态范围（dynamic range）是指探测器线性段最大响应值与最小可检测值之间的比值，在CT中其响应与转换的效率通常与接收器所采用的介质和材料有关。CT探测器中钨酸钙的吸收转换效率是99%，动态范围是1 000 000∶1。

十四、单扇区和多扇区重建

单扇区和多扇区重建（single segment and multi segment reconstruction）目前主要用于冠状动脉CTA检查。根据雷登（Radon）的图像重建理论，一幅图像重建至少需要180°旋转的扫描数据。目前，不同厂家冠状动脉CT图像的重建分别采用180°加一个扇形角的扫描数据，被称为单扇区重建；采用不同心动周期、相同相位两个90°或120°的扫描数据合并重建为一幅图像称为双扇区重建；采用不同心动周期、相同相位的4个60°扫描数据合并重建为一幅图像称为多扇区重建。单、多扇区重建的目的主要是为了改善冠状动脉CT检查的时间分辨力。

多扇区重建算法的时间分辨力大大提高，结合变速扫描技术应用，也就是根据患者心动周期，调节扫描速度的方式，即扫描速度与心率自动匹配，从而提供最佳的时间分辨力。

十五、过度射线和过扫范围

过度射线和过扫范围（over-beaming and over-ranging）都与多层螺旋扫描有关。

1. **过度射线**　过度射线主要是由于多层螺旋扫描使用锥形束（cone beam）射线，使得在每一层横断面重建的原始数据中冗余了一个扇形角射线，尽管在横断面的图像重建中这部分数据可被适当利用，但有时由于螺距的设置和原始数据利用率等问题，使多层螺旋扫描的辐射剂量较非螺旋扫描有所增加。

2. **过扫范围**　过扫范围是由于螺旋扫描螺旋状的扫描轨迹所需，为适应横断面图像重建原始数据量的要求，必须在一个扫描容积的头尾部分补上适当的扫描范围，使横断面的重建有足够的原始扫描数据量。

过扫范围在单、多层螺旋扫描中都存在，而过度射线主要存在于多层螺旋扫描中，随着探测器阵列纵向宽度的增加，冗余的扇形角和过度扫描的范围趋于增加。

十六、纵向分辨力和各向同性

过去与CT有关的质量参数主要由空间分辨力和密度分辨力表示。笼统地说，空间分辨力主要表示CT扫描成像平面上的分辨能力（或称为平面内分辨力，也有称为横向分辨力，即x、y方向）。在螺旋CT扫描方式出现后，由于多平面和三维的成像质量提高，出现了应用上的一个新概念即纵向分辨力（longitudinal resolution）或称z轴分辨力。纵向分辨力的含义是扫描床移动方向或人体长轴方向的图像分辨力，它表示了CT机多平面和三维成像的能力。纵向分辨力的优与劣，主要涉及与人体长轴方向有关的图像质量，例如矢状或冠状面的多平面图像重组。目前，4层螺旋CT的纵向分辨力约1.0mm，16层螺旋CT的纵向分辨力是0.6mm，而64层螺旋CT的纵向分辨力可达0.4mm。

由于在CT成像范围的3个方向（x、y和z）的分辨力接近或一致，该现象又被称为各向同性（isotropic）。

十七、物体对比度和图像对比度

在X线源成像的方式中，物体对比度（contrast of object）或称为射线对比度，是指相邻两个物体之间的X线吸收差异。同样，在CT成像中物体对比度与物体的大小、物体的原子序数、物体的密度、重建的算法和窗的设置有关。CT值大于100HU时的对比度差，称为高对比度；CT值小于10HU时的对比度差，称为低对比度。

图像对比度（contrast of image）是重建后的图像与CT值有关的亮度差（ΔH），它与射线衰减后CT值的高低以及接收器亮度的调节有关。

十八、扫描覆盖率

扫描覆盖率（coverage of scaning）与多层螺旋扫描有关，其基本含义是指扫描机架旋转一周探测器阵列覆盖的范围，即螺旋扫描时间与覆盖范围的比值。一般，所采用探测器的排数越多、准直器打开的宽度越大，扫描覆盖范围越大。扫描覆盖率的大小取决于以下两个因素：一是扫描所使用探测器阵列的宽度，二是扫描机架旋转一周的速度。

十九、灌注和灌注参数

灌注（perfusion）是指单位时间内流经100g组织的血容量。如果时间单位用分钟，血容量单位用ml，那么灌注的单位就是ml/（min·100g）。但是，由于CT检查难以测得人体组织的质量，而测定组织的体积则较容易。所以，影像诊断中灌注的另一种定义方法是，单位时间内流经单位体积的血容量，表示方法为%/min。

组织血流量（blood flow，BF）：单位时间内流经某一体积（V）组织的血容量称为组织血流量，其单位为ml/min。

组织血容量（blood volume，BV）：某一体积组织内血液的含量称为组织血容量，单位是ml，单位体积的含血量称为相对组织血容量（relative blood volume，rBV），它没有单位，常以百分数表示。

平均通过时间（mean transit time，MTT）：指血液流过毛细血管床所需的时间。该时间很短，一般仅数秒钟，那么，组织的血容量除以平均通过时间即为组织血流量。

二十、窗技术

CT发明初期亨斯菲尔德定义的CT值范围为±1 000，而目前临床应用CT机的CT值标尺大都被设置为大于2 000。常用的CT值标尺，如-1 024~+3 071，共有4 096个CT值范围。由于人眼识别灰阶的能力有限（一般不超过60个灰阶），包括显示介质（显示器的灰阶设置一般为256个）都无法显示所有 CT 图像所包含的窗值范围,为了适应人体组织解剖结构显示的需要,通过窗值调节适当显示感兴趣区组织的技术被称为窗技术(windowing)或调窗。

窗宽和窗位的调节在 CT 机中通常受操作台控制,调节窗宽、窗位旋钮能改变图像的灰度和对比度。窗宽增加,灰阶数增加,灰阶变长,显示图像中所包含的 CT 值也增加,同样小窗宽的显示图像则包含较少的 CT 值。

二十一、CT 值

CT 值(CT number/value)是重建图像中像素对 X 线吸收系数的换算值,是测量 CT 图像中相对密度的简便指标。CT 值的计算单位是亨氏单位(hounsfield unit,HU)。当 X 线穿过人体不同组织后,由于 X 线的波长、组织的原子序数和组织的密度不同,组织的吸收系数也不同。衰减系数(μ)是表示物质的相对密度。

Hounsfield 以 $\mu_{水}$ 作为标准,定义了 CT 值。CT 值是以水为零,相对于其他物质的 X 线衰减值。由 Hounsfield 定义的 CT 值标尺是 $-1\,000 \sim +1\,000$,现代 CT 扫描仪中的 CT 值标尺由于临床实践需要,已经有所扩展。

医学研究的对象主要是人体,根据人体的物质成分,Hounsfield 在发明 CT 后以水的衰减系数作为参照物质定义了 CT 值:即某物质的 CT 值等于该物质的衰减系数与水的衰减系数之差,再除以水的衰减系数的商,然后乘以分度系数 1 000。CT 值的计算公式见公式 2-2-1。

$$CT 值 = [(\mu_{物} - \mu_{水})/\mu_{水}] \times 1\,000$$

公式 2-2-1

若把人体组织的 CT 值界限划分为 2 000 个单位,水的 CT 值为 0HU,空气和密质骨的 CT 值分别为 $-1\,000$HU 和 $+1\,000$HU。已知人体各组织的衰减系数,根据公式 2-2-1 则可求出人体中某物质的 CT 值(表 2-2-1)。从表 2-2-1 可见,组织原子序数越高、密度越大,CT 值越高;反之,CT 值越低。该表中的 CT 值绝对值在临床应用中,可大致确定某些组织的存在,如出血、钙化、脂肪和液体等。

CT 值还可用于根据组织密度估计组织的类型,并对病变的定性分析有很大的帮助。但 CT 值的准确性也受一些因素的干扰,如 X 线束硬化、扫描参数、温度及相邻组织等因素发生改变,故 CT 值只能作为诊断的参考依据。

表 2-2-1 人体常见组织的 CT 值

组织	CT 值/HU	组织	CT 值/HU
密质骨	>250	肝脏	45~75
松质骨	30~230	脾脏	35~55
钙化	80~300	肾脏	20~40
血液	50~90	胰腺	25~55
血浆	25~30	甲状腺	35~50
渗出液	>15	脂肪	−50~100
漏出液	<18	肌肉	35~50
脑积液	3~8	脑白质	28~32
水	0	脑灰质	32~40

近年来研究发现在不同的能量条件下,同一种物质会表现出不同的 CT 值(表 2-2-2)。随着能量的变化,不同物质的 CT 值也表现出不同的变化趋势,由此可见,传统的 CT 值概念已经发生了改变。不同能量条件下物质的衰减特性不同的这一特点,目前在临床上主要应用于两个方面:一个方面是用于低千伏 CT 血管成像,另一方面是能谱成像。低千伏 CT 扫描可以使密度高的组织(如结石、碘剂等)的 CT 值产生增强效应,利用碘剂在低千伏条件下的高 CT 值,可以获得更好的强化效果,获得高

表 2-2-2 不同能量条件下各组织的 CT 值

能量条件/keV	脂肪/HU	肌肉/HU	骨骼/HU	碘剂/HU
40	−185.5	−2.5	366.4	929.3
50	−135.1	18.0	271.3	629.2
60	−104.4	30.6	213.5	446.9
70	−85.5	38.4	177.9	334.3
80	−73.3	43.3	155.0	262.2
90	−65.2	46.7	139.8	214.2
100	−59.7	48.9	129.3	180.9
110	−55.7	50.6	121.8	157.4
120	−52.9	51.7	116.4	140.1
130	−50.7	52.6	112.3	127.3
140	−49.0	53.3	109.2	117.5
150	−47.6	53.9	106.7	110.2
160	−46.7	54.3	104.9	104.0
170	−46.0	54.6	103.4	99.2
180	−45.3	54.8	102.2	95.4
190	−44.8	55.1	101.2	92.3

对比度的血管影像；同时由于千伏和辐射剂量呈平方关系，降低扫描千伏可以大大降低患者的辐射剂量。能谱CT是将CT单一的CT值参数扩充至一组连续性的数值，并可绘制出相应的能谱曲线，提供反映不同物质特性的新参数。利用这一特性可以将正常组与病变组区分开，同时有望对病变定性，为临床提供更多的诊断依据，这也是能谱CT以后发展的趋势。

CT值是组织密度衰减的相对值，它与组织的原子序数和密度呈正相关，与X线辐射的强度呈负相关。灰阶用来表示图像的密度，数字图像的灰阶常由比特（bit）数表示，在CT中常用的灰阶是12个比特（$2^{12}=4\ 096$）。同时，CT值也可被看作是一幅CT图像中隐藏的X线衰减值，因此当μ_x值增加时，到达探测器的光子数减少、CT值增加和图像变白（亮）。在实际应用中，CT值越大，图像的灰阶越白，反之则越黑。由于实际CT值的测量都在图像上进行，因此，根据上述的规律我们可以将CT值与图像的灰阶关联。另外，我们还可采用图像显示灰阶（窗宽、窗位）的范围，有经验的工作者便可根据图像上组织的密度，大致判断出CT值的范围。

二十二、视野

视野（field of view，FOV）或称观察野，有时也泛指扫描野、重建范围和显示野。另外，在临床应用中还有以下与视野有关的基本概念：

1. **扫描野**　扫描野（scan field of view，sFOV）又称测量野（field of measurement），是由CT设备本身设定的扫描时所包括的成像范围。根据不同的检查部位，通常应选择大小合适的扫描野，合适的扫描野可改善显示图像的分辨力，并有利于图像的观察和病变的诊断。根据不同CT厂家的设置，扫描野可以是一个或数个。单个扫描野的直径大小一般是50cm，扫描前其有效视野的大小多通过"zoom"方式控制；多个扫描野的直径大小一般在16~50cm，其扫描野的大小一般通过改变探测器阵列的激活或去激活来控制扫描野的大小。在临床应用中，多扫描野CT的扫描野分为颅脑和体部扫描野等，可根据不同的检查部位，选择大小合适的扫描野。

2. **显示野**　显示野（display field of view，dFOV）是在扫描野的范围内，通过检查前的设定，重建后图像的显示范围，显示野一般指由显示器显示或拍摄后照片显示的图像区域范围。在某些情况下，可以通过后处理电子放大的方式来改变显示

野，如为了突显病灶和细微结构，根据选择经放大后的显示野则不同于扫描时成像范围的大小。通常，CT检查中的显示野受扫描野的制约只能等于或小于扫描野。在单扫描野通过"zoom"方式控制的CT中，显示野（dFOV）与扫描野（sFOV）之间的关系如下：

$$dFOV=sFOV/ZF \qquad 公式\ 2\text{-}2\text{-}2$$

公式2-2-2中，ZF（zoom factor）为放大倍数，如放大倍数为1，则显示野等于扫描野。如扫描野直径为50cm，放大倍数为2，则显示野等于25cm。

3. **图像像素大小的计算**　根据显示野和已知矩阵大小，可求出某幅图像的像素尺寸。如已知CT的矩阵为512×512，可以利用公式2-2-3求出某图像像素的大小。

$$像素尺寸 = 显示野/矩阵尺寸$$
$$公式\ 2\text{-}2\text{-}3$$

一般，CT扫描仪的像素尺寸大小范围在0.1~1.0mm。从公式2-2-3可以看出，如果显示野的范围不变，像素随矩阵的变化而变化，矩阵大，重建像素值就小，图像分辨力就高。如果矩阵大小固定不变，减小显示野的范围，可获得较小的像素值，从而提高图像的空间分辨力。

第三节　CT图像与窗技术

CT是最早使用数字图像的影像诊断设备。CT以前的影像诊断设备都是由模拟图像或模拟量来表达，如传统X线透视的荧屏影像、普通X线照片影像以及影像增强器影像，包括心电图的波形均属于模拟量范畴。在日常生活中还可见到很多用模拟量来表达的现象：如温度与时间、电源的频率、电压或电流的变化等。目前，医学领域的数字图像应用范畴包括CT、MRI、DR、DSA和PET/CT等。图像的数字化处理有很多优点：①对器件参数变化不敏感；②可预先决定精度；③有较大的动态范围；④适合于非线性控制；⑤对环境、温度变化敏感性低；⑥基本上不随时间和温度改变而产生漂移，可靠性高；⑦系统依据时间划分进行多路传输时，有较大灵活性；⑧纯数字系统是由大量简单通断开关组成，系统性能始终一致。

从应用角度分析，数字图像的优势为：①数字图像密度分辨力高，屏/片组合系统的密度分辨力只能达到30个左右的灰阶，而数字图像的密度分辨力可达到14bit，数字图像可通过窗宽、窗位、转换

曲线等调节,可使全部灰阶分段得到充分显示,从而扩大了密度分辨力的信息量;②数字图像可进行多种后处理,如窗口技术、参数测量、图像计算、特征提取、图像识别、二维或三维重组、灰度变换、数据压缩、图像放大与反转、图像标注等,实现计算机辅助诊断,从而提高影像诊断的软阅读能力;③数字图像可以进入大信息量的数字化光盘,并可随时调阅;④数字化图像能用于传输,为联网、远程会诊、远程影像教学、实现无胶片化、图像资源共享等奠定了良好基础。

1. 定义

窗宽(window width):表示图像所显示的像素值的范围。窗宽越大,图像层次越丰富,组织对比度相应越小;窗宽越小,图像层次越少,对比度越大。

窗位(window level):又称窗中心(window center),是指图像显示时图像灰阶的中心值。

窗技术(windowing):系指调节数字图像灰阶亮度的一种技术,即通过选择不同的窗宽和窗位来显示成像区域,使之合适地显示图像和病变部位。

2. 设置

数字图像的显示是经计算机对数据计算,得出图像矩阵中每个像素的数值,再按每个像素数值的大小转换到显示器上,形成亮暗灰度不同的图像。为了更好、更多地显示组织的结构和细微信息,需要选择不同的窗技术来观察图像。

不同组织的密度值不同,通常以欲观察的组织密度值作为窗中心。在 CT 图像中,如肝组织的窗位为 40HU,而窗宽常用 200HU,如某显示器的显示灰阶为 16 个灰阶,那么该窗设置的 CT 值范围为 -60~+140HU,则 CT 值在 -60HU 与 +140HU 间的组织以 16 个不同的灰阶显示,由于 200 个 CT 值被平均分配到每个灰阶时为 12.5,故肝内组织密度的 CT 值差别大于 12.5HU 就能被该窗值设置所分辨。

双窗技术主要用于 CT 扫描图像中密度相差较大的部位,既能观察低密度组织,又能观察高密度组织,常见如胸部的肺和纵隔,骨骼肌肉系统的骨和软组织等。

同样的窗宽,由于窗位不同,其所包含的 CT 值范围不同。例如取窗宽为 100HU,窗位为 0HU 时,其包含的 CT 值范围为 ±50HU;当窗位为 40HU 时,所包含 CT 值则为 -10~90HU。数字表达公式如下:

$$(下限)(C-W/2)\sim(C+W/2)(上限)$$

调节窗宽、窗位能改变图像的灰度和对比度,能抑制或去除噪声和无用的信息,增强显示有用的信息,但不能增加图像的信息。

总之,CT 机上窗宽、窗位的一般设置原则是当病变和周围组织密度相近时,应适当调大窗宽;如观察的部位需要层次多一些,也应适当加大窗宽;如果显示部位的图像密度较低,可适当调低窗位,反之则可调高窗位。表 2-3-1 列出常用检查部位的窗宽、窗位设置,供使用时参考。

表 2-3-1　常用检查部位的窗宽、窗位设置

部位	窗类型	窗宽/HU	窗位/HU
颅脑	后颅窝	100	40
	脑组织	80	40
胸部	纵隔软组织	400	40
	肺	1 500	-400
腹部	实质脏器软组织	400	50
颈椎	软组织	500	60
	骨	1 600	300
腰椎	软组织	500	60
	骨	1 600	300
鼻窦	软组织	400	30
	脑组织	100	40
	骨	3 000	500
颞骨、内耳	软组织	400	30
	骨	3 000	500

3. 灰阶与窗宽、窗位

将重建图像矩阵中每一像素的 CT 值,转变成相应从黑到白不同灰度的信号,并显示在图像或显示器上,这种黑白信号的等级差别,称为灰阶(grey scale)。为适应人眼可识别的灰度差别,早期的显示系统灰阶范围通常被设置为 16 个刻度,每一刻度内有四级连续变化的灰度,故共有 64 个连续不同的灰阶等级。现代影像设备显示系统显示器的灰阶多数为 256 个。

窗宽越宽,可以观察组织 CT 值的范围越大,可用于观察 CT 值变化范围较大的组织,如肺和骨组织等。窗位是对应图像灰阶的中心位置,也就是所观察组织的中心 CT 值。一般情况下,可将所观察组织本身的 CT 值定为窗位,它既能显示比该组织密度高的病变,也能观察比该组织密度低的病变。

总之,窗技术是利用数字图像的特点,改变亮度与 CT 值的范围,显示不同组织密度变化的技术。选择合适的窗宽和窗位,将感兴趣区的病变信息适当显示,是窗技术的最终目的,也是阅读数字图像的重要方法。

(高剑波　徐红卫　梁　盼)

第三章 CT 的临床应用

第一节 CT 检查的程序

CT 检查的目的是按照一定的操作规程和技术要求，使人体的正常解剖结构和病变形成影像，医生运用影像资料对疾病进行诊断和治疗。为了实现上述目标，需做好以下几个方面的准备。

一、患者的登记接待

医生开具影像检查申请后，患者需要在影像科登记预约窗口办理相关手续。这一环节尽管在不同医疗机构中有不同的操作流程，但目的都是为患者预约检查项目和时间，说明检查注意事项，同时获得患者的基本信息，检查目的。

患者登记：仔细审查申请单是否填写完整，检查部位是否符合要求，并根据病情的轻、重、缓、急和本部门的工作情况合理安排患者的检查时间。在已建立影像存储与传输系统/放射信息系统（picture archiving and communication/radiology information system，PACS/RIS）的医院，递交无纸质的电子申请单或通过扫描仪将纸质申请单扫描成电子申请单。

如检查需要预先做准备工作的，给患者检查须知并作好解释说明工作。

患者检查完毕，应将检查申请单归还到登记室，并由登记室登记、填写片袋和患者照片一起交医师写诊断报告。已建立 PACS/RIS 的医院，这部分工作由 RIS 完成。

编写患者姓名索引、诊断索引，做日常工作量及其他各项统计工作。有 RIS 的医院，这部分工作由系统完成。

报告书写审核完毕，将含有诊断报告的 CT 片袋放回到登记室，并由登记室负责归档或交由患者自己保管。已建立 PACS/RIS 的医院，图像存储工作由 PACS 完成。

二、扫描前患者准备

扫描模式不同，检查部位不同，患者的准备情况略有差异。

（一）常规 CT 平扫检查

1. 做 CT 检查前，患者须携带有关检查资料及其他临床检查资料。

2. 检查前，均应按照 GBZ 130—2020《放射诊断放射防护要求》对机房内的陪伴家属及患者做好相应的防护准备，以尽量降低辐射损害。

3. 检查前去除被检部位的金属物品，尽量减少射线硬化效应伪影的产生。

4. 对于不能合作的患者，如婴幼儿、意识欠清、烦躁的患者，需征求临床医生的意见，事先给予镇静剂，防止意外（坠床）的发生，并最大限度减少移动伪影的产生。

5. 对于胸、腹部检查的患者，做必要的呼吸训练，以避免呼吸运动伪影的产生。

6. 对于做腹部检查的患者，须根据检查的需要，给予适量 1%~2% 的口服碘对比剂或适量水充盈胃肠道。

7. 检查前一周内做过食管、胃肠钡餐和钡剂灌肠的患者不能做腹部 CT 扫描，以免肠腔内遗留的钡剂影响 CT 扫描。

8. 做盆腔扫描检查的患者，还需提前一天做好口服对比剂的准备，需特别注意服用的方法、时间和剂量等注意事项。

（二）CT 增强检查

常规 CT 增强检查，除平扫检查中患者准备的几点注意事项外，还需做如下准备：

1. 患者或家属仔细阅读 CT 增强检查注意事项，根据患者自身情况，初步判断是否适合做此检查，不解之处可征求医生意见。不适合做此项检查应及时告知工作人员。

2. 糖尿病患者如日常服用双胍类药物,如二甲双胍、苯乙双胍等,应在检查前 48 小时停药,并一直持续到检查后 48 小时。如病情紧急,未停药者也应及时告知医生,并询问临床医生确认患者是否适合检查。

3. 检查前应详细询问有无药物过敏史,有无不宜使用对比剂的身心疾病,根据药物使用说明书做或不做过敏试验。提前做好静脉通路的建立,通常选肘正中静脉或贵要静脉为穿刺静脉。

4. 患者或家属需在 CT 增强检查知情同意书上签字同意后方可进行检查。

（三）特殊检查

患者除上述内容外,还需做更多的准备:

1. **头颅计算机体层血管成像**(CT angiography,CTA)或计算机体层灌注(computed tomo-graphy perfusion,CTP)检查患者 除常规增强检查的准备外,还应特别固定患者头颅,意识不清者,应给予药物镇静后进行检查。

2. **行心脏冠状动脉检查或支气管动脉检查患者**

（1）调整患者心率,应尽量控制在 80 次/min 以下,心率过快或心律不齐者,根据实际情况给予适量的药物(倍他乐克)控制。

（2）屏气训练,具体方法如下:①全身心的放松;②先吸气再憋气,吸气不要太满,吸气量为最大呼气量的 70%~80% 为宜;③憋气时,控制住腹部不运动。

（3）在没有禁忌证的情况下,扫描前可含服硝酸甘油。硝酸甘油可直接松弛血管平滑肌,特别是小血管平滑肌,使全身血管扩张,外周阻力降低,静脉回流减少,降低心脏前后负荷,降低心肌耗氧量、解除心肌缺氧。亦有利于冠状动脉的扩张。

3. **小肠 CT 检查患者**

（1）肠道准备:检查前一天晚上进行清洁灌肠,检查前 12 小时禁食。

（2）扩张小肠:检查前 2 小时开始,口服浓度为 20% 甘露醇溶液 1 200ml,方法如下:先口服 600ml,分三次口服,每隔 15 分钟口服 200ml,600ml 喝完以后 15 分钟再喝 300ml,并告知检查医生,扫描前再把剩余的 300ml 溶液喝完。

4. **胃、结肠 CT 仿真内镜检查患者**

（1）胃:检查前 12 小时禁食、禁水;扫描前 10 分钟肌内注射山莨菪碱(654-2)20mg,口服发泡剂 1.5~2 包。

（2）结肠

1）清洁肠道:按常规纤维结肠镜的检查要求进行准备,也可在检查当日进行清洁灌肠,灌肠后 1.5 小时才能进行螺旋 CT 扫描,以免残留水分影响图像质量。

2）扩张结肠:扫描前 5 分钟肌内注射解痉药(如胰高血糖素 1mg),减少肠道痉挛、蠕动和患者不适,经肛管注入适量气体(1 000~2 000ml)。

三、CT 机准备

CT 机的正常运转是 CT 检查最终成像质量得以保证的前提条件,每天早晨开机前检查设备的完整性,观察湿度/温度、稳压电源工作状态。并按照规程完成如下操作:

1. **开机** 开启变压器电源;开启 UPS;开启主计算机。

2. **预热** X 线管的预热对 X 线管从低千伏、低毫安到高千伏、高毫安的多次曝光,目的主要是使一段时间不使用冷却的 X 线管逐渐升温,避免过冷和突然过热的情况出现,以起到保护 X 线管的作用。该训练程序由于 CT 机生产厂商和 CT 机型号的差别有所不同。

3. **CT 值校准** CT 成像的整个过程是一系列的、多部件参与的过程。成像中的主要部件如探测器之间由于存在扫描参数和余晖时间的差异,以及 X 线输出量的变化,导致水、空气等物质的 CT 值与定义值出现偏差,这种现象被称为探测器的零点漂移。校准是对电器设备由于环境的变化在扫描时引起的误差所作的修正,又被称为"零点漂移校正"。

4. **检查硬盘** 可用空间删除一些较早期的患者资料,可用空间过小时,将影响系统运行速度。

四、对比剂及急救物品准备

（一）对比剂

1. **对比剂概念** 以医学成像为目的将某种特定物质引入人体内,以改变机体局部组织的影像对比度,这种被引入的物质称为"对比剂",曾称"造影剂"。

2. **CT 用碘对比剂分类** 按在溶液中是否分解为离子,分为离子型和非离子型对比剂;按分子结构分为单体型对比剂和二聚体型对比剂;按渗透压分为高渗、次高渗和等渗对比剂。常用的对比剂名称及特性见表 3-1-1。

表 3-1-1 临床常用对比剂的名称及特性

结构	渗透压/mOsm·kg⁻¹	通用名	英文名称
离子型单体	1 500~1 600	泛影葡胺	Meglumine Diatrizoate
非离子型单体	500~700	碘海醇	Iohexol
非离子型单体	500~700	碘普罗胺	Iopromide
非离子型单体	500~700	碘佛醇	Ioversol
非离子型单体	500~700	碘帕醇	Iopamidol
非离子型单体	500~700	碘比醇	Iobitridol

3. 碘对比剂的选择 尽量选择非离子型对比剂，尽量选择使用等渗或次高渗对比剂，尽量避免使用高渗对比剂。

4. 使用碘对比剂前的准备工作

（1）碘过敏试验：一般无需碘过敏试验，除非产品说明书注明特别要求。

（2）签署知情同意书：使用碘对比剂前，建议与患者或其监护人签署"碘对比剂使用患者知情同意书"。签署前，技师或护士需要：①告知对比剂使用的适应证和禁忌证，可能发生的不良反应和注意事项。②询问患者或监护人，了解患者既往有无碘对比剂使用史，是否有中、重度不良反应史；有无使用肾毒性药物或其他影响肾小球滤过率的药物及疾病；有无脱水、充血性心力衰竭。③需要高度关注的相关疾病，甲状腺功能亢进、糖尿病肾病、肾功能不全，此类疾病需要咨询相关专科医生。

为了提高 CT 检查效率，大部分医院 CT 室需要储存备用对比剂。

（二）急救物品

CT 室应配备常规急救器械和药品，在患者发生对比剂过敏或其他意外情况时进行急救。

1. 检查机房中必须准备的抢救器械 ①装有复苏药物（必须定期更换）和器械的抢救车；②医用管道或氧气瓶或氧气袋；③血压计、吸痰设备、简易呼吸器等。

2. 必须备有的紧急用药 ①1：1 000 肾上腺素；②组胺 H_1 受体阻滞剂（抗组胺药，如异丙嗪、苯海拉明）；③地塞米松；④阿托品；⑤生理盐水或林格液；⑥抗惊厥药（如地西泮等）。

五、操作者准备

（一）资料录入

1. 审读检查申请单 了解患者一般资料和检查目的。

2. 患者资料录入 按步骤录入患者的影像号、检查号、姓名、性别、出生年月、CT 号等。有 RIS 和 PACS 系统的医院，输入患者资料可由工作列表（work list）完成。

（二）摆放患者体位

根据检查目的，选择仰卧或俯卧，头先进或者脚先进，升高检查床到合理高度后送入扫描孔中。

（三）选择扫描程序

1. 根据申请单的检查目的，选择合适的扫描序列。

2. 检查所选序列参数是否与患者体位、检查目的相符合，若不符合则进行修改。参数包括：层厚、层间距、螺距、观察野（sFOV、dFOV）、窗宽、窗位、重建算法、重建模式、管电压、管电流等。

（四）扫描前定位

定位是确定扫描范围，一般有以下两种方法：

1. 扫描定位像法。根据检查的要求定位像可以是前后位或侧位，然后利用 CT 机扫描软件中的定位功能确定扫描的起始线和终止线。

2. 摆体位时，利用定位指示灯直接从患者的体表上定出扫描的起始位置，优点是节省时间，且可以省去一幅定位像，但缺点是定位不准确。常用于颅脑、鼻咽和鼻窦的扫描。

（五）扫描

扫描是 CT 检查的主要步骤。

1. 扫描方法 有逐层扫描、螺旋扫描（单层或多层螺旋扫描）和其他的一些特殊扫描功能，如容积扫描、双能量扫描。

2. 扫描步骤 先确定扫描方式，选择扫描条件，然后按下曝光按钮。整个扫描过程中，操作者要密切观察患者的情况、设备运行的情况（如异常声响等）以及每次扫描的图像，根据需要有时需调整扫描的范围等。

（六）原始数据的重建

1. 重建算法的选择 在扫描完成后，如发现选择的重建算法不合适，则需通过原始数据的重建算法的修改，重新选择最佳的重建模式，以满足诊断的需要。

2. 重建算法的合理运用 出于诊断的目的和要求，不同的组织选择不同的算法。

（七）CT 值的测量

图像的测量技术包括 CT 值、距离、大小和角度等，是图像后处理中很常用的手段。关于其他 CT

图像的后处理由专门章节论述。

在 CT 的诊断中往往要采用 CT 值的测量。通过 CT 值的测量，可知道某一病变的 CT 值范围，进而推论该病变的性质。在增强扫描中更需要对病变作 CT 值的测量，通过与平扫时 CT 值的比较，来确定病变的性质。CT 值的测量是诊断中最常用的方法。根据测量的方法不同有单个 CT 值和感兴趣区 CT 值测量，根据显示方法的不同还有 CT 值分布图形显示等。

1. **点 CT 值** 单个 CT 值的测量最常用和简便，通常是 CT 值测量笔或鼠标的一个点，需要时可随时放在被测量的部位，显示屏上就可显示该处的 CT 值。但该方法只反映了被测量部位某一点的 CT 值变化，没有整个病灶范围的 CT 值概况。

2. **范围 CT 值** 感兴趣区 CT 值测量，其范围的大小一般可自定，形状通常有圆形或方形，测量个数从一至数个不等。根据测量的数目在显示屏上依次显示，其测得的 CT 值是所定范围内的平均值，并标有标准误差供参考。感兴趣区法 CT 值测量相对更实用一些，可根据病灶的大小自定义测量范围。

3. **CT 值分布直方图** 图形显示根据需要可随意选择感兴趣区形状，如圆形、椭圆形、直线和不规则线，它显示的是所选范围内 CT 值的概况，并以图示的方法表示，它是一种动态的显示，使诊断医师能更直观地了解被测部位的 CT 值情况，有助于诊断的确定。

（八）图像的储存及打印

1. **储存** 检查完成的图像一般都暂存在 CT 机自身的硬盘。配有 PACS 系统的医院，一般都可以通过设置自动上传至 PACS 中央服务器进行集中管理，图像可多部门共享；无 PACS 系统的医院可通过 CD 或 DVD 光盘刻录离线存储。

2. **胶片打印**

（1）可设置自动打印：速度快但无法对图像进行后处理和选择，容易造成资料浪费，不可取。

（2）手动打印：先调整合适的窗宽窗位，确定图像排版格式，选择合适的图像进行拍摄。

六、CT 检查的基本要点

CT 检查技术参数和方法的选择应首先考虑为诊断服务。根据这个指导思想，各种对诊断有利、无利的技术参数设置，对比剂的使用与否都应遵循这个原则，一切征象如疾病发生过程中的病理形态学改变、癌细胞播散的路径和其他一些可能伴随的

情况，都应该能准确显示。

关于患者的准备工作从诊断方面考虑，圆满完成一项 CT 检查涉及三个要素：即扫描前患者的准备工作、扫描参数的设置和增强扫描对比剂的使用。

1. **扫描前患者的准备工作** CT 可应用于人体任何部位，其中需要做好准备工作的主要是腹部（包括盆腔）和冠状动脉 CTA（详见本书第十章）。由于没有服用对比剂时小肠和大肠的肠祥易于与肿块和肿大的淋巴结相混淆，腹部或盆腔扫描前基本都需口服稀释的对比剂，其用量随成人、儿童或不同部位的检查各不相同，根据不同情况有时还只能口服水，具体情况需通过学习和实践来掌握。

口服稀释对比剂的比例一般为 1%~1.5%。由于个体的情况不完全一样，准确的比例应以实际使用为准。由于某些患者的肠蠕动较快，有时需要使用肠蠕动减缓药，因现在 CT 的扫描速度都比较快，可忽略这个问题，但如果扫描时间超过 2 秒，应考虑使用肠蠕动减缓药，否则有可能出现运动伪影。

2. **扫描参数的设置** 扫描参数中的某些选择最终将影响成像的质量和患者的辐射剂量。

（1）扫描螺距的选择：对于螺旋 CT 来说，螺距是非常重要的参数，它决定了扫描的时间、重建图像的纵轴分辨力。较大的扫描螺距可以用较短的扫描时间得到较大的扫描覆盖范围，而较小的螺距则相反，此外扫描螺距与纵向分辨力和部分容积效应密切相关。理论上，大的扫描螺距纵向分辨力较低，并且易产生部分容积效应，而小的扫描螺距则相反。一般如喉部、肾上腺等较小的器官或部位，宜采用较小的扫描螺距，使这些部位能清晰显示，并不易产生部分容积效应。

理论上，螺距与辐射剂量的关系成反比，螺距越大辐射剂量越低。但在实际应用的 CT 设备中，CT 设备会根据螺距的变化改变曝光参数。例如大螺距情况下增加管电流的输出来补偿大螺距带来的数据缺失问题。因此螺距增加，辐射剂量并不会降低。

（2）扫描时间的选择：缩短扫描时间最大的优点是可减少甚至避免运动伪影，此外还可减少患者的辐射剂量。其他参数不变缩短扫描时间最主要的缺点是噪声增加，但相比较而言，少许的噪声只影响对比分辨力，不会明显影响诊断，而运动伪影往往影响诊断。

3. **增强扫描对比剂的使用** 对比剂的使用除了常规注意事项外，还必须注意下述一些问题。

（1）成人、儿童的剂量不同，特别是儿童应严格按照规定的剂量使用，以免发生意外。成人的剂量一般不少于每次 80ml，体型较大的患者还需要适当增加用量。

（2）要掌握注射对比剂后开始扫描的时间，不同的部位扫描延迟时间各不相同，实质脏器动脉期、平衡期和静脉期各期显示的时间也不相同，往往需要根据实际情况掌握使用。

（3）对比剂注射后的扫描方法，最常见的是连续扫描，多用于普通的增强扫描中；另外一种用得较多的扫描方法是螺旋扫描，如肺部孤立性小病灶的鉴别诊断、肝脏局灶性病变的确诊等，常常需采用增强后多期扫描的方法；在鉴别是否有血管瘤时还可采用同层序列扫描方法（在 16 层以上螺旋 CT 中，则可以直接采用螺旋扫描方法），该扫描方法在平扫确定病变部位后，注射对比剂后只扫描病灶层面，它显示病灶增强的时间序列，如用于肝血管瘤的鉴别。

第二节　CT 的扫描方法

CT 扫描需根据检查目的选用一种扫描方式。扫描方式的选择需依据 CT 机的类型，如同样是螺旋 CT 机，下述两种扫描方式是有差别的。

1. **逐层扫描**（sequential scan）　又称序列扫描或非螺旋扫描。通常，扫描时需预设层厚、层距和扫描范围，每扫描一层检查床移动相应的距离，然后做下一个层面的扫描，如此循环往复，直至完成整个预设范围的扫描。在螺旋扫描方式出现前，所有的 CT 检查都采用逐层扫描方式；而螺旋 CT 出现后，除了颅脑和颈、腰椎椎间盘等少数几个检查部位外，都被螺旋扫描方式替代。

2. **螺旋扫描**（spiral scan）　或称容积扫描。可分为单层螺旋扫描和多层螺旋扫描。螺旋扫描方式是扫描机架和检查床同时旋转和移动，X 线同时连续曝光采集图像，一次完成一个部位或器官的扫描，由于该扫描方式 X 线管焦点的运行轨迹在人体表面的投影类似螺旋状，故被称为螺旋扫描。螺旋扫描由于可连续采集一个甚至多个人体部位的扫描数据，采集速度快、扫描范围内无信息遗漏；在增强扫描中可节省对比剂的用量，现已替代逐层扫描方式，被广泛用于除颅脑等器官外的绝大部分 CT 的检查。

除螺旋和非螺旋扫描方式外，根据临床检查的目的不同，CT 的检查又可有以下一些方法：

一、普通扫描

CT 的普通扫描又称平扫或非增强扫描，是 CT 检查中用得最多的一种方法，它的含义是按照定位片所定义的扫描范围、不注射对比剂的扫描。平扫是一种 CT 检查方法，无论逐层扫描还是螺旋扫描方式，均可用于 CT 的平扫检查。

在平扫检查中须注意下列一些情况：

1. 准确的定位不仅可减少不必要的扫描，同时也可降低患者不必要的射线剂量。

2. 作必要的记录，有些情况比较特殊或对诊断有参考价值的信息，需随时记录在申请单上，为诊断或下次检查参考。

3. 四肢的检查一般需双侧同时扫描，以供诊断参考。

4. 体位、方向须准确标明，因为 CT 检查中左右的标注是根据仰卧、俯卧，还是头先进、足先进，由计算机程序自动标注，方位的概念对于诊断来说特别重要。

二、增强扫描

静脉内注射对比剂后的扫描称增强扫描，可增加组织与病变间密度的差别，有利于发现平扫未显示或显示不清楚的病变，以及观察血管结构和血管性病变，有助于病变的定位、定性。增强扫描有多种扫描方法。

1. **常规增强扫描**　常规增强扫描多采用静脉团注法（bolus injection）注入对比剂，即以 2~4ml/s 的流速注入对比剂 60~100ml，延迟一定时间后进行扫描。

2. **动态增强扫描**　动态增强扫描是指静脉注射对比剂后对感兴趣区进行快速连续扫描，有以下几种：

（1）进床式动态扫描（incremental dynamic scanning）：扫描范围包括整个被检查器官，可分别在血供的不同时期，进行双期和多期螺旋扫描。

（2）同层动态扫描（single level dynamic scanning）：是对同一感兴趣层面连续进行多次扫描，测定 CT 值制成时间密度曲线（time-density curve，TDC），研究该层面病变血供的动态变化特点，鉴别病变性质。感兴趣区的选择是关键。

（3）"两快一长"扫描：是动态增强扫描的特殊形式，"两快"是指注射对比剂速度快，开始扫描的时间快，"一长"是指扫描持续的时间足够长，一般持续数十分钟。主要用于肝海绵状血管瘤，肝内胆管细胞型肝癌，以及肺内孤立性结节的诊断和鉴别诊断。

三、定位扫描

定位扫描是正式扫描前确定扫描范围的一种扫描方法。它和其他扫描的不同之处是，平扫和增强扫描时 CT 的扫描机架是围绕患者做 360° 旋转，每扫描一层检查床移动相应的距离或螺旋扫描一次完成一个部位的扫描；而定位扫描时扫描机架内的 X 线管在 12、9、3 点钟位置固定不动，曝光时只有检查床做一个方向的运动。

另外，定位扫描一般一个患者或一个检查部位只做一次。机架内的 X 线管在 12 点钟位置时，其扫描的结果得到的是前后或后前（根据患者是仰卧还是俯卧）位的定位像，X 线管在 9 点钟或 3 点钟的位置时得到的是侧位的定位像。

定位扫描的结果类似数字 X 线片，由于定位像的扫描剂量较低，其空间分辨力也较低。定位像除用于确定扫描层面和范围外，还用于已扫描层面和范围的归档保存。

定位像一般采用狭缝扇形束扫描方式获得。在多层螺旋扫描的定位像扫描中，锥形束射线必须用附加的准直器，将锥形束射线准直成狭缝扇形束扫描，其目的是减少辐射线和提高图像的质量。

四、能量成像

能量成像（spectral CT imaging）是利用物质在不同 X 线能量下产生的不同的吸收来提供影像信息的，获得时空上完全匹配的双能量数据，在原始数据空间实现能谱分析，可以提供双能量减影、物质分离、物质定量分析、单能量成像和能谱曲线分析等功能。

能量成像比较有代表性的是双能量成像技术（dual energy，DE）和能谱成像技术。双能量成像技术使用"三明治"探测器，通过两种不同的探测器重叠安装，使用一个球管同时照射可以产生不同的两组数据，进而进行组织分辨。能量成像的实现方式从技术层面上分为实验室类型和临床类型两大类。前者的代表即光子计算系统，后者临床类型即双 kVp 成像，包括瞬时双 kVp 技术与双球管技术。采用双球管模式的能量成像中，由于能量时间分辨力不足可引起运动伪影。这种伪影不仅可出现在心血管系统中心脏的收缩与舒张，也可出现在消化系统

中胃肠的蠕动，以及呼吸系统中双肺的呼吸运动。减影使这种运动伪影更加明显。采用双球管模式实现图像空间双能减影中的另一个问题是硬化伪影。由于减影图像是由低电压与高电压的图像组合而成，而低电压的图像往往带有较严重的硬化伪影，这样使得组合的减影图像也存在硬化伪影。

由于运动伪影和硬化伪影的干扰，双能减影图像中存在许多不准确性与不确定性，临床应用方面受到了很多制约。而通过单球管高低双能（80kVp 和 140kVp）的瞬时切换（< 0.5 毫秒能量时间分辨力）的能谱 CT 双能量解析过程是在投影数据空间完成的，因而不受自主和不自主的运动干扰，在准确的硬化伪影校正的基础上得到准确的能谱成像。图像空间双能减影与常规混合能一样，采用单一硬化伪影的校正。投影数据空间能谱成像对求解到基物质对的原始数据分别进行准确的硬化伪影校正。

五、功能成像

1. **CT 灌注成像** CT 灌注成像（CT perfusion imaging，CTPI）是在静脉快速注射对比剂的同时，对选定的感兴趣层面进行连续快速扫描，得到一组动态图像，然后在工作站上利用 CTPI 软件分析每个像素对应的密度变化，获得每一像素的时间密度曲线，根据该曲线计算出反映组织血流灌注状态的多个参数（如血流量、血容量、峰值时间、平均通过时间等），最终得到灰度或伪彩色显示的灌注图像。CTPI 可分析脏器局部血流量的动态变化情况并以图像的形式显示，能反映组织的血管化程度及血流灌注情况，提供常规 CT 增强扫描不能获得的血流动力学信息及生理功能变化，属于功能成像的范畴。

灌注组织的强化程度与其血管化程度、血管壁的通透性和细胞外液量有关，组织的血管化程度与早期强化相关，而血管壁的通透性和细胞外液量则与后期强化相关。

对于不同的被检部位，CTPI 检查方法略有差别，一般先行平扫，选择感兴趣层面进行灌注扫描。层面选择的原则是尽量取病灶最大平面，层面内尽量包含病变的各种成分和至少一条较大的血管，如胸腹部的主动脉、颅脑的上矢状窦等。确定感兴趣层面后，快速团注对比剂的同时启动灌注扫描程序，对比剂用量 40~50ml，注射速度 5~10ml/s，层厚 1.25~2.5mm。64 层及以上多层螺旋 CT 的扫描覆盖范围更大，可完成全器官灌注成像。

CTPI 最早开展的检查项目是脑灌注成像，用于诊断平扫无法显示的超早期脑梗死及脑部肿瘤的鉴别诊断。目前也逐渐用于心肌、肝、脾、肾、肿瘤等的诊断，以及器官移植后用于了解移植血管的存活情况和移植器官的血流灌注情况。

2. CT 定量测定 CT 定量测定常用的有定量骨密度测定、心脏冠状动脉的钙化含量测定和肺组织密度测量等。

定量骨密度测定是 CT 的一种检查方法，是利用 X 线对人体组织的衰减，组织的 CT 值与物质的密度线性相关，并借助于已知密度的专用体模，通过人工或专用软件的计算，最后得出人体某一部位的骨密度值。它是确定有无骨质疏松的一种常用检查手段，目前大多数 CT 机所做的骨密度测定都是单能定量 CT（single energy quantitative CT，SE-QCT）。

心脏冠状动脉的钙化含量测定是在序列扫描后，利用软件测量、定量功能测量钙化体积的一种扫描检查方法。该方法需借助心电门控装置，在屏住呼吸后采用序列扫描的方式以 3mm 的层厚、层距一次完成心脏的容积扫描，随后利用专用的软件程序采用人工定义的方法确定钙化的范围，最后由软件程序计算钙化的体积并确定冠心病发生的危险程度。

肺组织密度测量也是 CT 扫描后利用专用的软件，来进行肺组织通气功能评估的一种 CT 检查方法。

六、心脏及冠状动脉 CT 成像

对于心脏和大血管病变，传统 CT 和一般螺旋 CT 因扫描速度慢，受心脏搏动的影响较易产生运动性伪影，随着 MSCT、双源 CT 的应用，心脏 CT 检查的应用日益广泛。该检查可提供详尽的心脏和大血管的解剖信息，评估左、右心室功能，是先天性心脏病和心脏瓣膜疾病的检测手段之一。同时，它还可显示心包腔积液或钙化，并进行冠状动脉重组、冠状动脉钙化积分分析、心功能分析等。

心脏 CT 检查常规行横断面平扫加 CTA，平扫常用步进式扫描方式，CTA 采用螺旋容积扫描方式，利用容积数据进行三维重组，还可行心肌灌注成像。血管疾病的诊断一般需行 CTA 检查。

目前，多层螺旋 CT 对心脏的检查成像主要采用了前瞻性 ECG 触发和回顾性 ECG 门控两种方法。

前瞻性 ECG 触发是根据患者心电图 R 波的出现预先设定一个延迟时间，然后曝光扫描，心脏容积数据的采集是在注射对比剂后采用了序列扫描的"步进、曝光"技术，并将获得的图像用不同的后处理方法显示。此方法可以显著减少 X 线辐射剂量，但不能进行心脏功能测定。回顾性 ECG 门控心脏容积数据的获取则是采用注射对比剂后的一段时间内，螺旋扫描连续采集全部心脏的容积数据，同时记录患者的心电图，然后回顾性和选择性地重建图像，并采用不同的后处理方法显示图像。此方法可以同时进行心脏功能测定，但 X 线辐射剂量较大。

对比剂用量为 1.2~1.4ml/kg（要综合考虑受检者的血流速度、心率及所用 CT 机型等因素，一般用 70~80ml 即可），注射速度为 4.5~5ml/s，开始注射对比剂后，12~18 秒启动扫描。通常采用对比剂追踪触发扫描技术，将感兴趣区置于肺动脉干层面的主动脉根部，设定触发阈值为 100~120HU，注入对比剂后，当感兴趣区的 CT 值达到阈值时，自动触发扫描（需有约 6 秒的吸气、屏气延迟时间）。

随着多排（层）螺旋 CT 技术的不断进展，单脏器或多脏器的扫描时间大为缩短，故注射对比剂的时间也相应缩短。因此，在不增加对比剂总量的前提下，可应用提高注射速率、降低管电压或者使用低浓度对比剂等方法提高 CTA 的显示效果。但是无论选择哪种方法，准确捕捉扫描时机至关重要，最好在动脉密度值达到高峰时结束扫描，稍微提前或推后，都有可能导致检查失败。

不同厂家的高端螺旋 CT 具有不同优势，使用低剂量对比剂的方法也不尽相同，以心脏为例，64 排 CT 可以在 5~6 秒完成心脏冠状动脉扫描，而 640 层 CT 采用 16cm 的宽探测器进行成像，双源 CT 采用 3.4 的大螺距进行采集，当心率＜70 次/min 时，均可实现亚秒扫描，完全可以在使用低剂量对比剂的高峰平台期内完成扫描。64 排 CT 最大的优势就是可以采用低管电压技术联合迭代重建进行低辐射剂量的研究，包括 CT 能谱成像和 CT 双能量成像中的单能量成像，不仅可提高血管密度，还可降低噪声，提高密度分辨力，实现了冠状动脉钙化斑块的去除、心肌血供的定量测量和斑块的精确定性。

七、CT 血管成像

CT 血管成像是指静脉内注入对比剂后，在靶血管内的对比剂浓度快速达到峰值时，进行螺旋扫描，经工作站后处理，重组出靶血管的多维图像。如何确定靶血管内的对比剂达到峰值的时间至关重要，通常经静脉内注射对比剂后，影响靶血管对比剂达到峰值的时间的因素包括以下几个方面：对比剂循环时间、扫描延迟时间、对比剂注射速率、对比剂注射总量、扫描时间、患者年龄及体重。

1. 人体各脏器的对比剂循环时间及对比剂用量 通常情况下，经手背静脉或肘静脉高压注射器注射非离子型碘对比剂（浓度 300~370mgI/ml，注射速率 3.5~4.0ml/s），对比剂到达各部位的时间及各部位对比剂用量见表 3-2-1。

表 3-2-1 各脏器的对比剂循环时间及对比剂用量

人体部位	颈动脉	脑血管	肺动脉	胸主动脉	腹主动脉	下肢动脉
到达时间/s	12~15	15~18	12~14	18~20	20~25	30~50
对比剂用量/ml	50~55	50~60	35~40	60~70	70~80	90~100

2. 扫描延迟时间的确定方法

（1）经验延迟法：即根据对比剂在人体各脏器的循环时间来确定扫描的延迟时间，此方法受个体差异的影响，不能完全准确判断扫描延迟时间。

（2）对比剂智能追踪技术：该技术通常在靶血管或该血管附近设定一个感兴趣区，并设定一定的 CT 增强阈值，注射对比剂后一定时间开始扫描，当靶血管密度增高达到阈值时，软件自动启动将扫描床移动到扫描位置开始扫描。目前各 CT 制造厂家已有专用的注射对比剂增强程度智能化跟踪软件，它们的共同特点是，有实时监控功能，一旦靶血管的 CT 值达到设定的阈值，即自动开始扫描。使用该方法需要注意如下几点：①选择靶血管区域适当的感兴趣血管作为获得启动扫描阈值获得区，该感兴趣血管最好选择靶血管或与靶血管邻近，而且直接与靶血管连接的血管；②设定的阈值通常比靶血管增强最佳 CT 值低 100~150HU；③感兴趣血管 CT 值达到阈值后，设备从感兴趣血管扫描层面到正式开始扫描层面有一定移动扫描床的时间，通常为 1~2 秒；④在感兴趣血管密度达到阈值，扫描床移动到开始扫描层面这个时间内，靶血管内对比剂仍然在发生变化。

（3）时间密度曲线（小剂量对比剂团注测试到达时间法）：是指采用团注方法，将小剂量对比剂以一定速度注射后扫描靶血管，获得对比剂达到靶血管的峰值时间，通常使用同一批号、相同浓度对比剂 15~20ml。使用该方法的注意事项包括以下几点：①测试到达靶血管达峰时间的对比剂注射速率应与正式扫描注射速率一致；②确定正式扫描延迟时间时，一定要累加测试达到时间和扫描开

始前的时间；③小剂量团注测试的时间分辨力可为 1~2 秒，只要能满足临床要求即可，可以减少患者所接受的不必要的辐射，通常应用低剂量扫描，每次扫描时间 2 秒。

CTA 技术已经很成熟，其血管成像可以显示血管腔内、管壁和腔外病变。不仅可以对大范围解剖血管成像，而且可以对小范围小血管高分辨精细显像，甚至可以用于研究运动器官的血管。此外，对于一些置入金属支架不宜行 MRA 检查的大血管病变患者也可以行 CTA 检查。目前，CTA 几乎可以应用于全身各部位血管成像，包括头颈部、心胸部、腹部及四肢等部位，常见如颅脑部的血管畸形、颅内动脉瘤、颈动脉和椎动脉狭窄等，心胸部的冠心病、主动脉夹层、大动脉炎、主动脉缩窄、肺栓塞、肺动脉高压、支气管动脉栓塞等，周围血管病变如腹腔干、肾动脉、肠系膜动脉狭窄或闭塞，四肢的下肢动脉栓塞或狭窄等。

八、CT 导向穿刺活检

CT 导向穿刺活检是在 CT 扫描基础上，确定病灶位置，然后对病灶区所对应的体表位置，贴上进针的体表定位标志，并选定此区域进行平扫，找出病灶的中心层面所对应的体表标志的进针点。根据 CT 图像的处理软件，确定进针的深度和角度，按此深度和角度进针完毕后，还需在进针点再扫描 1~2 层，以观察针尖是否到位。如若到位，即将穿刺针小幅度地上下来回穿刺几次，抽出枕芯，换上大空针，加上适当的负压，抽出病变组织，送去活检。最后在所穿刺的部位再扫描几层，了解有无出血和气胸等，该方法主要用于病变的活检。

九、胆系造影 CT 扫描

胆系造影 CT 扫描是指先经静脉或口服对比剂，使胆系显影增强后再做 CT 扫描的一种检查方法。

胆系造影 CT 扫描是一种无创或微创的检查方法，可清楚地显示胆囊内和胆囊壁的病变，根据胆囊和胆管是否显影，还可评价胆囊的功能是否正常。

根据胆系用药方法的不同，还可分为静脉胆囊造影 CT 扫描和口服胆囊造影 CT 扫描。静脉胆囊造影 CT 扫描通常注射 40%~50% 的胆影葡胺 20~30ml，于注射后 30~60 分钟进行 CT 扫描检查。口服胆囊造影 CT 扫描通常口服 0.5~1g 碘番酸，服

药后 12~14 小时进行 CT 扫描检查。

十、CT 透视

CT 透视（fluoroscopy scan）是一种连续扫描成像 CT 装置。在第三代滑环式扫描 CT 机的基础上，采用连续扫描、快速图像重建和显示，实现实时 CT 扫描成像的目的。

CT 透视是快速扫描、快速重建和连续图像显示技术的结合，由 CT 机附加功能完成。首先扫描 150°采集数据，然后再扫描 60°或 45°，采集的数据替代相应部分的原有数据，与原有的 300°或 315°数据组成一幅新的图像，即透视图像。

主要被用来作 CT 引导下的活检穿刺或介入治疗。CT 透视除了可做常规的穿刺外，还可以做囊肿等的抽吸、疼痛治疗（脊髓腔注射镇痛药物）、关节腔造影、吞咽功能和关节活动的动态观察等。

十一、特殊扫描

特殊扫描方法较多：

1. **薄层扫描**　薄层扫描（thin slice scanning）是指重建层厚小于 5mm 的扫描方法。在普通 CT 机和螺旋 CT 机上都可实施，平扫和增强扫描均可。主要优点是减少部分容积效应。主要用于：①较小组织器官如鞍区、颞骨乳突、眼眶、椎间盘等，常规用薄层平扫；②检出较小病灶，如肝脏、肾脏等的小病灶，胆系和泌尿系的梗阻部位等，在普通扫描的基础上加做薄层扫描；③一些较大的病变，为了观察病变的内部细节，局部可做薄层扫描；④拟进行图像后处理，最好用薄层螺旋扫描，扫描层面越薄，重组图形的质量越高。

薄层扫描层面接受 X 线光子减少，因此噪声增大、信噪比降低、密度分辨力降低。为保证符合诊断需要的图像质量，通常需增大扫描条件。

2. **重叠扫描**　重叠扫描（overlap scanning）是指层距小于层厚，使相邻的扫描层面部分重叠的扫描方法。例如重建层厚 10mm，层距 7mm，相邻两个层面就有 3mm 厚度的重叠。此方法对 CT 机没有特殊要求，管电压、管电流、扫描时间、算法、矩阵与普通扫描相同。优点是减少部分容积效应，易于检出小于层厚的小病变。缺点是扫描层面增多致患者的 X 线吸收剂量增大。一般只用于感兴趣区的局部扫描，以提高小病灶检出的机会，不作为常规的 CT 检查方法。

3. **靶扫描**　靶扫描（target scanning）是指感兴趣区局部放大后再进行扫描的方法，又称放大扫描、目标扫描。通常对检查部位先进行一层普通扫描，利用此图像决定感兴趣区，局部放大（即缩小扫描视野）后进行薄层扫描。高档螺旋 CT 机上，通常采用扫描后小范围、大矩阵重建，以减小像素尺寸，提高空间分辨力。靶扫描图像增加了感兴趣区的像素数目，提高了空间分辨力；而普通扫描后的局部放大像，仅是感兴趣区的像素放大，数目不变，空间分辨力没有提高。靶扫描主要用于小器官和小病灶的显示，如蝶鞍、肾上腺扫描。对 CT 机没有特殊要求，扫描条件与普通扫描相同。

4. **高分辨力 CT 扫描**　高分辨力 CT（high resolution CT, HRCT）是通过薄层扫描，大矩阵、骨算法重建图像，获得具有良好的空间分辨力 CT 图像的扫描方法。管电压 120~140kV，管电流 120~220mA，层厚 1~2mm，层距可视扫描范围大小决定，可无间距或有间距扫描，矩阵通常为 512×512，选用骨算法重建。此方法突出优点是具有良好的空间分辨力，主要用于小病灶、小器官和病变细微结构的检查。如肺部 HRCT，能清晰显示以次级肺小叶为基本单位的肺内细微结构，有助于诊断和鉴别诊断支气管扩张，肺内孤立或播散小病灶、间质性病变等。也可用于检查内耳、颞骨乳突、肾上腺等小器官。HRCT 扫描因层厚小，需使用高的曝光条件。

（雷子乔　范文亮）

第四章 CT 图像后处理

CT 图像的后处理包括图像评价处理和二维、三维图像重组处理。早期 CT 图像的后处理是在二维横断面图像上运用放大、测量(CT 值、距离、面积和角度)等手段，并从影像数据中提取量化评价信息，从而改善了病变的显示效果、提高了诊断准确性。随着 CT 技术的发展，CT 图像的空间分辨力、时间分辨力和密度分辨力均有明显提高，尤其是现代 CT 纵向(z 轴)空间分辨力的提高，使 CT 的三维图像后处理得以广泛应用，现已成为一个活跃的交叉学科分支并迅速发展。

第一节 图像重建

原始扫描数据经过计算机采用特定的算法处理，得到能够用于诊断的图像，这种处理方法或过程称为重建。图像重建速度是衡量 CT 机性能的一个重要指标。CT 扫描后采集的原始数据可进行多次重建。根据疾病需要选择图像重建模式，图像重建可改变的参数有显示野、重建函数、层厚和间隔及扫描时相等。

一、改变显示野

重建图像时，选择与原始图像不同的显示野，可以弥补残缺的图像及获得清晰的细微结构。如因体位不正或其他原因导致图像不在显示屏中心时，可以选择原始数据再次重建，移动重建中心使图像显示于屏幕中心。常常用于椎体、椎间盘扫描的二次重建。另外，还可以利用缩小重建视野的方法使图像放大重建。放大重建图像的分辨力、清晰度都有提高，可以较好地显示细微结构。例如，利用外伤性头颅横断面重建放大的鼻骨、筛窦、眼眶等结构，观察骨折、鼻窦内积血、眶内眼肌及视神经肿胀等情况。

二、改变重建函数

在原始重建中，选择不同的重建函数，可以得到不同分辨力和对比度的图像。例如：腰椎扫描时，若发现肾及腰大肌等组织器官有病变，可把原重建函数 "Bone" 改成 "Standard"，使图像柔和平滑，降低其对比度，利于软组织的显示。内耳扫描时，可选择 "Edge" 重建使图像锐化，增加其分辨力和对比度，提高显示细微病灶的能力。

三、改变层厚和间隔

使用薄层、小间隔重建模式可提高图像的空间分辨力和小病灶的检出率。用薄层、小间隔横断面图像重建二维和三维图像，可避免后处理图像出现"锯齿"状伪影。为了提高图像的对比度和减少图像总数量，可将薄层图像重建成厚层图像。另外，增加图像之间的层间隔，也可以减少图像总数。

四、改变扫描时相

MSCT 心脏冠状动脉回顾性心电门控检查，如果采集数据时患者心率过快(大于 80 次/min)可采用心脏收缩末期(40%~45%)重建，心率过慢(小于 65 次/min)可采用心脏舒张末期或收缩末期重建图像。当某一扫描时相的横断面图像重建的冠状动脉图像不能满足诊断要求时，可改变扫描时相重建，获得满足诊断需要的图像。以 5%~10% 连续多期重建，可进行心脏功能分析。

第二节 CT 图像的重建算法

一、解析法

解析法，是目前 CT 图像重建技术中应用最广泛的一种方法，它利用傅里叶转换投影定理。主要有三种方法：二维傅里叶转换重建法、空间滤波反投影法和滤波反投影法。解析法的特点是速度快，精度高。

滤波反投影（filtered back projection, FBP）不能完全分辨采集数据的基本成分，将采集数据理想化，忽略了采集过程中量子噪声和电子噪声对投影数据的污染，并将噪声带到重建图像中，有时甚至会放大噪声，影响图像质量，从而可能掩盖病变和有价值的诊断信息。

二、迭代重建

迭代重建（iterative reconstruction, IR）是 CT 图像重建的一种基本方法。迭代重建算法可以更好地处理电子噪声和其他物理因素所导致的图像伪影，并且能在保证图像质量的同时降低检查剂量，已经成为临床的首选。随着数十年来计算机处理能力的大幅提高，不但拥有高速的计算机处理器，还拥有了针对图像处理而专门设计的图像处理器（GPU），使这种高级迭代重建算法已经可以应用于临床。

迭代法，又称近似法，是将近似重建所得图像的投影同实测的层面进行比较，再将比较得到的差值反投影到图像上，每次反投影之后可得到一幅新的近似图像。通过对所有的投影方向都进行上述处理，一次迭代便可完成；再将上一次迭代的结果作为下一次迭代的初始值，继续进行迭代。迭代重建技术有三种方法：联立迭代重建法（simultaneous iterative reconstruction technique, SIRT）、代数重建法（algebraic reconstruction technique, ART）和迭代最小二乘法（ILST）。

近年来由于计算机技术的迅速发展，以及多层螺旋 CT 应用辐射剂量较高的原因，CT 生产厂商纷纷推出了经过改良的迭代重建算法。迭代重建的最大优点是通过反复多次的迭代可降低辐射剂量并可相应减少伪影，一般可降低辐射剂量 30%~70%。迭代算法已经在临床上逐步取代了传统的 FBP 算法，与传统的 FBP 算法比较，迭代算法在图像校正过程中，除了采用建立系统光学模型，还采用了系统统计模型，该模型分析每一个独立光子的统计波动特征，并与正确的统计分布进行比较，通过重复容积迭代重建循环有效地降低了统计波动引起的图像噪声，并在低剂量的情况下通过多次的迭代和校正重建出高质量和低噪声的图像。

正弦图确定迭代重建技术（sinogram affirmed iterative reconstruction, SAFIRE）是图像空间迭代重建（iterative reconstruction in image space, IRIS）技术的改进，对投影数据空间和图像数据空间均进行 IR 算法，最大程度保留图形细节信息，并去除噪声，得到校正图像，将此图像投影至原始数据域，用于下次迭代计算，如此进行多次 IR 算法。与第一代 IRIS 迭代算法的不同之处在于 SAFIRE 算法在图像数据的处理上有了进一步的优化。第一代 IRIS 算法是对单一图形数据的重建，而 SAFIRE 算法的重建则是直接对原始数据进行处理和修正，使获得的图像更加清晰和真实，从而提高了图像的质量。在第一代迭代重建技术（IRIS）的基础上，SAFIRE 在图像重建过程中引入两套迭代循环。其一是图像域的迭代，这一过程去除了噪声，但不牺牲图像的对比。其二是把图像域迭代得到的结果变换到原始数据域。两套迭代循环运算 1~5 次，即可获得诊断图像。SAFIRE 算法更大限度地利用了原始数据所包含的信息，重建的图像更为真实，提高了图像质量。SAFIRE 软件有 "Strength 1~5" 共 5 个不同的等级，代表 5 个不同程度的滤波强度。级数越高，滤波强度越大，噪声越小，图像显示越清晰。胡秀华等发现，在相同的扫描条件下等级 "3" 获得的图像空间分辨力和密度分辨力与 FBP 图像均一致，而噪声则显著降低。

三、自适应多平面重建

自适应多平面重建，是将螺旋扫描数据中两倍的斜面图像数据分割成几个部分。重建时，各自适配螺旋的轨迹并采用 240° 螺旋扫描数据。经过上述的预处理后，最终图像重建的完成还需要在倾斜的、不完整的图像数据之间采用适当的内插计算。

三维自适应迭代剂量降低重建技术（adaptive iterative dose reduction 3-Dimensional, AIDR 3D）可以有效地降低图像噪声，改善图像质量，在保证同样图像质量和相似重建速度的前提下，剂量可以明显降低。

自适应性统计迭代重建（adaptive statistical iterative reconstruction, ASiR）是近年来开发的一种全新的 CT 图像重建算法，能够有效地降低图像噪声。不同于传统的 FBP 技术，它考虑到数据的统计噪声性质，并利用迭代的方法在原始数据空间加以抑制，在不损害空间分辨力的前提下极大地降低了图像噪声，获得更清晰的图像。ASiR 值的高低代表重建算法中 ASiR 的权重，可以在 0~100%（间隔 10%）的范围内自由选择。由于 ASiR 权重相差 10% 的重建图像，肉眼难以区分其差异，可采用 ASiR 权重间隔 20% 进行重建，而并非将所有的 ASiR 可选设置都进行重建。

第三节　CT 图像的三维成像方法

具有三维图像采集能力的医学影像设备包括 CT、MR、超声和核医学等。一般情况下，人眼只能接收二维图像，而二维图像三维概念的形成需通过大脑转换。三维图像处理，或称为三维数据可视化（visualization）技术，是一个新兴的研究领域。所谓可视化即通过不同方法将三维信息"压缩"到二维屏幕上显示，使人眼观察时能按三维结构理解，换言之是将非直接可见的三维图像表现为有三维表现力的二维图像。

一、三维数据的获取

1. **像素和体素**　二维数字图像的基本单位为像素（pixel），是组成图像矩阵的基本单元，等于观察野除以矩阵。如果 CT 像素单元是 1mm×1mm，矩阵是 512×512，则一幅图像有 512×512=262 144 个像素。像素是一个二维概念，是面积单位。

三维数字图像的基本单位为体素（voxel），是体积单位，是某个组织一定厚度的三维空间的体积单元。如果以 X 线通过人体的厚度作为深度，那么，像素×深度＝体素。例如，某组织的深度是 10mm，像素为 1mm×1mm，体素＝10mm×1mm×1mm。体素减少，层厚变薄，探测器接收到的 X 线光子的量相对减少。CT 图像中，像素显示的信息实际上代表的是相应体素信息量的平均值。此处需要讨论和明确的是，像素并非一定为正方形，也可能是一个矩形。像素的形成与不同维度上图像离散化的空间间隔（采样率）有关，当水平方向和垂直方向的间隔相等时，像素才是一个正方形。同样，体素也并非必定是一个正方形立方体，这在 CT 图像上比较常见。由于断层图像（xy 轴）的像素通常小于层厚（z 轴），因此，直接重构得到的体素往往是一个长方体，此时体素在空间距离度量的意义上并非是各向同性的。

2. **体数据的获取**　体数据的获取只需按断层图像的位置将二维断层图像顺序排列，即可形成一个三维矩阵，该三维矩阵也即构成所需的三维图像。从一组二维图像获取三维图像矩阵的过程被称为三维图像重组（reformation）。

如前所述，直接获取的 CT 三维图像数据，z 轴和 xy 轴的空间分辨力可能并不相同，往往 xy 轴的空间分辨力要优于 z 轴的空间分辨力（z 轴空间分辨力由层厚决定），此时获得的体素就是一个长方体

体素。当 z 轴的空间分辨力远低于 xy 轴的空间分辨力时，会增加图像后处理的难度。一般来说，为提高重组图像的质量，应尽可能在体素单元各向同性的条件下进行体数据处理。在三维图像处理中，体素的空间维度上各向同性非常重要。通常，层与层之间可以通过增补近似于原始数据的层面数据，以此减小 z 轴上各层之间的间隔，使其尽可能达到横断面图像 xy 轴上空间分辨力的水平。这种方法称为插值（interpolation）。

在数学上，插值是个古老的话题，早在 6 世纪，中国的刘焯已将等距二次插值用于天文计算。17 世纪之后，牛顿、拉格朗日分别讨论了等距和非等距的一般插值公式。插值是离散函数逼近的重要方法，利用它可通过函数在有限个点处的取值状况，估算出函数在其他点处的近似值。插值的方式有很多种，如多项式插值、艾尔米特插值、样条插值和三角函数插值等。采用三次样条插值得到的函数有着较高的光滑性，在实际工作中有着广泛的应用价值。在医学图像上，因为计算量巨大，一般采用线性插值，也就是分段的一次多项式插值。

实际上，该方法与上述函数线性插值是相同的。即不管选用上述哪种方法，两幅图像之间可通过插值的方式得到多幅近似图像，当选好合适的间隔比例时，就可得到扫描轴向上的层距与原图像空间分辨力近似的数据。通过这些数据所组成的三维体数据，在空间 3 个维度上的分辨力比较接近，可使随后进行的三维数据处理和显示能够达到更佳效果。

需要指出的是，插值本身对原始数据的信息量并未提升。通过插值获取的数据并不是真正的原始数据，只是通过已知数据对于原始数据所做的逼近，从某种程度而言，是一个伪层面。因此，通过插值后层面的重组图像，所获取的部分信息只是原始数据的近似值。

二、三维图像的显示方式

通过扫描获取的三维体数据是由 CT 值组成的三维矩阵，实质上涉及了一个三维数据可视化问题。要在显示器上显示该三维图像，必须通过一些处理，并用恰当手段使该三维图像既符合人类的视觉和思维习惯，又能达到诊断目的。因此，针对不同的目的和要求，三维图像显示发展了多种不同的显示方法，为 CT 的影像诊断提供了多个手段和途径。

1. **投影法**　投影法有悠久的历史，在早期的 CT 三维显示和制图工程学上均有广泛应用。投影

法运算简单,可通过不同的投影方位显示不同角度的投影图像,方便快捷。

所谓投影法,即在一定的投影角度下,将所需观察的区域以平行投射方式至对应的投影平面。在投影过程中,任一投影线经过的所有像素点值,均通过统计计算方式获取一个投影值,该投影值就是投影线在投影平面上的投影点数值。

投影有多种方法,不同投影方法的主要区别是:在同一投影线上全部像素点采用的统计计算方法不同。故应用投影法时,需选择一个正确的、合适的投影运算。在医学成像方法中,常用的投影法有:最大密度投影(maximum intensity projection,MIP)法、最小密度投影(minimum intensity projection,MinIP)法、平均密度投影(average intensity projection,AIP)法和射线叠加(x-ray summation,raysum)法等。

(1)最大密度投影法:采用的投影计算是取最大值,其本质就是取投影线上全部像素 CT 值的最大值。这种投影方式,对于高 CT 值的组织,比如骨、增强后的血管、钙化等,显示效果较好,对于 CT 值相对较低的组织,则显示效果较差。MIP 的显示,可通过选择不同的投影角度,对组织结构进行多方位观察,但其投影方向前后组织影像的重叠会导致空间关系不明确、高 CT 值组织遮挡低 CT 值组织等问题,对组织结构的整体观察仍有一定的局限性。与 X 线照片不同,CT 有较大的数据量,其可包含扫描范围空间内各点的信息,并可回顾性地进行数据分析。运算处理后获得的三维矩阵体数据,可通过改变不同的投影角度,使细节部位显示更加清晰。

MIP 是取每个像素的最大 CT 值进行投影,反映组织的密度差异,故对比度很高,临床上广泛应用于具有相对高密度的组织和结构,如显影的血管、骨骼、肺部肿块以及明显强化的软组织占位病灶等。区分血管壁钙化与充盈对比剂的血管腔是 MIP 的特点,优于 MR 和常规血管造影。同时这也是 MIP 技术的缺点,因为位于血管前方或后方的骨骼如脊柱,以及与血管腔成非切线位的管壁钙化尤其是环形钙化势必掩盖血管腔的显示。因此,为了消除骨骼和其他高亮度结构的影响,往往还需要做一些容积数据处理。

(2)最小密度投影法:与最大密度投影法相似,其采用的投影运算是将投影线上包含 CT 值的全部像素点取最小值。最小密度投影法常用于观察 CT 值较低的组织,如含气的肺气管,CT 值为 $-1\,000$HU,则可通过最小密度投影的方式来观察

气管和低密度的肺组织。主要用于气道的显示,偶尔也用于肝脏增强后肝内扩张胆管的显示。在这里,层块大小的选择很重要,层块过小,不利于气道内小的软组织影显示;如层块过大,则气道周围的软组织影与之重叠。一般原则为层块厚度应与要显示的气道内径大小相接近。如要显示周围气道,层块宜小。气道周围为肺组织,缺乏软组织对照,MinIP 方法受到一定限制。目前主要应用于大气道成像、肺部疾病的检查及胰胆管成像检查,对含气量增加肺部疾病敏感,如肺气肿、肺大疱。

(3)平均密度投影法:其投影运算是取投影线上全部像素点 CT 值的平均值。该方法日常工作中使用较少。

(4)射线叠加法:其投影运算是计算 X 线在投影线上的衰减率,从而获得类似于 X 线照片的图像。该方法被广泛应用在肠腔的三维显示中,可清楚地观察腔体的信息。

上述所有基于三维体数据的投影显示法都可在扫描后,根据诊断需求重现任意体位的投影图像。

投影法采用三维体数据,虽然可以从不同角度来观察三维体数据,但究其实质,仍是一种三维数据的二维显示。其最主要的缺点是空间上的重叠和不同 CT 值物体间的相互遮挡,并往往会因此造成伪像,难以简单地通过图像判断三维物体的原貌。采用投影法观察三维图像,必须要多角度连续观察,同时观察者自身也需具有良好的空间想象能力和相应解读图像的经验。

2. **表面再现**　表面再现(surface rendering)法是一种三维显示探索性的方法。其基本原理是通过相应的算法,获取不同物体的外形轮廓数据,随后拟合这些轮廓数据并获得几何意义上的三维曲面,最后采用三维曲面显示原始物体空间上的立体形状。

表面再现法也是一种由体素空间产生等值面的方法。所谓等值面,是指在一个网格空间中某一点的采样值等于另一给定值及所有点的组成集合。产生等值面有多种方法,基本方法是采用给定的小片状几何图形面来进行逼近。其中,比较经典的方式是用小的三角形来逼近原始数据中的等值面。在很多情况下通过这种方式计算所获得的小三角形要小于屏幕上的体素,此时通过插值来计算小三角形就不再是必要的手段了。该算法的结果是往往产生的三角形单元很小,使得每一体素的投影接近甚至超过了显示设备的分辨能力,在实际的三维显示过

程中并没有很大意义,反而增加运算时间、占用计算资源。实际工作中,需要用更简单快捷的方式来进行面绘制,于是出现了基于点元的算法。通过生成对应于显示像素的点元,直接形成显示图像。这种算法不需要处理三维的面和线条,绘制速度比绘制多边形快得多,节约了大量的时间和计算资源,对三维图形的立体显示有很大的意义。

一般,表面再现法分为如下两个步骤:

(1)等值面抽取方法:如轮廓面是通过两体素之间的空隙,则将其进一步划分出一些子体素,在轮廓面通过的子体素处生成中心点。通过这样的方式就能够直接生成与显示设备像素值大小相等的点元阵列,并直接通过表面明暗处理显示。比起计算片状三角形的方法,点元法大大缩短了重绘表面的时间,在同样的显示效果下,大大提高了效率。早期的三维立体显示医学成像,计算机的性能和资源是很大瓶颈,这种简单、有效的算法为三维立体显示的应用提供了更便捷的路径。

(2)表面遮盖显示法:表面明暗处理等值面抽取后,面临的问题是如何将已知等值面在显示设备上显示。为了突出物体表面的立体感,需要虚拟一个或若干个光源投射于等值面,使所获取的等值面表面明暗不同,符合人类视觉的感官效果。通过不同的明暗阴影,显示出被观察物体的空间立体感。这种显示方式被称为表面遮盖显示法(shaded surface display, SSD)。

一般,SSD 的处理过程是采用光照模型来计算对象表面的光照强度。例如采用 Gouraud 模型或 Phong 模型来处理光照的效果。Gouraud 模型在模拟高光方面有一些缺陷,所绘制的画面会诱发马赫带效应;Phong 模型克服了这个缺点,但计算量增加。

Phong 模型的几何依据是,射向物体表面的光线,其反射方向和入射方向与沿入射点的法线对称。对多边形顶点处的法向量进行双线性插值,在多边形内构造一个连续变化的法向量函数;根据这一函数计算多边形内各采样点的法向量,并代入光亮度公式,就可得到由多边形近似表示的曲面在各采样点处的光亮度。因此,Phong 模型明暗处理也被称为法向量插值明暗处理。

通过对不同感兴趣区的分割,可以用 SSD 的方式来显示一些独立的器官、组织、骨骼等。标注不同的伪彩色,就能实现在所选感兴趣区内多物体混合显示。

表面再现的方式可将二维序列断层图像重组并显示为立体模型,从而提供一种更直观的空间观察方式。与投影法的二维平面方式显示三维数据不同,表面绘制是一种真正意义上的立体显示方法,使用虚拟光照模型来模拟人对空间物体观察的效果,能够简单直观地分辨立体结构的形态变化,这无疑是医学影像学诊断的一大福音。表面再现法,由于仅处理结构表面,数据量较小,因此绘制速度很快,同时还可应用一些计算机图形学技术,对早期在运算速度和资源方面都有限的计算机系统而言,是一种非常实用且快速的三维立体显示解决方案。由于 SSD 是通过计算被扫描物体表面所有相关像素数学模型,而产生的非白色影像即黑色影像的二进制图像,因此具有良好的人机交互操作特点,立体感、真实感很强,完整展现解剖结构的三维形态与相邻空间位置关系极佳,尤其适合显示复杂区域解剖结构的关系,而且对重组三维软组织影像效果也非常好。但是 SSD 图像受阈值影响极大,阈值选择不当会掩盖或丢失大量组织结构的解剖信息,从而造成假象和伪影,而且无法准确区分钙化、金属支架、对比剂等。对同一组织结构,宜采用不同阈值水平进行 SSD 重建成像,以帮助医生综合考虑其医学意义。

SSD 技术在骨骼系统(颅面骨、骨盆、脊柱等)、空气结构(支气管、血管、胆囊等)、腹腔脏器(肝脏、肾脏等)等方面的应用具有较高的临床价值。

表面再现法的主要缺点是将所有对象物体看作一个个被表面分割的封闭范围,绘制过程中仅考虑了其形态,不考虑其内部体素点的信息。预抽取结构轮廓的过程割裂了结构轮廓和体数据之间的联系,丢失了相应的图像信息,如体素的 CT 值,而这些图像信息在数据测量和观察中是不可或缺的。另外,由于是按确定的轮廓线来进行表面绘制的,难以对三维图像作进一步的修改和再处理,每次处理都要进行等值面的重新计算,因此其动态性和交互性较差。最后,由于表面绘制时表面块的离散特性,对于一些微小变化,往往在最终结果上会存在算法上的或者人为的虚假表面,也就是伪像,影响了三维物体立体形态的正确判断。

3. **容积再现** 容积再现(volume rendering)是一种基于投射算法的三维体数据图像可视化方法,目前在医学成像三维显示中应用非常广泛。与表面再现法不同,容积再现法在进行立体绘制的同时保留原始体数据的信息,摒弃了传统图形学中必须由面来构造体的约束,无须预先提取表面轮廓即可直接绘制体数据的立体图像,即所获取三维立体图像保持原始的体素信息,可直接通过图像得到原始体数据中任一容积、任一平面或任一点的数据,便于局部组织的观察和各种数值的测量。

相比表面再现法中每次的图像再处理都需重新计算等值面,直接的体数据绘制简化了图像再处理后的绘制过程,因此可对已绘制的图像进行一些交互式的操作,比如分割等。同样,在表面再现中,物体中各体素点并不带有其原始信息,无法通过其密度的不同而加以区分。在容积再现中,可根据该点体素的数值对其进行不同的处理,例如设置为不同的伪彩色和透明度,可提高三维立体绘制对同物体不同组织成分之间差异的显示和区分,也便于观察密度连续变化而没有明确界面的物体。从某种意义上说,容积再现方法更接近现实世界中真实物体的显示。

再现方法的基本原理是一种使用特殊投射算法的投影法。与传统的二维显示投影法不同,体绘制的目标是对图像进行三维立体显示。在投影过程中,容积再现显示引入了不同的体素特性(如强度、梯度等)函数,一些空间集合的操作,如交、并、差等,也可引入到投影过程中。

容积再现法的投影线投射模型有多种,通常按照习惯方式有平行投射法和观测点远景投射法两种。平行投射法所采用的投影线是相互平行的;观测点远景投射法的投影线是透过成像面上的成像点并以观测点为终点,将投射方向经过的路线上所有体素点按投影运算规则投影,此时投影线形成的投影域呈金字塔形状。观测点远景投射法的计算量要大于平行投射法。实际工作中绘制默认投影方式是平行投射法。容积再现法的显示也分为两种,一种是反射显示算法;另一种是透视显示算法。

反射显示算法:是把从观察点沿投射线方向第一个处于绘制参数(强度阈值、梯度阈值、切割面等)约束的体素作为表面进行绘制。

透视显示算法:是把体素作为发光物建模并不涉及显示表面的检测,通过对投射线方向上一组体素集合运算,得出绘制输出的像素值。而一些混合型算法可以将两者结合起来,在确定的反射面之前,将未到绘制参数约束点投射线上体素的集合以透视显示,从而显示出明暗不同的表面,或通过不同的透明度显示在原始体数据上不同密度的组织。这种混合算法对实际工作有很重要的意义,通过对不同的密度设置不同的伪彩色和透明度,能将原始体数据中的结构和信息栩栩如生地显示在三维立体图像观察者的面前。

(1)透明度曲线:众所周知,不同物质的CT值是不同的,并各自有相应的CT值范围,这就为透明度显示使用不同CT值对应不同透明度提供了可能。在一定范围内,由CT值所对应透明度值的映射,称为透明度曲线(或不透明度曲线),通过改变曲线,可以达到区分显示不同密度物质的目的。

透明度曲线决定了最终图像所显示的CT值范围和明暗程度。如需要显示CT值较低的肺组织,可将高密度组织设置为透明,而低密度组织则设置为不透明或透明度较低;另外,如需要显示骨骼结构,则将CT值较高的部分设置为不透明,相对较低的部分设置为完全透明;一些软组织本身也有CT值范围,按需求调整其CT值范围内的透明度,其CT值范围以外的部分则设为完全透明,即可选择性显示感兴趣的组织结构。通过透明度曲线的调整可以区分密度不同的组织,也可使用组合形式的透明度曲线,使不同密度范围内的组织结构共同显示,便于明确相互之间的空间关系。

(2)颜色条:由CT值所对应到颜色变化的映射,称为颜色条。由于不同组织的CT值不同,为不同CT值设置不同的伪彩色,能很好地分辨不同密度的物体。与透明度曲线类似,容积再现也可使用伪彩色颜色条来区分不同的物体。如用单一颜色来区分不同的物体,对比不够强,有时会使观察受到限制。多颜色的显示,可增强对比,使人眼能够更好地分辨不同的组织,尤其在多物体显示中有很大的应用价值。另外,伪彩色的设置使被观察的目标更加生动、接近于实际。

容积再现在医学影像的三维立体显示上具有很大优势:①容积再现法是一种立体显示绘制法,可直观地显示物体的空间位置、结构和与其他物体间的关系,这是传统投影法无法做到的;②容积再现显示立体图像是基于原始三维体数据直接绘制的,不需进行等值面的抽取,保留了原始数据的信息,可直接对图像进行分析处理,不需要在再处理后重新计算等值面,增强了交互性,同时也可直接从立体图像上提取原始数据和测量;③绘制图像时,无须通过小几何图形面来构成三维物体,因此,在很大程度上抑制了因绘制立体图形时,由计算产生的小几何图形伪像。而且,容积再现的方式可通过不同透明度曲线和颜色条的控制,显示不同密度物体的区别,能生动再现物体的形态。综上所述,容积再现是目前比较好的一种三维立体显示方法。

三维体数据医学成像的数据量较大,其实操作性和容积再现的过程,对计算机的运算能力、内存大小、系统资源和存储能力都有很高的要求。

4. 仿真内镜 上述三维体数据的显示方法都只显示物体的外观,不能显示空腔结构的内部情况。"ray sum"投影法可显示空腔外壁的投影,也可借助容积再现的透视显示绘制空腔外壁,同样,重组后的斜截面也可显示部分腔内信息。但这些方法或是对腔壁的概览性观察,或是对腔壁的部分范围观察,都不能满足直接观察腔内情况的需求。而 CT 仿真内镜(CT virtual endoscope,CTVE)可通过体数据运算以内镜形式观察腔体内部,可满足显示腔内结构的要求。

CTVE 的原理是将观察点设置在欲观测的腔体内,通过一定的视角范围,对腔体内进行观察(图 4-3-1,见文末彩图)。需观察的腔体内可能是中空且具有低密度值的组织器官,如气管、肠道;也可能是充盈对比剂而具有高密度值的组织器官,如 CT 血管成像,因此,同腔体的绘制需采用不同的计算方法,使腔体内部显示为空腔,更清楚地显示腔体内壁。体的内腔基本上可使用上述两种三维立体绘制方法(表面再现法和容积再现法)来显示。CTVE 在观测点上可进行任意角度的观察,对于选定了一定路线的 CTVE,还可以沿着路径的方向进行电影方式的观察。

CTVE 可采用表面再现法,通过设定不同的阈值调整内腔的等值面,使用不同的表面平滑程度来绘制腔体内腔表面的形态。这种方式的常见问题是无法显示不同密度的组织,各种组织或被视为一体,或有部分无法显示,且无颜色变化对比不明显。目前 CTVE 大多采用体绘制技术,以观察点远景投射的方式进行投影。体绘制技术可将内腔中不同密度的组织通过透明度曲线和伪彩色颜色条的设置来绘制显示,如血管支架等,可明确显示不同密度组织的差异。

作为一种非侵入式、无接触的辅助医学检查技术,CTVE 通过 CT 扫描所得的体数据再现,能展示腔体内的信息。由于 CT 数据的可回顾性,任何人在任何时候均可反复地观察腔体内部的信息,而且由于其交互性特点,可通过改变观测角度和范围,观察到纤维内镜无法观察到的部位。然而,由于 CTVE 是基于三维体数据显示的,由采样和绘制以及一些人为操作因素所带来的伪像也是不可避免的,实际应用中必须注意因此产生的 CTVE 与真实情况的差异。

三、三维图像显示方法的选取

观察体数据三维图像时,可能需要对部分数据

有针对性地观察,因此在体数据的三维立体绘制显示过程中,有可能并不需要显示全部的数据。为了更好地观察感兴趣组织,可将数据中不需要的部分隐匿,仅显示需要观察的部分,即选择性的三维图像显示。选取了显示范围的三维体数据,可使用上述任意一种三维图像的绘制显示方法。图像显示范围的选择过滤了整体数据中不需要的信息,仅显示其中的有用信息,消除了整体数据中无关信息对诊断阅读的干扰,是影像处理方法中一种非常有意义的手段。

1. 层面重组法 层面重组法是一种应用较早的三维图像显示范围选择法。其基本原理是从原始体数据中提取需要观察层面(平面或曲面)的数据,将其展开显示为平面数据,从而获得对特定感兴趣层面深入细致的观察。该方法分为多平面重组和曲面重组,两者的区别在于选择观察层面的提取方式不同,而观察的范围和空间结构也有较大的差异。

多平面重组(multi-planner reformatted,MPR)CT 设备是一种断层扫描设备,其缺点是不能进行任意角度的断层扫描,扫描所获原始图像只能提供横断面的信息,而实际工作中,往往需要改变观察的位置和角度,才能达到正确诊断所需的位置。MPR 是一种比较简单直接的重组观察方式,在原始体数据中通过计算找出观察所需位置和角度,所获观察面就是一个在原始体数据上的截面。按照一定厚度将该截面附近与之平行的层面数据提取,再将其按照三维图像绘制显示方式显示。值得注意的是,MPR 图像通常是从截面方向观察的 MIP 投影图像,但其他投影方法,包括 MinIP、容积再现投影等对 MPR 也是适用的,通过使用不同的绘制显示就能达到对所选的截面不同形式的显示目的。MPR 是将一组横断面图像通过后处理使体素重新排列,获得同一组织器官的冠状、矢状、横断面及任意斜面的二维图像处理方法。其获得诊断所需要任意剖面的二维断面图像,对横断面图像的诊断作了有效补充。

MPR 适用于全身各个系统组织器官的形态学显示,特别有利于显示颅底、颈部、肺门、纵隔、腹部、盆腔、动静脉血管等解剖结构复杂部位和器官,在判断病变性质、侵犯范围、毗邻关系、细小骨折、动脉夹层破口以及胆管、输尿管结石的定位诊断等方面具有优势。

曲面重组(curved-planner reformatted,CPR)是另一种方式的层面重组。CPR 方式需要有一条已知的中心线,沿此中心线以一定的角度双向延展,切割原始体数据集呈一曲面,再将此曲面展开为平

面后即可使全程的中心线在结果平面中显示。CPR 的重要意义是可将中心线全程显示在一个平面内，多用于显示弯曲物体。弯曲物体（如血管内腔结构）的全程往往很难在一幅 MPR 形式的斜截平面图中完全显示，CPR 通过寻找弯曲物体的中心线，将由此中心线所截取的原始体数据中的曲面延展开，再将该物体全程显示在一幅图像中。随着展开时选取的角度不同曲面展开的图像所反映的内容也随之改变，可以完完全全地观察到以中心线为轴线 360°方向上各个方向的信息，给疾病诊断提供了很大的帮助。同样，与 MPR 相同，CPR 图像也可有一定的层厚。

虽然 MPR 和 CPR 重组后所采取的显示方式相同，但两者为显示提取的层面有很大差别。MPR 可真实反映所观察范围内的空间立体结构，但观察范围受限，不同层面上的投影值相互遮盖；而 CPR 可反映弯曲器官、组织的全程状况，但产生很大的空间变形。实际应用中，需要根据诊断需求合理选择。

2. 感兴趣区选取 除了层面重组法，还可通过选择所需观察的感兴趣区（range of interest, ROI）的方式来对图像的显示进行取舍。事实上，层面重组也是一种感兴趣区的选取，只不过其 ROI 是以一个系列相邻层面（平面或曲面）的形式体现。而此处对 ROI 的选取是特质自由感兴趣区（free ROI）。

如前所述，显示三维立体图像时，时常仅有部分组织或者器官被显示，而其他对观察感兴趣物体有干扰的组织结构则被隐匿起来。这些由原始数据中抽取并在图像中显示的组织和器官就是 ROI。获取 ROI 的方式有两种，一种是由计算机算法自动获取；另一种是通过人为主观干预，选择所需的 ROI。人为干预选择 ROI 也有以下多种方式：

（1）阈值法：这种方法简便快捷，往往被用在组织密度分布存在较大差异的情况下，比如骨结构的分割或者肺组织的分割，这些组织与其他的组织密度有显著差别，通过设定一个阈值即可将其分开。同样，对于使用对比剂增强的血管结构，由于其密度显著提高，也可与未增强的组织结构分开。阈值法对一些简单图像分割应用广泛。

（2）裁切法：此方法是在原始图像上使用工具选择封闭范围，并将其从原始图像中删除的方法。与阈值法分割不同的是，裁切法分割不是基于密度的分割而是基于空间的分割，其选择性比阈值法更强，并且具有良好的交互性，可根据需要裁切。很多密度接近、使用阈值法难以分割的物体可使用裁切法分割。在体数据上裁切时，有柱状裁切、球状

裁切等不同的方式，可针对不同需求选择。

（3）区域种子生长法：是采用了一种半自动的分割方式。其原理是在某一区域范围内，以一点为种子，向外使用生长算法，直至达到边界。边界的限制条件可以是密度、梯度等。这是一种可控性很强的方法，可以自动寻找想要分割的物体边界，进而对精细的连续结构进行分割，且这种方法既可通过区域生长来添加结构，也可用同样的方法删除结构，可通过人工的干预，使感兴趣区的分割趋于完美。如能够通过某一算法找到处于待分割区域内的点，并以该点为种子，该分割过程则可通过计算自动完成。

不同的分割方式各有其长处，实际工作中往往需结合多种分割方式，对 ROI 进行综合性划分，在追求精细程度的同时也能够加快处理的速度。

3. 多对象组合绘制 很多情况下，需要在一幅图像中显示多个不同的物体及其空间位置关系。当这些物体间密度值分布差异较大时，可以使用颜色条和透明度曲线区分显示，如肺和增强后的主动脉、支架和血管等。而 CT 图像中，人体软组织间的密度值是非常接近的，一些组织的密度值分布是相互重叠的。对于这些密度值分布比较接近的物体，很难单纯通过颜色和透明度曲线的方式区分相互间微小的密度差异。此时，一个 ROI 被称为一个物体对象，可通过 ROI 划分来获取图像数据中所关注的不同解剖结构。如欲在一幅图像上同时观察几个物体对象并考察其相互的空间位置关系，则可为每个物体对象选择不同的颜色条和透明度曲线，再将其组合起来显示。这种显示方式被称为多对象组合绘制。

多对象组合绘制可以将多种解剖结构复合显示，明确不同解剖结构之间的空间位置关系，采用不同伪彩色颜色条和透明度曲线，使一些密度分布十分接近的不同组织能够明确区分。由于不同对象各自保存自己的 ROI，组合图像既可用于整体显示，亦可单独考察每个分离的单元，为一些复杂结构病变的诊断提供了良好的形态学参考信息。

第四节 特殊检查部位的图像后处理

一、血管系统

多种不同血管重建方法在血管显示中的优势有：

1. MIP 可以比较真实地显示经对比剂强化

的血管走行和分支,异常改变和血管壁的钙化以及分布范围。可从不同的角度、不同的平面对其进行观察,发现病变,同时可利用相对层面的方法结合横断面图像对可疑病变的部位进行观察。

2. VRT 容积再现技术(volume rendering technique,VRT)可以比较真实地显示大范围复杂血管的完整形态、走行、分支和病变,同时可观察血管壁及管腔内的情况,图像立体感强,能以多角度直观地显示病变与血管之间,以及血管与周围其他器官之间的三维空间解剖关系,但对细小血管分支的显示比较差。单独应用 VRT 技术对于诊断外周血管疾病还是不充分的。

3. VE 可比较直观地观察管腔内的情况,显示管壁的钙化及寻找管腔狭窄的原因,对血管性疾病的显示具有独特的优越性。通过对阈值的调节,辅以伪彩技术,可以显示狭窄段血管内壁的斑块,并且更能直接观察血管支架置入术后血管是否再狭窄。

4. SSD 重建 可以形象逼真地重建血管,并可在进行血管重建的同时进行相应骨骼和各脏器的重建,并利用透明法对血管、骨骼及脏器分别进行显示,显示血管在各脏器中的走行与分布及其与周围组织脏器的关系,但其存在很大的人为因素,对血管性疾病的诊断和鉴别诊断尚存在不足之处。

5. CPR 重建 可以将迂曲或复杂的结构展现在一张图像中,从而更加直观,便于诊断。

这几种图像后处理方法各有优劣,常需要综合应用,才能使病变部位、形状、范围、程度、侧支和闭塞端远端动脉主干得以准确显示,单独任何一种后处理方法都不能代替其他方法。VRT 能够显示重叠的血管,对感兴趣血管的内部结构或者狭窄程度难以显示。可以用 VRT 显示目标血管的空间位置和相邻关系,用 MIP 显示血管走行和管壁的变化,MPR、CPR、VE 显示血管腔内情况。如外周动脉阻塞疾病 CTA 的图像后处理,MIP 显示细小血管的走行,直观显示病变情况,多路径曲面重建(MPCPR),了解钙化或支架情况(图 4-4-1,见文末彩图,图 4-4-2)。

二、冠状动脉

在各种 CT 检查中,CT 的三维后处理技术应用已经屡见不鲜。随着 CT 设备的进展,时间分辨力的不断提高,目前的 CT 已经可以获取运动器官(心脏)的准确、清晰影像,冠状动脉 CTA 就是其中最具特色的应用。通过各种不同三维成像手段,冠状

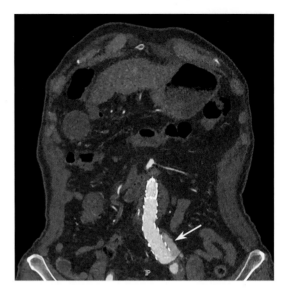

图 4-4-2　MPR 重建显示主动脉夹层支架术后外渗(箭)

动脉 CTA 能够清楚地显示冠状动脉以及病变,对心脏及冠状动脉疾病的诊断起到了重要的辅助作用。

心脏的容积再现(VR)图像,主要是针对外形的显示,它能显示覆盖在心脏表面冠状动脉血管的走行和心脏其余部分之间的关系,在检查中起到了很重要的作用。实际应用中 VR 图像的三维后处理主要有两种形式:一是全心 VR 图像的显示;另一种是更具针对性的冠状动脉树状结构 VR 图像的显示。图 4-4-3A(文末彩图)为显示全心 VR 图像的实例,能够直观地显示心脏各部分之间的关系,对于一些病例的诊断起到重要的作用。

然而,全心 VR 图像的缺点是完整心脏的显示有可能遮挡冠状动脉的走行情况,并因此影响冠状动脉病变的观察。此时可用图像分割方法处理,以去除遮盖冠状动脉的组织结构,不过在冠状动脉走行复杂的情况下,这种处理也会遇到一些问题。因而,单独树形结构的 VR 图像则能够更好地显示冠状动脉的真实情况,图 4-4-3B(文末彩图)为冠状动脉树形结构的 VR 图像实例。实际工作中,需要将两种不同的 VR 图像结合使用,以达到诊断的要求。

MIP 图像在冠状动脉的三维显示中也很重要。相比 VR 图像,MIP 图像更加类似于通过冠状动脉造影所得的图像,可使用已有的诊断经验进行诊断。

同时,由于 MIP 图像是从总体数据中重建获得,还可从不同的角度、位置对病变部位进行细致的观察。而 MIP 图像对钙化和支架的观察也有很好的效果,图 4-4-4 显示了 MIP 透视图在冠状动脉 CTA 扫描中的应用实例。

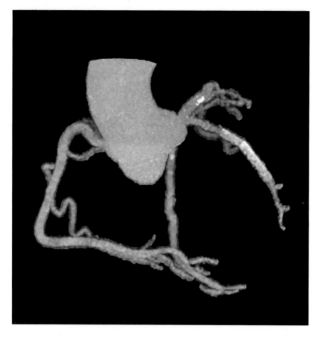

图 4-4-4 MIP 重建可显示冠状动脉有无钙化斑块及狭窄

观察冠状动脉 MIP 图像时，可根据不同的需要使用正片和负片的形式进行，以取得更满意的结果。

CPR 图像管腔内部的观察，可使用两种方法：虚拟内镜技术和 CPR。然而，对于冠状动脉这样细小的管腔，虚拟内镜的观察能力是很有限的，其精度并不能完全达到要求，因而易造成冠状动脉管腔内部观察管腔狭窄的错判和遗漏。CPR 具有能够改变所取曲面角度的功能，可在不同的角度观察冠状动脉管腔，避免了管腔狭窄的错判和遗漏。图 4-4-5 示例了一些 CPR 显示的冠状动脉管腔内

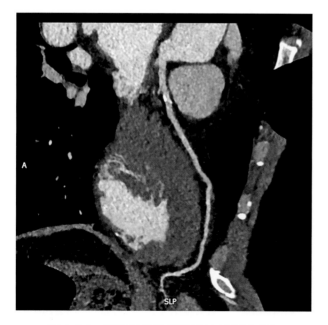

图 4-4-5 CPR 重建技术清晰显示左冠状动脉

情况。二维多平面重组图像的 CT 值属性不变，在 MPR 和 CPR 的图像上仍可进行 CT 值测量。CPR 显示采用了 CT 值数字窗口技术显示，能清晰显示冠状动脉管壁上的斑块，对斑块性质的确定和病情严重程度的判断有着重要的意义。

MPR 图像一般与 CPR 图像同时使用，原因在于 CPR 采用曲面重组，将弯曲走行的血管或器官结构展开显示，其空间结构发生形变；而 MPR 采用切面方式显示冠状动脉的走行和形状，在切面范围内仍保持原始的空间位置结构，两者配合能够更清楚、准确地显示冠状动脉的真实情况。同样，MPR 也采用 CT 值数字窗口技术显示，对图像中斑块的分析也有很好的效果，可通过斜切面角度的调整，分析观察附近的结构和组织密度；也可通过层厚的调整，将切面范围内的连接关系显示清楚。图 4-4-6 为心脏三维后处理的 MPR 应用实例。

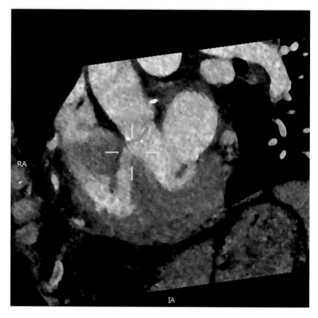

图 4-4-6 MPR 重建技术显示室间隔缺损

三、泌尿系统

1. MPR 技术　在尿路疾病诊断中应用最广，可任意角度重组，显示尿路管腔内外结构及畸形的空间位置关系，但显示输尿管管腔及管壁不够直观，且测量狭窄输尿管的长度不够准确。

2. CPR 技术　可根据病变诊断的需要任意画出一个曲面进行重组，在显示病变的空间位置关系中起重要作用，对于显示扩张的输尿管具有一定的优势，将迂曲的输尿管显示在一个平面上对于发现输尿管扩张原因具有一定的指导意义，可作为 MPR

技术的补充技术。

3. **MIP技术** 优点是将不在单一层面的结构显示在同一二维平面上,可获得类似数字减影血管造影(DSA)的图像效果,缺点是骨骼和钙化等高密度结构遮盖尿路图像;采用MIP技术,在避免结构重叠的原则上,选择尽可能厚的部分容积数据,这样既可避开结构重叠,又可直观地显示病变的信息,是一种方便、实用的重组技术。

4. **VRT** 图像可以清晰地显示对比剂强化的肾盏和肾盂的完整形态,以及全程输尿管的走行、梗阻狭窄部位和狭窄程度,并能多角度直观地显示肾脏、输尿管与周围血管以及骨骼之间的解剖关系。为临床医生对疾病作出正确的判断提供更加丰富的影像学信息,但不能显示尿路管腔内及管壁的情况,在临床应用中可适当选用(图4-4-7,见文末彩图)。但同样病例VRT图像显示结石不如MIP显示清楚。

四、眼眶

眼眶内异物是临床眼科较常见的疾病,特别是异物较小时,易造成广泛的灶旁结构损伤。眼眶结构较多且重要,术前必须对眼眶内异物进行精确定位。在定位准确性方面,MPR图像重组有其明显的优越性,是目前眶内异物定位最理想的方法。

头面部外伤常发生眶骨骨折及其他并发症,若处理不及时,将会给患者留下残疾,故应及时、准确评价骨折情况,以利于制订治疗方案。MSCT是目前显示眶骨骨折的最佳方法。MSCT一次薄层扫描,可获得横断面、冠状面和矢状面等任意角度MPR重组图像,清晰地显示骨折的位置、范围、错位,以及眼肌是否嵌顿,可显示眶内脂肪及视神经的改变、有无积气、出血、异物等,减少漏诊。满足了眼眶骨折多方位观察的要求。SSD成像可立体观察骨折线的情况,为是否手术以及手术方案的制订提供良好的保证。

五、鼻窦

随着治疗方法的不断改进,临床对鼻窦微细解剖结构的显示要求越来越高,为适应精细手术的需求,可应用MSCT薄层扫描并行冠状面、矢状面、横断面的多平面重组,以获得优良的图像和准确、细致的诊断,供临床参考。

鼻骨、鼻泪管、视神经等结构在横断面显示较好(图4-4-8),而另一些结构却只能在冠状面显示,

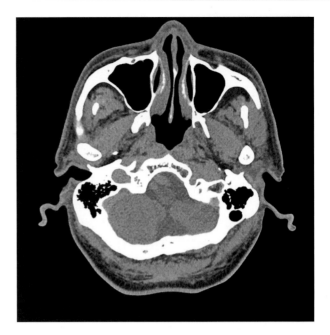

图4-4-8 鼻窦横断面

如中鼻道口的结构、视神经管周围的骨质结构、上颌窦及蝶窦顶底壁等。鼻窦病变诊断不仅需要横断面图像,更需要冠状面图像。如颅底骨折、额骨鼻漏者,在横断面显示不佳,而在冠状面得以直观显示。鼻息肉恶变者,在横断面能显示病灶与鼻咽腔的前后左右关系,而在冠状面却能显示病灶与各窦腔的上下左右关系。MSCT薄层扫描及MPR能够多方位更清晰地显示鼻窦及其邻近区域的结构变化及病变(图4-4-9),可以为蝶窦鞍区病变手术提供通道,其在鼻窦检查中有非常广泛的应用前景。

六、内耳、颞骨

耳部及颞骨解剖结构精细、复杂。MSCT应

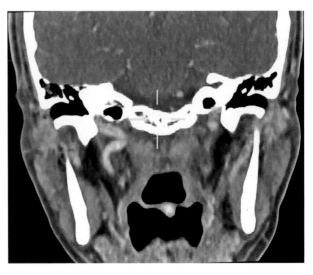

图4-4-9 鼻窦MPR显示鼻咽癌与周围组织关系

用于耳部及颞骨病变检查,采用高分辨算法进行重建,可获得较高空间分辨力的图像,清晰显示骨细节。还可使用三维重建技术,得到清晰直观的内耳立体图像。VRT 和 MPR 图像能有效地显示耳蜗、前庭及听小骨的正常解剖结构及微小病变。所以内耳及颞骨成像多采用 MSCT 的 VRT 和 MPR 成像技术。

VRT 在显示耳部及颞骨病变中,保持了原始的空间关系,经编辑后处理所得的图像准确性高,立体感强,层次丰富。VRT 可从不同角度清晰全面地观察耳部各种病变,包括先天性中耳畸形、内耳畸形。VRT 后处理技术可进一步清晰观察听骨链的立体结构、先天性缺如或变短,以及鼓室腔有无变小畸形。

MPR 利用原始图像能观察颞骨及中、内耳结构,但其清晰度略次于 VRT,且对某些细微结构如前庭耳蜗,无法显示或分辨。MPR 图像仅为二维结构,无法观察到听小骨和内耳等的立体结构,但仍可作为 MSCT 横断面图像的必要补充手段。冠状面 MPR 具有较高的价值,能显示听小骨的全长、内耳道、耳蜗及外耳道骨棘等,但不能显示听骨链的立体结构(图 4-4-10)。

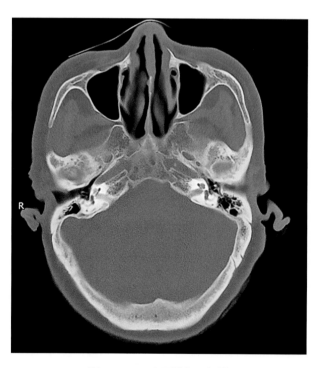

图 4-4-10　内耳横断面扫描

MPR 主要适应证为:

(1)冠状面 MPR:可用于测量颈静脉窝上下径、内耳道上下径宽度、显示垂直段面神经管、外耳道骨棘、内耳道横嵴及耳蜗等结构。

(2)矢状面 MPR:主要用于显示垂直段面神经管、砧骨体、短脚及锤砧关节。

(3)斜位 MPR:可用于显示垂直半规管、后半规管、前庭导水管及外耳道等结构。

此外,还可对图像进行 SSD 重组,选择恰当的阈值,可以除去茎突周围组织影像干扰,只保留茎突骨影像,立体再现茎突长度、方向和准确测出茎突长度。

七、牙齿

1. CPR　CPR 图像可以在一个平面上显示整体颌骨,更好地显示牙列的关系,且损失信息少,图像质量更好。如颌骨曲面重组可以将所有的牙齿展开,全面观察牙冠、牙根及齿槽骨情况。

2. VRT　VRT 图像立体感强,所得的牙体三维图像结构完整、形态逼真,且可通过旋转从任意角度观察,从而显示牙齿和颌骨整体形态。VRT 还可以使用切割技术,选择不同的角度着重观察关键区域。

3. MIP　MIP 可以观察牙齿全貌及其颌骨的整体关系,对牙齿排列尤其是各牙根部之间关系、牙长轴倾斜情况显示满意,不仅可以显示埋伏牙的数量,还可以观察埋伏牙在颌骨内与相邻牙齿的关系。阻生牙的数量、形态、大小是否正常,以及埋伏牙、阻生牙在颌骨内的深度,阻生牙牙根与颌骨间的细微结构关系。

4. MPR　MPR 可以显示任意方向多个层面(包括冠状面、矢状面、斜面、曲面等)的断面图像,从不同角度观察病变的情况和解剖关系。如显示埋伏牙的数量、大小、形态、方位和在颌骨内的深度及唇腭侧位置。可从多个角度显示埋伏牙检查所需要的各个层面,对牙根周围囊肿等显示效果清晰,还可以在图像中进行距离测量。

以上各种方法均有其优点,应联合应用,为临床提供更多的信息。

（雷子乔　范文亮）

第五章 CT图像质量控制和辐射剂量

在CT中，有一些性能指标和参数被用来衡量图像的质量，如空间分辨力、密度分辨力、伪影、噪声和图像畸变等，这些性能指标中的每一项一般都受多种因素的影响，有些是相互关联的。总体说来，CT成像最终图像质量的优劣受到下述一些因素的影响：成像处理的方法、成像设备的几何性能、扫描时物体的运动、被扫描物体本身的对比度、所使用胶片的对比度、图像采集设备的性能（如照相机或监视器）、X球管焦点的尺寸、观看图像的环境条件和观看者本身之间的差异。本章各节将以现代CT应用为重点，分别讨论与CT图像质量控制以及辐射剂量相关的内容。

第一节　CT图像分辨力及其影响因素

一、空间分辨力

（一）空间分辨力的定义

空间分辨力（spatial resolution）在CT成像系统中又被称为高对比度分辨力（high contrast resolution）或几何分辨力，是CT机在高对比度情况（$\Delta CT > 100HU$）下，区分相邻两个最小物体的能力。空间分辨力是衡量一台CT机的重要性能指标，直接关系到CT机性能和成像质量的优劣，是测试一幅图像质量的量化指标。

在单层和多层螺旋CT中，空间分辨力包括了两个方面的内容：平面分辨力（x-y）和纵向分辨力（z轴）。平面分辨力有两种表示方法，即每厘米包含的线对数（LP/cm）或毫米线径（mm）。早期CT机的空间分辨力（极限分辨力）一般在10LP/cm左右，目前高档的CT机在高清扫描模式下的空间分辨力已达到30LP/cm。

（二）空间分辨力的测试

空间分辨力可用一些方法测试，如点分布函数（PSF）、线分布函数（LSF）、对比度传递函数（CTF）和调制传递函数（MTF），其中，MTF是目前最常用的测试空间分辨力的方法，它不仅在CT中应用，也用于常规X线摄影。另外，体模也是CT图像质量测试的一个非常有用的工具，它可以测试很多与CT质量有关的性能指标。一般，CT制造厂家会随CT机提供给用户一些测试用体模，最基本的体模如水模、分辨力测试体模等。一些常用的体模如水模、空间分辨力体模、密度分辨力体模和层厚测试体模见图5-1-1。

用线对方式和圆孔方式测试的表达方式不同，其所得到的空间分辨力的量纲分别为 LP/cm 和 mm，换算关系为：

5 ÷ 空间分辨力（LP/cm）= 空间分辨力（mm）

如某台CT机的空间分辨力为15LP/cm，那么该CT机应该能分辨一直径约为0.33mm的物体。

（三）空间分辨力的影响因素

空间分辨力受下列一些因素的影响：它们是X线管焦点的尺寸和形状、探测器孔径的大小、焦点扫描野中心与探测器距离、采样间距和重建算法。在多层螺旋CT中，影响总体空间分辨力的因素主要有（单个）探测器长轴方向的尺寸大小、图像的重建算法、图像的重建增量、螺距和患者的运动。

此处首先需要指出的是空间分辨力通常随成像的部位不同而明显变化，因此测量工作应在CT扫描野的中心和边缘分别进行测定；其次，不同日期的测量结果是机器性能重复性的依据。对于空间分辨力的测量应作为CT扫描机质量控制计划的重要组成部分。

CT机的固有分辨力主要取决于探测器孔径的大小，还取决于X线管焦点的尺寸、患者与探测器

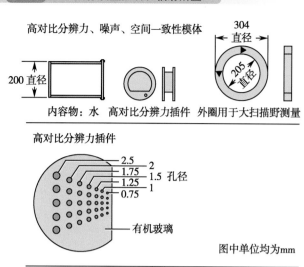

高对比分辨力、噪声、空间一致性模体

内容物：水　高对比分辨力插件　外圈用于大扫描野测量

高对比分辨力插件

图中单位均为mm

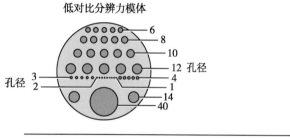

低对比分辨力模体

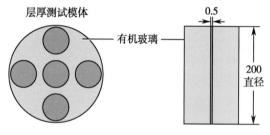

层厚测试模体

有机玻璃

图 5-1-1　CT 图像质量测试体模
从上到下，从左到右，矩阵增加，图像质量改善。

的相对位置等。尽管 CT 采集的是三维信息，但最终的图像显示仍是二维的，它包含的第三维实际上是层厚。若层厚增加，则第三维的信息也增加，在图像中其像素显示的不过是体素所含全部组织的平均值而已，具体数值取决于各组织所占的比例。以下是单个因素与空间分辨力的相互关系。

1. X 线球管的焦点尺寸　焦点越小，产生的 X 线越窄，空间分辨力越高。

2. 探测器单元的孔径及间距　探测器尺寸越小，系统的空间分辨力越高；探测器单元间距越小，采样间隔越小，空间分辨力越高。

3. 射线束的宽度和射线束的大小　二者对空间分辨力有着举足轻重的影响，第一，射线束的大小受球管焦点大小的影响，焦点越大射线束宽度越大；第二，射线束的宽度与焦点-物体和物体-探测器距离有关，该距离越大射线束宽度越大，其扫描成像结果的图像相对较模糊；第三，探测器的孔径

大小也与有效射线束宽度相关。即已知大小的射线束，通过被检查者到达探测器，根据探测器的孔径大小被分解成相对独立的射线束，相对探测器而言，射线束的宽度受探测器孔径大小的影响。

4. 采集层厚　一般认为，层厚越薄，空间分辨力越高，密度分辨力越低；反之，层厚越厚，空间分辨力越低，密度分辨力越高。改变层厚对于空间分辨力和密度分辨力的影响是一对矛盾，因为增加层厚，在扫描条件不变的情况下，X 线的光通量增加，探测器接收到的光子数增加，结果改善了密度分辨力。

5. 图像重建算法　改变图像的滤波函数可影响空间分辨力。如采用高分辨力的算法，空间分辨力提高，但同时噪声也增加。一般，由厂家提供的滤波函数有针对性，如用于体部和用于头部，多数情况下不同部位的不同算法互相不能通用。另外，改变算法提高分辨力也受设备本身固有分辨力的限制，并不能超过设备本身的固有分辨力。

6. 图像矩阵　图像矩阵是显示图像的组成要素，矩阵越大，组成的图像要素点越多，图像的分辨力也就越高，但并不是矩阵越大图像的质量越好，这是因为矩阵增大像素减小，在扫描参数不变的情况下，扫描时每个像素所得的光子数减少，使像素噪声增加，并且使密度分辨力降低。如使用 320×320 矩阵不能区分脑的灰质和白质，但改用 160×160 矩阵却能将两者明确区分。一般在高对比的部位，如头部的五官、肺和骨骼等，采用大的矩阵效果较好。

合理选择 X 线球管焦点、探测器数量、采集层厚、图像重建算法及图像矩阵，将能提高图像分辨力；但是 X 线球管、探测器会受硬件本身限制，采用薄的层厚会增加图像噪声、降低密度分辨力，采用高分辨图像重建算法和增大图像矩阵需要重建时间加长等，因此在实际应用中应根据临床的需要来选择这些参量。

一般来说，探测器孔径越窄、探测器之间的距离越小，图像质量越好。探测器的有效受照宽度决定体表的空间分辨力，它的有效受照高度决定层厚，决定沿体层轴上的空间分辨力。探测器孔径的宽度减小，相应的它的有效受照的宽度和高度就越小，空间分辨力就提高。X 线焦点在 CT 中常采用单焦点和双焦点两种，在成像过程中，焦点的大小影响图像的质量，焦点越小，图像的质量越高；卷积滤波函数的形式对空间分辨力也有影响，不同的图

像重建算法,图像的质量不一样。其中高分辨力算法的重建图像因边缘清晰锐利,对空间分辨力影响最大。

二、密度分辨力

(一)密度分辨力的定义

密度分辨力(density resolution)又称低对比分辨力(contrast resolution),是 CT 机在低对比度背景(ACT<10HU)下,区分相邻两个最小物体的能力。密度分辨力高,是 CT 的主要优点,这也是衡量一台 CT 机的重要性能指标。在规定的扫描剂量下,密度分辨力常以百分单位毫米数(%/mm),或以毫米百分单位表示(mm/%)。通常 CT 机密度分辨范围为(0.25~0.5)%/(1.5~3)mm,大多数 CT 机在头颅扫描时能分辨 0.5%/2mm 的密度差。

密度分辨力受诸多因素的影响,其中一个较重要的参数是毫安秒,所以,厂家在标示密度分辨力时,往往还同时说明所用的毫安秒(辐射剂量)大小。

在普通 X 线摄影中,通常无法得到如此高的密度分辨力。如图 5-1-2 所示,普通 X 线摄影只能在骨和软组织之间作区分,因为肌肉和脂肪的密度和原子序数太接近(图 5-1-3),它们的原子序数分别为7.4 和 6.8,X 线的记录介质只能笼统地把这些组织显示为软组织阴影。而 CT 的低对比度分辨力要大大优于普通 X 线摄影,CT 能对密度差别非常小的组织成像,X 线摄影的低对比度分辨力约为 10%。

与常规影像设备比较,CT 具有更高的密度分辨力,这是因为:CT 图像层面的上下没有重叠,X

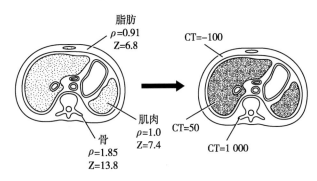

图 5-1-3 人体 3 种主要组织的密度 ρ 和原子序数 Z

线束高度准直、散射线少和采用了高灵敏度的探测器。

(二)密度分辨力的影响因素

密度分辨力主要受 X 线光子数量(管电流)、扫描层厚、物体大小(患者的体型)、探测器灵敏度、像素噪声、重建算法、物体对比度和系统 MTF 等影响,其中像素噪声是主要影响因素。

1. **噪声** 像素噪声的定义是匀质水模在限定范围内 CT 值的标准偏差,它是在匀质断面图像中像素的点与点之间 CT 值的随机波动和其平均值离散的测量值。如果没有像素噪声,那么系统 MTF 将足够表述密度分辨力。噪声可通过增加 X 线的光子数量,即增加扫描参数得到改善,日常工作中采用小的层厚须加大扫描剂量,就是因为小的层厚减少了 X 线的光子量。另外,患者的体型大小也影响了射线的衰减,使到达探测器的光子数量减少,从而影响了密度分辨力。重建算法对密度分辨力和空间分辨力的影响是一对矛盾,边缘增强算法使图像的边缘更清晰、锐利,但降低了图像的密度分辨力;而平滑算法提高了密度分辨力,边缘、轮廓表现不及边缘增强算法。在多层螺旋 CT 中,常采用薄层扫描进而重建成厚层图像,这种成像方式,不仅保持了空间分辨力高的特性,同时由于厚层增加,提高了背景的密度也相应地提高了密度分辨力。

2. **X 线束的能量分布** 密度分辨力也取决于 X 线束的能量分布。假定 X 线束穿过物体后得到的是一束单色的辐射能量,如果两者的效果一致,该 X 线束被称为有效能量。在 CT 扫描中,如果所取的材料其线性衰减系数是已知的,那么 CT 值与 p 值呈线性关系。影响 CT 值的固有因素有射线硬化、噪声引起的统计误差、物体的形状及尺寸等。CT 值的均匀性随时间和空间有所变化,应每天例行测量并作为质量控制计划来实施,对同一患者做重复检查时,CT 值的重复性尤为重要。以下是受

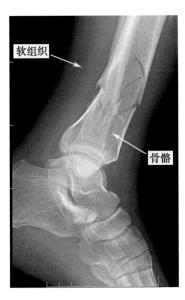

图 5-1-2 普通 X 线摄影的密度分辨力

操作因素影响的密度分辨力因素：

（1）光通量：光通量即X线通过患者后的光子数量，其数量的多少受曝光条件的影响，即kVp、mA和时间。总体而言，曝光条件越高，产生的X线光子数量越多。其中mA和时间的主要作用是增加X线光子的数量，kVp的主要作用是增加X线对物体的穿透力和物体对X线形成的衰减差。

（2）采集层厚：采集层厚改变的作用如前所述，增加层厚可使光通量增加，密度分辨力提高；反之则降低。

（3）重建算法：滤波函数也可影响CT的密度分辨力。如将高分辨力滤波函数改为平滑算法的滤波函数，则可减少噪声，使图像的密度分辨力提高。

（4）窗宽和窗位：窗宽和窗位的选择也影响图像的密度分辨力。

（5）螺距：在螺旋扫描方式中，螺距的大小也影响了密度分辨力。即螺距增大、辐射剂量减少、密度分辨力下降；反之，则辐射剂量增加、密度分辨力提高。

三、时间分辨力

由于多层CT的应用及冠状动脉CTA技术的成熟，时间分辨力在CT成像中也显得越来越重要，其与空间分辨力、密度分辨力一起，成为评价CT成像性能和扫描图像质量的三大因素。

（一）时间分辨力的定义

时间分辨力（temporal resolution）是指获取图像重建所需要扫描数据的采样时间，即扫描一周的最快速度。取决于机架旋转时间，并与数据采样和重建方式有关。如在标准扫描方式下（全扫描），机架环绕一周采集一层（单层CT）或多层（多层CT）图像所需的时间。早期的非螺旋CT，采集一个层面所需的时间为2秒甚至更长；而现代多层螺旋CT，机架环绕一周的采集时间最短可达0.25秒。从机架旋转速度而言，上述的时间越短，时间分辨力越高。

严格来说，时间分辨力是用来研究人体活动器官功能的，即人体器官在不同时刻的活动状况。但在CT增强扫描时，人体注射对比剂后，对比剂随血流在人体器官内灌注，也会有时间差异，如果在不同时间内对某一组织的某些层面连续扫描，则可得到器官随时间改变的灌注图像，这就是CT图像的时间分辨力的表现形式。

CT扫描时间的缩短，除了可以提高机架的转速外，还可以采用增加辐射源数量、扩大辐射覆盖范围的方法实现。如双源CT，由于采用了两个X线源，在未显著提高机架旋转速度的情况下（0.28s/周），增加了辐射的覆盖范围而缩短了一周数据采集的时间，结果使CT成像所需数据获取的时间减少了一半。

在与时间分辨力关系密切的成像方式——冠状动脉CTA中，CT成像还可采用部分扫描数据重建图像的方法，即采用单扇区、双扇区和4扇区方式的180°加扇形角扫描数据重建图像，同样也可相应提高时间分辨力。随着心脏CT技术发展，时间分辨力赋予了新的含义。心脏扫描中，并非所有360°数据都用于重建，而是根据同步ECG波形，选择一定心动周期重建函数，时间分辨力指分布在ECG波形相对位置上，用于图像数据起点到终点的时间宽度。心电门控重建原理中，在机架旋转速度不变的前提下，可以采用螺旋扫描多个以上心动周期中同一时相获取数据重叠重建而获得图像，时间分辨力就成了可变值。

时间分辨力包括两个参数：扫描时间及扫描效率。①扫描时间越短越好，这有利于减少患者移动或不自主活动造成的伪影。与扫描时间有关的因素有X线输出量、X线使用效率、X线的探测效率及快速扫描功能。②扫描效率指单位时间内可以扫描的数目。这对于动态增强扫描或控制身体运动特别有意义。与扫描效率相关的因素有：扫描时间、球管阳极热容量、连续扫描功能及进床速度。双源CT心脏冠状动脉门控扫描时，时间分辨力可以达到75毫秒。电子束CT和双源CT的时间分辨力较普通MSCT高。

机架旋转速度的提高和上述提高时间分辨力方法的使用，进一步提高了CT的时间分辨力，并为冠状动脉CTA的临床应用提供了必要的技术基础。

（二）时间分辨力的影响因素

1. **旋转时间** 机架旋转时间（旋转一周，360°）是时间分辨力的基础，目前最快机架旋转时间已达0.25秒，但仍不能完全满足冠状动脉CTA成像的要求。由于机架旋转速度的提高受离心力的影响，故在冠状动脉CTA中采用了其他一些方法来提高时间分辨力。

2. **射线覆盖** 在相同机架旋转时间内，增加辐射覆盖范围，也可提高时间分辨力。与单辐射源CT相比，双辐射源可提高一倍时间。

3. **采集方式** 为了提高时间分辨力，在冠状动脉 CTA 成像中采用了单扇区和多扇区图像采集方式。单扇区采集重建的基本要求是采用 180°加上一个扇形角的扫描数据（扇形角 30°~60°），如机架旋转一周的时间为 500 毫秒，半周的时间是 250 毫秒，则 180°加扇形角的时间分辨力是 260~280 毫秒。为了进一步提高时间分辨力，有时在冠状动脉 CTA 可采用多扇区的重建方式。多扇区的时间分辨力计算方法是：

$$时间分辨力（TR）= Tr/2M$$

式中，Tr 是机架旋转时间（秒）；M 是扇区数。如机架旋转时间是 400 毫秒，扇区数为 4，则时间分辨力为 400/8=50 毫秒。

4. 螺距 螺距的设置也间接地影响了时间分辨力。单扇区冠状动脉成像的螺距设置主要受患者心率的影响。

第二节 CT 的伪影和处理措施

影响 CT 图像质量的另一个重要因素是"伪影"。伪影在 CT 成像中是一个常见的、重要的影响图像质量的原因。

一、伪影的定义和分类

伪影是由于设备或患者原因所造成的、图像中组织结构被错误传递的一种现象。伪影在图像中表现各异并可影响诊断的准确性，有时由于某些原因造成的图像畸变也被归类于伪影。根据产生的原因不同，伪影可以分成两大类：设备产生的伪影和患者造成的伪影。

二、伪影产生的原因

由患者造成的伪影多数为运动伪影。人体内一些自主运动的脏器如心、肺、肠等的运动和检查时患者体位的移动可形成条状伪影；患者身上携带的金属物可产生放射状伪影；在液气平面或软组织

骨交界处也可产生条纹状伪影，原因是交界处密度突然下降，产生了高的空间频率分量，使空间采样频率不足。

由设备系统性能所产生的伪影是不可避免的，一般是由于设备运行的不稳定所造成的。如由于探测器之间的响应不一致，可造成环形伪影；由于投影数据测量转换的误差，可导致直线状伪影；另外，采样频率较低也可产生直线状伪影；而由于射线硬化，则可产生宽条状伪影。另外，由于患者体位摆放不正确（如未放在扫描范围内），也可产生伪影。

其次，伪影还可以根据出现的形态不同划分，包括条状伪影、阴影状伪影、环形伪影、带状伪影和畸变伪影（图 5-2-1），设备因素伪影的表现和产生原因见表 5-2-1。

表 5-2-1 设备因素伪影的表现和产生原因

表现	产生原因
条状	数据采样不当；部分容积效应；患者运动；金属物；射线硬化；噪声；螺旋扫描；机械故障等
阴影状	部分容积效应；射线硬化；螺旋扫描；散射线；焦外辐射；投影数据不全等
环状和带状	探测器通道故障（常见于第三代 CT 机器）

三、常见的伪影及处理措施

（一）患者运动伪影

与患者有关的伪影有随意的和非随意的，随意的运动有扫描时呼吸和吞咽运动，不随意的有心跳、肠蠕动等，它们在图像中的表现均是条状伪影。条状伪影产生的原因是运动部分的边缘体素衰减不一致，使图像重建无法处理。运动伪影往往可设法避免：第一，对于呼吸和吞咽运动，可在检查前告诉患者尽量不做吞咽动作，并根据 CT 机的呼吸指令训练患者的呼吸和屏气；第二，在一些运动器官的

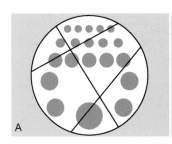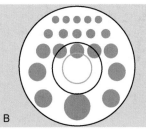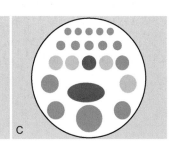

图 5-2-1 部分伪影形态
A. 条状伪影；B. 环形伪影；C. 畸变伪影

检查中,尽可能缩短扫描时间,这是减少运动伪影最有效的方法;第三,利用CT机上的一些运动伪影抑制软件,可有效减少运动伪影(图5-2-2)。

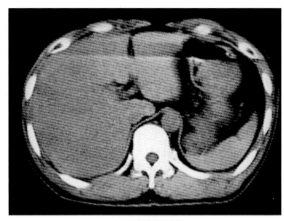

有运动伪影图像

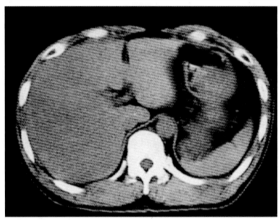

伪影校正后图像

图 5-2-2　采用运动伪影校正前后图像

（二）金属伪影

患者身上携带的金属物质可产生放射样条状伪影,严重时明显影响诊断。携带物如耳环、项链、硬币、钥匙和电子器件等,其他如患者体内的金属物质,如义齿或牙内填充物、外科手术缝合夹、节育环和心脏起搏器等。金属伪影产生的机制如图5-2-3所示,金属物体由于吸收X线,使投影数据产生不完全,这部分数据丧失结果产生典型的放射样条状伪影。避免金属伪影的方法是,在扫描前去除患者携带的金属物,无法取下的义齿可设法采用倾斜机架角度避开。另外也可利用某些CT机上的金属伪影抑制软件(metal artifact reduction,MAR)改善图像质量,去除金属伪影软件的主要原理是采用遗失数据内插方法,由操作者选择感兴趣区,然后在感兴趣区部位通过数据的内插,使结果的图像去除金属伪影。

（三）射线硬化效应伪影

射线硬化是指X线透过物体后射线束平均能的增加。当被扫描物体的尺寸由小变大时,通过物体的低能射线被吸收,平均射线能由左边移向右边(高能端),使某些结构的CT值改变并产生伪影。此外,射线硬化也与射线通过的路径长短有关(图5-2-4)。图5-2-4表示一个射线短路径和一个长路径,在射线路径剖面图上,中心部分的路径要长于边缘部分,两者通过物体后都产生射线硬化,而路径长的射线硬化要大于路径短的射线。射线硬化使X线光子吸收不均衡,相应产生部分高信号,如果这种非线性衰减不作补偿,会产生杯形伪影暗带、条状伪影或环形伪影。减少射线硬化的方法有:加特殊的滤过片,可在焦点侧采用弓形的滤过使伪影

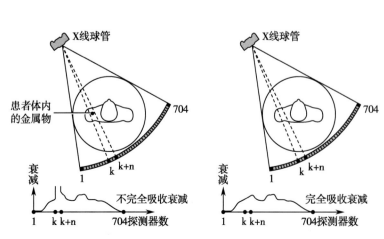

图 5-2-3　金属伪影的产生和去除校正
k 和 n 表示金属伪影投照的两个点。

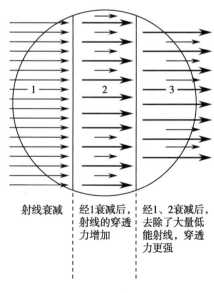

图 5-2-4　射线路径长短和衰减

消失或者减少(图 5-2-5);使用特殊的校正因子;使用射线硬化效应校正软件。通常在成像过程中,图像处理计算机根据参考值对相应的射线硬化作校正补偿,使射线束均匀一致;调节窗宽、窗位也能使射线硬化效应伪影改善,或者在扫描时尽可能避开骨性结构。

(四)部分容积伪影

CT 值的形成和计算是根据被成像组织体素的线性衰减系数计算的,如果某一体素内只包含一种物质,CT 值的计算将不成问题,如一个体素内只包含一种成分——水,那么 CT 值就被计算为

0HU。但是,如果一个体素内包含三个相近组织,如血液(CT 值为 40HU)、灰质(CT 值为 43HU)和白质(CT 值为 46HU),那么该体素 CT 值的计算是将这三种组织的 CT 值平均,最后 CT 值被计算为 43HU,CT 中的这种现象被称为"部分容积均化"。部分容积均化可导致部分容积效应并产生部分容积伪影(图 5-2-6),如图 5-2-6 左图示,射线束产生只通过一种组织,得到的 CT 值就是该物质真实的 CT 值;图 5-2-6 右图射线束同时通过骨骼和空气,CT 值就要根据这两种物质平均计算,这

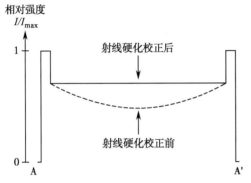

A　射线硬化的校正

图 5-2-5 射线硬化效应伪影
A. 射线硬化校正方法;B. 射线硬化导致环形伪影;C. 射线束伪影校正前后

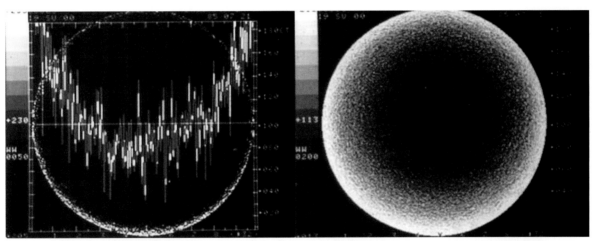

B　射线束强度剖面　　　　　　　　均匀一致的水模,由于射线硬化造成环形伪影

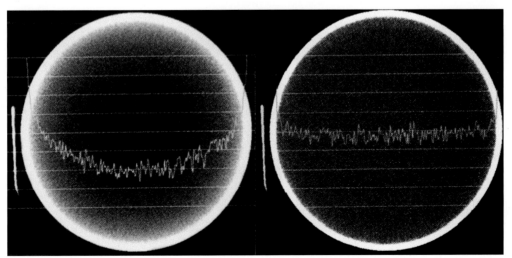

C　硬化伪影校正前　　　　　　　　硬化伪影校正后

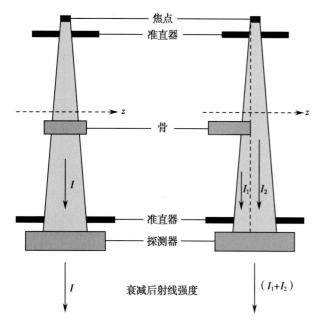

图 5-2-6 部分容积伪影产生示意图

种高原子序数或吸收系数大的物体,部分投影于扫描平面而产生的伪影被称为部分容积效应或部分容积伪影。换言之,即被断层面内显示的并非是该物体的全部,其伪影的形状也可因物体的不同而不同,一般在重建后横断面图像上可见条状、环形或大片干扰的伪影,部分容积伪影最常见和典型的现象是在头颅横断面时颞部出现的条纹状伪影,又被称为 Houndsfield 伪影,这种现象也与射线硬化作用有关。部分容积伪影抑制方法是采用薄层扫描或改变图像重建的滤波函数或容积伪影抑制扫描技术(volume artifact reduction,VAR)(图 5-2-7)。

(五)采样或测量系统误差

在扇形束扫描方式中,两个物体或结构间的间距小于到达该物体的扫描束,无法由射线束分辨,可产生采样误差,因此引起的伪影又称为"混淆伪影"(aliasing artifact),采样频率准确采样的前提原则是:采样频率(f_A,射线束数/cm)至少是需被成像物体最高空间频率(f_0,物体数/cm,包括间隙)的两倍。

如上述条件未被满足,则可出现物体结构重叠模糊现象,如若我们采用正常 50% 的采样频率,模体四周会出现采样误差而引起混淆伪影,此伪影可采用局部放大扫描,或者根据不同部位采用合适的滤波函数(高分辨力、标准、软组织),使伪影有所抑制。

(六)扫描系统误差

扫描系统误差常出现在第三代 CT 扫描机中,其产生的原因主要是由于环境、系统本身等的原因,相同强度的入射 X 线探测器不能输出同样的扫描信号。这是因为 X 线管探测器系统在扫描旋转时,探测器测量数据是根据圆周的正切角(图 5-2-8),如果探测器系统的位置有偏移或两个相邻的探测器之间有 1% 误差,就会产生数据测量误差,从而导致伪影的产生。

(七)噪声引起的伪影

噪声的主要原因是入射射线光子数量不足。如果扫描参数选择不当或患者在扫描架内的位置偏移(偏离扫描野中心),可使入射线光子数量不足,进而产生图像伪影。正常情况下,光子数越多,信号越强,噪声越小,反之则信号越弱,噪声越大。图 5-2-9 示噪声伪影。噪声所引起的伪影,通常只需增加扫描条件即可避免。也可采用专用滤过算法使噪声伪影减弱。

(八)螺旋 CT 的固有伪影

螺旋扫描方式会在横断面产生伪影。该伪影由于原因的不同产生两种结果:内插算法会导致伪

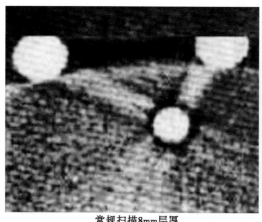

常规扫描8mm层厚

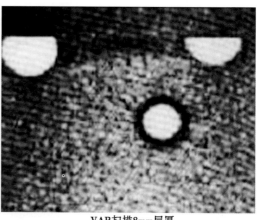

VAR扫描8mm层厚

图 5-2-7 采用容积伪影抑制软件 VAR 后,伪影减少

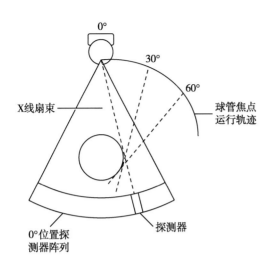

图 5-2-8　第三代 CT 环形伪影产生原因

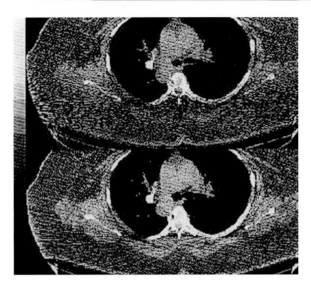

图 5-2-9　扫描条件不足导致的噪声伪影

影,其主要表现是 z 方向上的结构伪影;随螺距的增加,伪影增大(图 5-2-10)。减少或消除该伪影的方法:一是采用 180°线性内插算法取代传统 180°内插算法(图 5-2-11);二是在扫描中设置扫描参数使螺距不大于1。

(九)多层螺旋 CT 的伪影

近年 CT 技术发展迅速,已经从常规的往复旋转发展到单向连续旋转,进而到多层螺旋扫描。虽然就扫描及图像重建的基本方式而言,两者差别不大,但是多层螺旋扫描在图像重建和图像质量上也遇到了一些新的问题。由于多层螺旋 CT 的探测器为多排探测器,从 X 线管发射出来的射线已经不是薄的扇形 X 线束,而是一个锥形束。探测器的排数越多则锥形束的角度越大。这个问题是多层螺旋

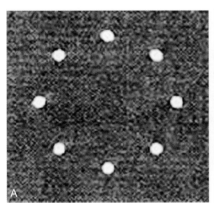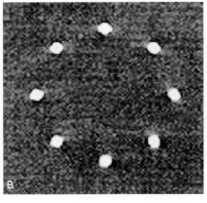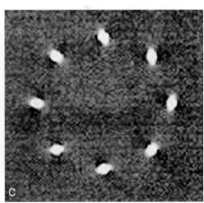

图 5-2-10　随螺距的增加,伪影增大

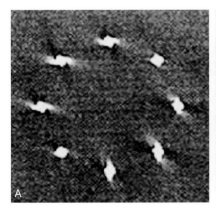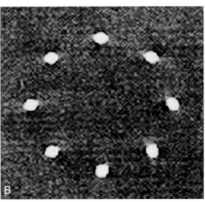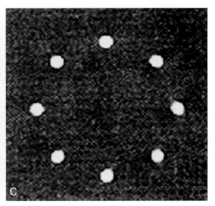

图 5-2-11　180°线性内插法减少或消除伪影

CT图像重建时必须加以考虑的,否则就会出现严重的锥形束伪影。大锥角和薄层扫描锥形线束伪影更加明显,其解决方法为图像重建时采用锥形线束伪影校正算法。

第三节　噪声的形成与图像质量

一、噪声的定义

噪声是在均匀物质的影像中,表示给定区域的各CT值对其平均值的变化的量,是均匀物质扫描图像中各点之间CT值的随机波动。其大小可用感兴趣区中均匀物质CT值的标准偏差(standard deviation,SD)的方式在图像上显示(图5-3-1、图5-3-2)。噪声是影响CT图像质量的重要因素,它直接影响CT图像的对比分辨力(密度分辨力),当病变组织与正常组织的衰减系数相差很小时,高噪声CT将无法分辨此病灶。

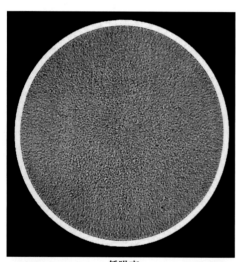

低噪声

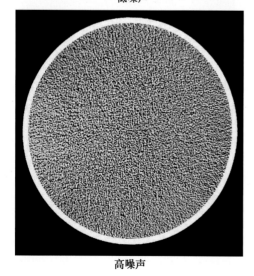

高噪声

图5-3-1　噪声的表现

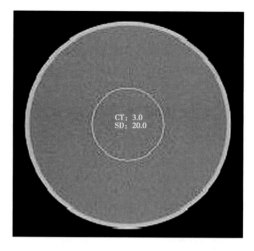

图5-3-2　噪声的表示方法

二、噪声水平

噪声水平是指CT值总数的百分比,如CT值±1 000HU的标准偏差是3HU,那么噪声水平可由公式5-3-1求得。

$$噪声水平(\%)=3/1\,000×100=3/10=0.3\%$$

公式5-3-1

即3个单位的噪声相当于0.3%的噪声水平。噪声可用水模扫描并通过水模中感兴趣区的计算获得,感兴趣区中信号的标准偏差即为像素噪声。

三、噪声的表现和原因

噪声可影响图像质量。我们在质量较差的电视机上看到重叠于图像上、有规律分布、小颗粒状的现象即为噪声(图5-3-3)。CT图像中噪声的产生与射线的剂量,也就是到达探测器上光子数量的多少有关,射线剂量越大或光子数越多,噪声越大。噪声水平是对比度或CT值的百分比,在实际使用中,辐射剂量越大、噪声越小。

四、噪声、辐射剂量与毫安秒的关系

射线的强度和光子数与剂量和毫安秒密切相关。在CT扫描中,剂量也就是穿透某一物体辐射的量。辐射的剂量单位是戈瑞(Gray,Gy),一般一层横断面扫描剂量是30~50毫戈瑞(mGy)。剂量的产生主要与X线管电流(mA)和扫描时间(s)有关,两者常通称为毫安秒(mAs),毫安秒增加剂量同比例增加。因为光子数与剂量密切相关,所以剂量增加、噪声减少,剂量降低、噪声增加。

五、噪声与图像质量和诊断的关系

噪声可影响图像的质量进而影响诊断。噪声

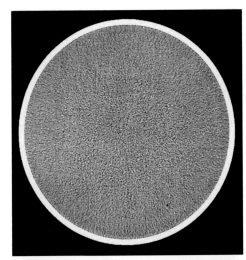

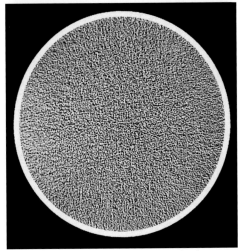

图 5-3-3 水模测试噪声表现

一般认为（表 5-3-1），螺旋 CT 扫描的噪声增加主要是由于插值方式所致，与螺距的大小无关。

表 5-3-1 螺距变化与图像噪声

mm/360°	螺距	噪声/HU	相对单位
0	0	4.34	1.00
2	0.4	3.61	0.83
5	1.0	3.60	0.83
8	1.6	3.58	0.82
10	2.0	3.61	0.83

七、影响噪声的因素

（一）光子的数量

光子数量的多少主要由毫安秒决定。在 CT 检查中需根据不同情况分别对待，增加或减少扫描条件。如在软组织为主的肝脏，需要提高扫描剂量，以分辨肝脏内微小的病变；而在肺或内耳的检查中，可适当降低扫描条件，因为这些部位本身具有较高的物体对比度，少量的噪声不会影响诊断。光子的数量通常还受 X 线管电压（kV）的影响，相对高的电压可降低噪声，反之则噪声增加。一般，X 线管电压较高，可使骨和对比剂的 CT 值有所降低，并且软组织显示的对比度也降低。但是，因电压增加降低了噪声，能改善密度分辨力使图像细节显示更清楚。

（二）物体的大小

比像素噪声更为重要的是通过物体后剂量的衰减。如在骨盆的扫描中，射线的衰减系数达 300，即只有 3% 的射线量到达探测器。在与人体组织相仿的水中，每 3.6cm 水的厚度，射线衰减约 50%，也就是说，在实际扫描中患者体厚每增加 4cm，射线量可有 50% 的衰减。因而只要诊断上许可，应尽可能采用高的扫描条件和较厚的扫描层厚。

（三）扫描层厚

扫描层厚的大小可影响噪声的量以及图像的空间分辨力。这是一对相互制约的因素，即增加扫描层厚，降低噪声，但空间分辨力亦相应下降；减小层厚，空间分辨力上升但噪声也增加。层厚的大小决定了光子的数量。一般来说，大的层厚图像较细致，小的层厚则分辨力较高，另外，小的层厚有利于多平面和三维重组。

过高会导致图像质量过低，然而有时图像噪声和分辨力又是互相制约的，要根据实际情况合理设置参数采集数据并重建出满足诊断需要的图像。一方面，图像噪声对于低对比病灶的探测尤为重要，噪声大时可掩盖低对比病灶。另一方面，有些检查比如胸部 CT 检查、结肠 CT 检查和肾结石 CT 检查等，具有较高的病灶背景对比度，故可以接受较高的噪声（降低辐射剂量）。

六、螺旋扫描方式对噪声的影响

螺旋扫描噪声的影响因素基本与非螺旋扫描相同，但螺旋扫描的图像重建增加了 z 轴内插（单层）和 z 轴滤过（多层），不同厂家所采用的内插和滤过方式，会不同程度地增加重建后图像的噪声。由于非螺旋 CT 的图像重建仅采用一个 360° 的原始数据，而单层螺旋扫描的图像重建采用了两个 360° 的原始数据，一般而言噪声量会有所增加。以 180° 低序内插（LI）为例，由于重建的成像平面涉及两个 180° 的数据，与 360°LI 相比，噪声大约会增加几倍。

（四）滤波函数

滤波函数是供重建图像时选用,采用不同的滤波函数可同时影响噪声和分辨力,这两方面也是相互制约的。采用边缘增强的滤波函数,如高分辨力算法,可使分辨力增加但也使噪声增加;相反,采用平滑的算法,如软组织算法,使噪声降低但分辨力也降低(图5-3-4)。

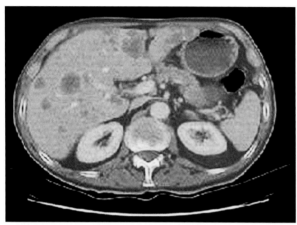

平滑算法（噪声约为7HU）

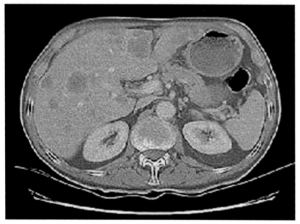

锐利算法（噪声约为70HU）

图 5-3-4　重建算法对图像质量的影响

（五）窗设置

CT图像中噪声还与观察图像时所用的窗设置有关,并且影响显示图像的噪声值。减小窗值(窗宽窄),图像的对比度和噪声都会相应增加。

其他还有一些因素也可影响噪声的大小,如矩阵的大小、散射线和电子噪声(探测器等系统噪声)。

第四节　螺旋 CT 的图像质量和纵向分辨力

设计者希望螺旋 CT 与非螺旋 CT 之间的图像质量无太大的差别,但实际上两者在图像质量方面

影响的差别至少有四个方面是不完全相同的,它们是噪声、层厚响应曲线(slice sensitivity profiles, SSP)、纵向分辨力和伪影的表现。噪声和伪影已在前几节中讨论,本节将着重讨论层厚响应曲线和纵向分辨力。

一、层厚响应曲线

层厚响应曲线又称层面敏感剖面,表示成像系统的一个垂直于扫描平面的响应关系,相当于扫描平面的点扩散函数(point spread function, PSF)。SSP描述了扫描数据段 z 轴上某指定位置一个微小物体在图像上能够显示的信号量。理论上,在层面内的一个小物体应该产生100%的信号,而层面外的物体应该不产生任何信号。

SSP的测量主要有两种方法:"斜坡"(ramp)模体法和"代尔塔"(delta)模体法。

ramp模体法通常采用一条状的薄金属铝片,测量时薄铝片与 z 轴呈10°~45°放置后扫描。非螺旋序列扫描的SSP可直接从结果图像上读取、判断,但螺旋CT用该方法则不太准确(图5-4-1A)。delta模体法的测量是采用高密度、高原子序数的小薄片或一个小圆球,如图5-4-1B所示(模体内是一片50μm厚、2mm直径的金片)。理论上, z 轴方向的任一小物体都会产生一个脉冲,故delta模体法的测量结果不是一个完整的层面,而是一个delta脉冲。delta模体法比较适合螺旋CT的SSP测量,因螺旋扫描时沿 z 轴方向是连续运动的。当然此法也可用于非螺旋的序列扫描,但由于需多次测量,实际使用时不方便。

扫描后的层面通常采用半值全宽(full width at half maximum, FWHM)描述,结果值被称为标称层厚(nominal slice thickness)。但FWHM本身与纵剖面的形状是否是接近理想的矩形及有所偏离的信息无关。一般而言,非螺旋CT(标准CT,10mm层厚时)的纵剖面是非常接近理想矩形的(图5-4-1C);如是薄层扫描,则需在探测器端增加一组准直器以获取较理想的矩形形状。在螺旋CT扫描方式中,SSP的形状则会较大地偏离矩形。

SSP的形状对成像中的小物体影响较大(图5-4-2)。如物体小于层厚,并且仅部分位于扫描层面内,根据物体在层面所处的位置,该物体的对比度会不同程度地降低。这种部分容积现象是不可避免的,但可采用薄层扫描避免甚至消除。对一个理

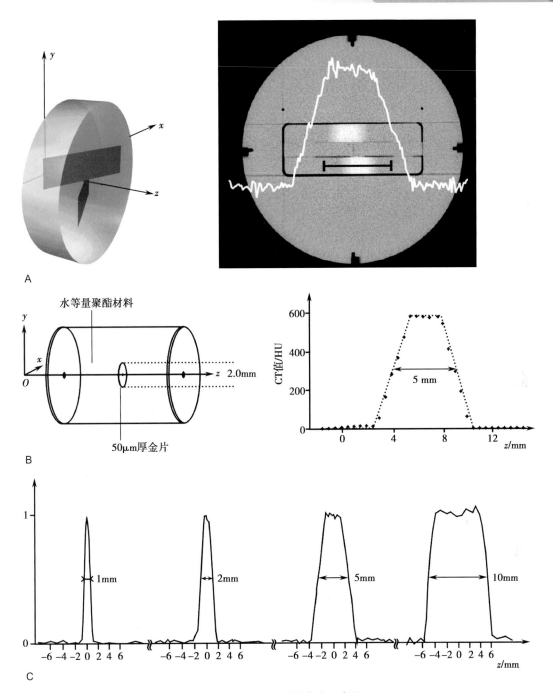

图 5-4-1 SSP 测量方法示意图

A. ramp 体模，主要用于非螺旋 CT SSP 的测量；B. delta 体模，主要用于螺旋 CT SSP 的测量；C. 非螺旋 CT SSP 的测量结果示意图。

想的矩形而言，应该是位于标称层面内的结构产生信号，但实际上，在非理想的纵剖面中，位于标称层面外的结构也产生信号。即在纵剖面的边缘部分，如一个高密度物体的部分也会在图像上显示，并且可能重叠于低密度的结构上，从而影响正常低密度组织结构的显示。因此，纵剖面的形状在相邻层面组织结构的显示中起了很重要的作用。由于纵剖面的形态无法以 FWHM 值直接表述，所以需辅以特征性图。故线性变化（图 5-4-3）如 1/10 值全宽（full width at one tenth of maximum，FWTM）和 9/10 值

全宽（FWTA）被用于表达该概念。

二、纵向分辨力

纵向分辨力的测试采用聚酯材料制作的钻孔体模（图 5-4-4），内置的两个不同方向的体模表示 CT 的高对比分辨力，其中一个用于测试 x-y 方向（平面）的分辨力，另一个用于测试 z 轴（纵向）的分辨力。测试纵向分辨力时，一般采用 CT 机允许的最小层厚，即亚毫米的扫描层厚。

一般而言，非螺旋序列扫描 SSP 的形状被认为

57

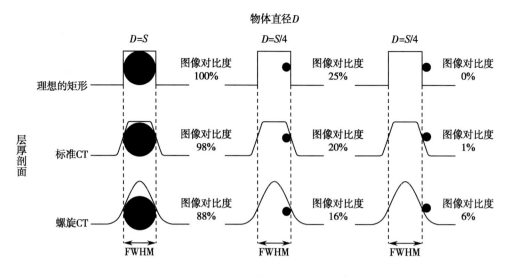

图 5-4-2　SSP 形状对较小物体显示的影响

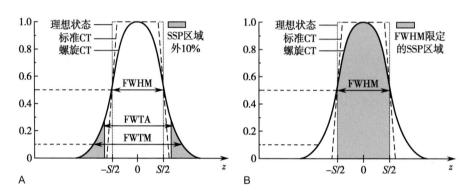

图 5-4-3　半值全宽（FWHM）等专用术语含义的图示

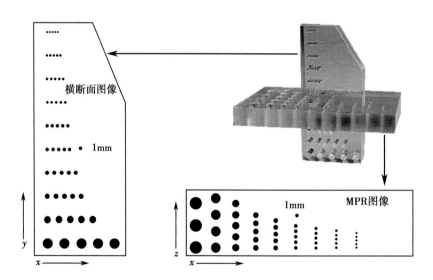

图 5-4-4　纵向分辨力测试体模

是纵向分辨力的参照图形（图 5-4-5）。实际上，分辨力一方面是根据扫描时所选的层厚，另一方面也与螺旋扫描所选的重建增量密切相关。这两点在螺旋扫描方式中非常重要，同时也是所有断层成像设备的普遍规律。螺旋 CT 扫描的一大优点是可采用

重叠重建，但螺旋扫描方式使 SSP 增宽也是不容忽视的缺点。

众所周知，z 轴内插的方式和螺距决定了原始数据段用于图像重建范围的宽度。360° LI 需要两次完全的旋转，180°LI 仅需 2×（180°+9），如将每

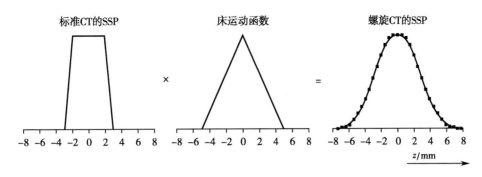

图 5-4-5　螺旋扫描时检查床移动产生的床运动函数使螺旋 CT 的 SSP 形成"铃"形改变

360° 旋转的床速一并加以考虑,则层面响应纵剖面如图 5-4-6 所述。随着螺距设置的变化,360°LI 纵剖面的形状较 180°LI 有较多的偏离,由"铃"形变为"坡"形。但也并非所有的螺距设置都会影响半值的宽度,如 180°LI 螺距等于 1 时,FWHM 与非螺旋序列扫描相比基本无变化。

非螺旋序列扫描(标准 CT)完成后的图像数是已知和确定的,而且层距一般都等于层厚,而螺旋扫描可在原始数据段内任意选择重建图像的位置和数量。由于螺旋扫描方式 SSP 的增宽,可影响重建后图像的空间分辨力和密度分辨力。如 CT 检查发现肺内一个孤立性结节,为表述方便假定是一个圆形的肺结节,结节直径等于扫描层厚 5mm,与显示背景相比结节的密度分辨力是 100%。众所周知,组织结构在图像中的对比度取决于该组织结构在扫描层面内的相对位置,如结节位于扫描层面中心,结节的对比分辨力可达到最大。然而在实际工作中,结节是否在被重建图像的中心是未知和随机的。如图 5-4-7 上左所示,最好的情况结节完全位于扫描层面中心,最差的情况是结节的 1/2 位于层面内,即结节分别显示在两个层面内。如非螺旋的

序列扫描则需重新定位后扫描,才能将结节在扫描层面中心显示;而螺旋 CT 则可采用回顾性选择原始数据段的位置和重建增量,得到结节在层面中心的图像。另一种情况与上述基本相同,如在 z 方向存在的相邻血管或骨性结构。如图 5-4-7 上右所示,非螺旋的序列扫描可将两个结构分开,也可由于组织结构与扫描层面的不一致,形成另一种完全重叠的情况;如采用螺旋 CT 扫描,则可采用合适的重建增量回顾性重建,使两个结构明确区分。

扫描层厚和重建增量与纵向分辨力密切相关,重建增量的大小,即重建图像的重叠程度,与后处理 3D 成像和 MPR 成像的图像质量相关。一般常用 RI=S/2 用于螺旋扫描的图像重建,其中 RI 是重建增量(reconstruction increment, RI);S 是层厚(slice);50% 重叠,即一个层面重建两幅图像;如采用 m=s,重建增量等于层厚,则相当于非螺旋扫描的情况,也就不能体现出螺旋扫描可用重叠重建的优点。另外,如需获得优质的 3D 和 MPR 图像,需采用 2/3 重叠重建,即 RI=S/3,即一个层面重建三幅图像。综合上述,螺旋扫描图像重建的基本原则是:一般简单的情况,采用一个扫描层面重建一幅

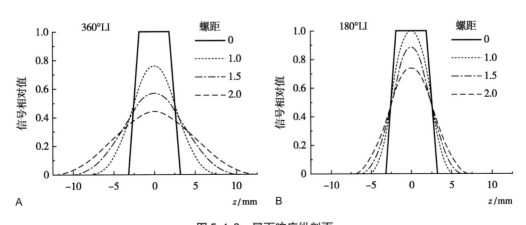

图 5-4-6　层面响应纵剖面
A. 360°LI 层面响应纵剖面;B. 180°LI 层面响应纵剖面。

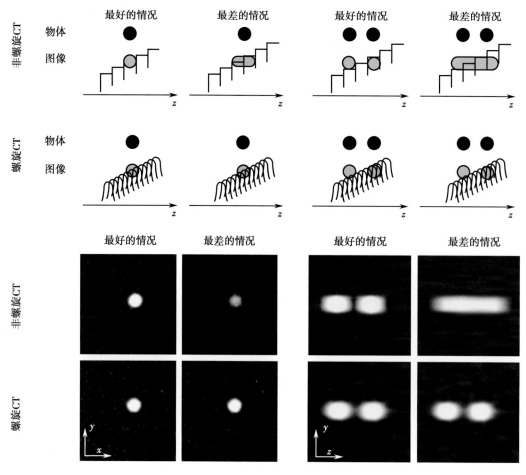

图 5-4-7　螺旋扫描与非螺旋扫描图像重建对比

图像已足够，尽管损失一些图像分辨力，但可赢得一些时间；多数情况下则可采用一个扫描层面重建两幅图像，以提高诊断的准确性和重建时间的兼顾；如有时为了诊断的需要改善 3D 和 MPR 成像的分辨力，可采用一个层面重建三幅图像的方法。

第五节　CT 的辐射剂量

图像质量和射线剂量之间存在因果关系，如有时为了增加图像的密度分辨力或减少图像的噪声，就需要增加扫描的射线剂量，这对于诊断而言或许是有利的，但同时患者却额外多承受了 X 线。X 线属于电离辐射，其对人体作用的过程中会产生生物效应而造成人体的伤害，与常规 X 线摄影相比，CT检查的 X 线量和质都有一些明显的区别。

一、CT 检查辐射的特点

1. CT 检查为窄束或小锥形束 X 线，普通 X 线检查是宽束 X 线。在同样照射条件下，宽束 X 线剂量大，散射线多。

2. CT 检查射线能量高，一般都在 120kV 以上。

CT 检查的 X 线线质硬、穿透性强、被人体吸收少。

3. CT 检查采用的元器件转换效率高、损失少，X 线的利用率要比普通 X 线检查高。

4. CT 机 X 线管的滤过要求比普通 X 线管高，对人体有害的软射线基本被吸收，是一束相对单一的高能射线。

二、CT 扫描射线束的形状辐射分布

目前使用的 CT 机扫描射线大多为扇形束，并且射线束的纵轴方向（z 轴）都很窄，以扫描层厚的概念解释则为很薄（图 5-5-1）。假定把该射线束的宽度放大，从射线束的侧面观察，可以画出纵轴方向的射线强度分布图（图 5-5-2），从理论上说，该窄束射线沿图中的 z 方向或反方向射线的强度应相等，但实际使用中的情况并非如此，它在纵轴方向的边缘也不形成一个直角，而是平滑的，类似于铃铛形状，其剂量的分布也往往要比标称层厚宽。通常的横断面 CT 扫描的剂量分布可从两个方向解释，从焦点向探测器方向所形成的射线分布，称为辐射剂量分布；而从探测器向焦点方向，则称为层厚剂量分布，其辐射剂量的分布主要与有无探测器

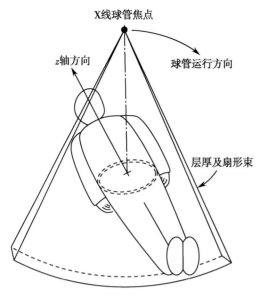

图 5-5-1 射线束的形状

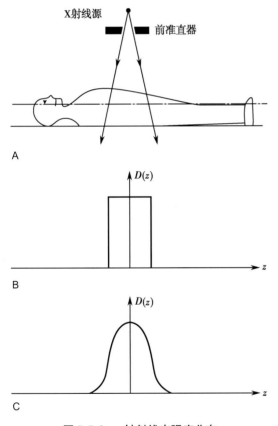

图 5-5-2 z轴射线束强度分布

次扫描的辐射剂量，除扫描层面内的剂量外，扫描范围外的区域也存在相当剂量的散射线，其分布和剂量如图 5-5-3 所示。

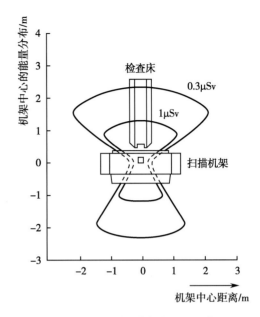

图 5-5-3 CT 扫描辐射剂量分布

三、CT 扫描射线剂量的测量

CT 检查通常都用较高的扫描条件，如 120~140kVp, 200~300mA，所以必须对患者的剂量进行监测，以保证患者射线剂量的安全。剂量测量有很多方法，如经常使用的热释光射线剂量仪或使用 X 线胶片测量，此处将讨论较为准确和实用的电离室测量法。

（一）电离室测量法

电离室由一个薄壁、密封的气室组成，薄壁通常是采用几乎不吸收 X 线的材料，它能精确地定量射线的量。测量时，当高能光子 X 线与密封气室内的空气撞击时，气室内的空气分子被电离，即分子中的电子被分离成为自由电子，然后该自由电子被一个导通的电路根据电荷数测量，被测量的电荷数与空气分子电离量和入射 X 线量成正比。由 X 线电离后产生的电子计量单位是库仑（C）。

（二）射线的平均剂量测量

由电离室测量的射线平均剂量（MSAD）的计算方法如图 5-5-4A 所示。在 CT 扫描时，如前所述一次扫描将得到一个铃形曲线，然后检查床移动相应的距离，那么全部扫描完成后的曲线相加，得到的类似于示波器上所看到的连续波形。此外，所有的曲线都是重叠的，是扫描总剂量的和。根据峰值和峰谷的平均值，我们能用数学方法计算出射线的平均剂量（图 5-5-4B）。

端的准直器有关。如无探测器端的准直器，则位于扫描层附近的其他组织结构，会引起扫描剂量分布的变化和产生额外的散射线。患者的辐射剂量主要与辐射剂量分布有关。对于扫描剂量分配的测量，常用数学中的函数 $D(z)$ 表示，$D(z)$ 是被用来描述 CT 扫描时患者纵轴方向任意形状射线强度的剂量。一般而言，不同 CT 机之间的 $D(z)$ 值并不相同。一

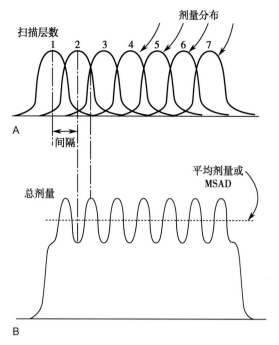

图 5-5-4　辐射剂量测量和计算

（三）CT 剂量指数

在计算平均剂量时，还必须要引入 CT 剂量指数这一概念。根据美国 FDA 所下的定义，CT 剂量指数（CTDI）是与扫描层厚有关的、一次连续扫描 14 层所测得的局部剂量率 $D(z)$，并由公式 5-5-1 表示：

$$\text{CTDI} = \frac{1}{SW} \int_{-7SW}^{+7SW} D(z)\, dz \qquad 公式\ 5\text{-}5\text{-}1$$

式中 SW 是标称层厚，单位 mm，$D(z)$ 是一次扫描射线分配剂量，z 是沿患者纵轴方向的距离。如图 5-5-5 所示，图中的阴影部分即为积分值，计算结果即为 CT 剂量指数。由此我们可知，当曲线的宽度（层厚）增加，CT 指数增加；射线的强度（曲线的高度）增加，CT 剂量指数也增加，同时患者的射线剂量增加。

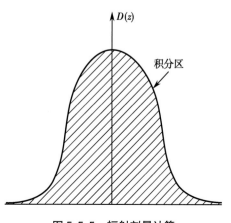

图 5-5-5　辐射剂量计算

扫描的平均剂量除与上述因素有关以外，还与床移动指数（层距）有关。因为现在的剂量测量都采用笔形电离室，可分别测得每次扫描的剂量。床移动指数越大，两次扫描间的距离越大，患者所受的射线剂量越少，反之则患者的射线剂量越多。当层厚等于床移动指数（层距）时，射线平均剂量等于 CT 剂量指数。严格地说，射线平均剂量测量方法，仅在一组扫描的中间处才是有效的，在扫描的两头稍稍有些高估，但总体而言，射线平均剂量测量方法是准确的。

（四）CT 剂量指数测量

CT 剂量指数的测量根据公式 5-5-2 中的积分计算，可简单地采用笔形电离室从一次扫描中得到。由于电离量等于入射射线量，则有公式 5-5-2。

$$Q = \frac{1}{Cf} \int_{-\infty}^{+\infty} D(z)\, dz \qquad 公式\ 5\text{-}5\text{-}2$$

式中 Q 是一次扫描得到的单位电荷量库伦，Cf 是电离室测量仪的定标系数。电离室的测量方法如图 5-5-6 所示，电离室的放置必须平行于患者的纵轴，与 X 线束垂直。另外，为使测量的结果有参考价值，电离室须放置在专用的模体内测量。图 5-5-7A 为头颅模体（直径 16cm），B 为体部模体（直径 32cm），每个模体都有 5 个插孔，需依次分别测量，然后取平均值作为一次扫描的剂量，这是因为在模体或实际扫描中各部位的射线剂量并不相同。

四、辐射剂量的测试步骤

射线平均剂量的测量具体步骤如下：

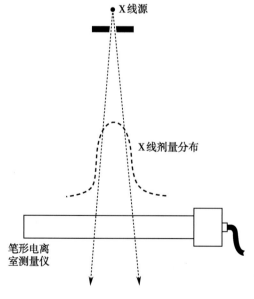

图 5-5-6　电离室测量方法

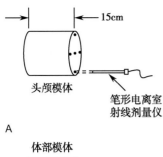

头颅模体

笔形电离室
射线剂量仪

A

体部模体

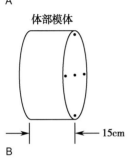

15cm

B

图 5-5-7 笔形电离室测量方法

1. 选择技术条件和参数,如 kVp、mAs、层厚、层距、X 线管的滤过等。根据所选技术条件和参数选择模体。如头颅扫描条件采用头颅模体,脊柱、腹部等采用体部模体。

2. 将模体置于患者扫描位置,调整模体的长轴,使之与患者的长轴相同。头颅模体可放置于头颅扫描架上,体部模体则可放置于检查床上,然后调节床的高低并移动床面,将测量模体送入扫描野中心。

3. 根据测量的要求,将电离室放入相应的孔内,其他孔则放入有机玻璃棒,连接电荷测量仪,并选择充电方式。

4. 对模体扫描后并记录电荷量,单位为库仑

(C)。由于较早期的 CT 机机架的旋转和扫描有两种方式,一种是机架顺时针旋转,X 线曝光并采集数据,然后机架再逆时针回复到起始位,做第二次顺时针旋转曝光采集数据,逆时针回复旋转不曝光和采集数据;另一种扫描方式顺时针和逆时针旋转都曝光和采集数据。故对于第一种情况而言,只需做一次测量即可,而第二种情况,则需分别做两次测量,并将两次测得的数值相加取平均值。

5. 根据上述方法依次测量模体上的其他测量点,注意电离室在工作时不要随意移动和取下正在充电的电离室。如需要可改变扫描条件或变换不同的模体,以获得完整的数据。

五、影响辐射剂量的因素

在 CT 成像方式中,与辐射剂量直接相关的影响因素有:①管电压(tube voltage);②管电流(tube current);③扫描时间(scan time);④螺距(pitch);⑤扫描长度(scan length)。

1. **管电压** 目前所有的 X 线设备,软射线(低能辐射)都由 X 线管窗口的滤过板滤除,经滤过后的辐射平均能可以从 1/3 提高到 1/2(图 5-5-8)。如保持其他参数不变,增加管电压,患者的辐射剂量增加。在 X 线管从 120kV 增加到 140kV 时,辐射剂量约增加 1.4 倍;如将 X 线管管电压从 120kV 减少为 80kV,辐射剂量也会相应降低(表 5-5-1)。低电压时,不同组织的衰减程度是不同的,如骨、碘剂和金属的图像对比度会显著增加。一般情况下,婴幼儿、瘦弱的患者可采用低电压。管电压使用的拇指

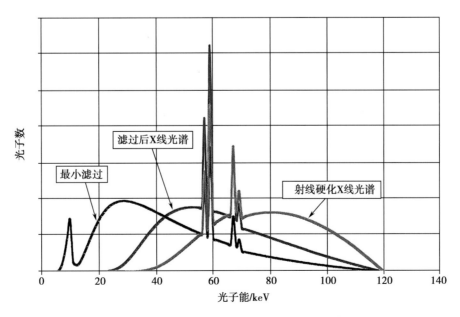

图 5-5-8 射线硬化光谱

法则是：①CT检查常用的管电压是120kV；②瘦弱患者和婴幼儿使用80kV和100kV，可减少辐射剂量和增加图像对比度；③肥胖患者应适当增加管电压，以增加穿透力。

表5-5-1 不同管电压的辐射剂量和噪声

管电压/kV	80	100	120	140
图像噪声	9.2	7.5	5.3	4.4
% 噪声	+74%	+42%	—	-17%
CTDI/mGy	6.9	7.7	13.2	20.0
% 剂量	-48%	-42%	—	+52%

2. **管电流** 管电流可分别由毫安（mA）和毫安秒（mAs）表示，主要影响X线的量。毫安和毫安秒与噪声直线相关，即毫安或毫安秒增加，噪声下降。降低辐射剂量最有效、最直接的方法是降低毫安秒。在CT检查中，为了适应某些部位的检查要求、加快扫描速度，如冠状动脉CTA检查时，使用了非常高的管电流（800mA）。有的厂商在CT检查中，使用了有效毫安秒（effective mAs）概念，需要指出的是：有效毫安秒是毫安秒与螺距的比值，而并非是简单的毫安和时间的乘积。在螺旋CT扫描方式中，当螺距加大时为了抑制噪声的增加，实际使用的管电流是有所加大的（表5-5-2）。例如，当有效毫安秒为200时，扫描时间和所有其他的参数保持不变，毫安秒和螺距可有多种组合方式。如螺距增大到1.5，管电流需增加到300mAs，才能保持图像噪声不变；如螺距改为0.75，管电流则降低为150mAs。

表5-5-2 有效毫安秒、毫安秒、螺距和辐射剂量的关系

螺距	mAs/每圈	有效毫安秒	CTDI_vol
恒定毫安秒			
轴扫	100	100	1.9
0.5	100	200	2.0
1.0	100	100	1.0
1.5	100	67	0.67
恒定毫安秒			
轴扫	100	100	1.0
0.5	50	100	1.0
1.0	100	100	1.0
1.5	150	100	1.0

3. **扫描时间** 时间与辐射剂量线性相关。增加扫描速度，较短的旋转时间和较宽的辐射束使得扫描速度提高，降低了辐射剂量。

4. **螺距** 与辐射剂量成反比，如果螺距变小，辐射剂量增加；如果螺距变大，辐射剂量减少。辐射剂量与扫描长度线性相关。冠状动脉CT前瞻性门控触发，轴扫剂量低；回顾性门控螺旋，螺旋扫描剂量高。

5. **扫描长度** 扫描长度（scan length）是指一个器官或一个部位检查时辐射曝光的范围，扫描长度直接与患者的辐射剂量有关。通常，在定位像和检查扫描中都有扫描长度或范围的问题，我们必须重视合理地选择扫描长度，以减少患者不必要的辐射剂量。在辐射剂量学中，扫描长度可由剂量长度乘积（dose-length-product, DLP）表示，如CTDI_vol不变，即扫描条件不变，则扫描长度直接影响DLP。与非螺旋CT的序列扫描相比，由于螺旋CT扫描成像两点之间的数据插值，必须在所有的投影角度之间进行，故螺旋扫描的起始和结束都需要额外增加半个旋转周期，锥形射线束越大，图像重建所需数据采集的半径越大，相比较而言，螺旋CT扫描的辐射剂量要大于轴扫方式。

射线束宽度（beam width）是指经准直器准直后射线束的宽度。CT设计制造时，射线束的投射被定义在CT机架的等中心位置。在单层CT中，线束宽度等同于层厚宽度。但在多层CT中，射线束宽度是数据采集系统和单个采集层厚的乘积。因此，如射线束宽度是1mm，则可由2×0.5mm的探测器排构成；4mm，可由4×1mm构成；10mm，可由4×2.5mm构成；20mm，可由32×0.625mm构成；40mm，可由64×0.625mm构成。在多层螺旋CT中，由于射线束宽度增加（锥形束），如256层和640层多层螺旋CT扫描，射线束的等中心位置会稍有偏离。同时，在锥形束扫描的情况下，由于射线束角度加大，还会产生过度射线（参阅本书第二章）。并且，多层螺旋CT的层厚受数据采集通道的宽度、螺距和滤波函数的影响。一般而言，不管是单层还是多层螺旋CT，层厚的宽度始终是等于或大于数据采集通道的宽度，在螺距从1增加到2时，层厚增宽的幅度通常是100%~130%。在单、多层螺旋CT中，由于螺旋扫描方式的需要，还会产生过扫范围，即在扫描的起始和结束部分都会额外增加相应的扫描，以适应横断面图像重建的需要，这些因素都或多或少地增加了患者的辐射剂量。

CT检查时，患者在机架中的位置必须是在机架孔的中心，称为等中心，否则会增加辐射剂量或图像的噪声（图5-5-9）。尤其是多层螺旋CT使用

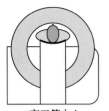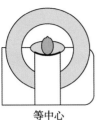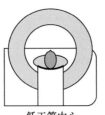

高于等中心 等中心 低于等中心

图 5-5-9 患者中心位置

剂量调制技术时,由于剂量调制技术的设计默认患者的位置是在孔的中心,如位置摆放不当,调制技术在计算时可能会明显地增加患者的剂量。在 64 层以上 CT 中,在非等中心位置扫描,还容易产生锥形束伪影。CT 生产厂商在设计 CT 机时,通常是按照扫描时患者的位置处于等中心位置,如患者扫描时的位置高于或低于中心位置,都会对患者的辐射剂量和图像质量产生一定的影响。

综上所述,管电压对辐射剂量的影响可归纳如下:管电压主要影响穿透力。同时管电压增加,辐射剂量也增加,但呈非线性增加。薄层层厚减小辐射剂量增加(非螺旋扫描)。

至少在下列两种情况下可以明显降低 MDCT 的患者剂量:

第一种情况,通过薄层扫描获得的数据同时用于其他图像并具有较高或标准纵轴图像的分辨力,分辨力的大小取决于用这些数据重建的图像层厚。在胸部检查中,一个扫描序列就足够了,而不需要两个扫描序列(一个标准扫描,一个高分辨力扫描)。此外,利用同一组 MDCT 扫描数据对面骨和鼻窦进行二次重组得到轴向、冠状面和斜面图像,也不需要进行额外的扫描,从而降低了患者总的辐射剂量。

第二种情况,增加扫描速度,较短的旋转时间和较宽的辐射束使得扫描速度提高了,从而增加了一次屏气所能扫描的范围。因此,运动伪影的发生率降低了。为了确保两次屏气扫描之间没有解剖结构的遗漏,需要有几个厘米范围的重叠扫描,这在 MDCT 中可以避免。

六、临床实践中的剂量管理

1. 剂量与影像质量之间的平衡 最高质量的影像对所有的诊断任务来讲并不都是必须的,影像质量的水平,例如低噪声、中等或低剂量,取决于具体的诊断要求。

影像质量的客观测量如影像噪声或者对比度噪声比可能不会完全反映与临床诊断相关的所有影像。确定"最佳"的影像质量是一个复杂的任务,需要量化测量,例如噪声,并且需要观察者观测。过度降低剂量会对影像质量不利并降低病变探测率。同样的,通过较高剂量所获得高质量影像上的病变清晰度不一定比较低剂量 CT 影像上的高。然而,对 CT 采集和重建参数的理解能帮助放射医师、医学物理师和 CT 技师在保持影像质量前提下降低患者的辐射剂量。

2. 不同的成像任务需要不同的影像质量水平 对于 CT 结肠造影、腹部和盆腔非对比增强 CT 扫描(主要用于肾结石的评价)等具有高对比度特性的典型检查来说,可以使用较低的 CT 辐射剂量,这是由于病变本身存在较高的固有对比度,噪声水平的增加不会影响病变的清晰性。近来一些类似的研究也开始在 CT 血管成像中探索使用低 kVp 技术。研究显示,对比剂增强的血管和它们周围结构之间的高对比度使得在高噪声水平下也可以对影像进行评价。此外,常规的胸部 CT 检查也应该使用低辐射剂量,这是因为充满气体的肺和软组织之间存在很高的固有对比度(胸部对 X 线束的衰减比腹部要小)。与此相反,病变与其背景结构之间对比度较低的情况下,比如大多数肝转移病变,影像噪声的增加会影响病变的探查或特征显示。此时,不经意的剂量降低和较高的噪声水平都会降低相关检查的诊断可接受性。

3. 特殊 CT 检查的技术和剂量 大部分关于低剂量 CT 的研究聚集在降低管电流的使用上,要么固定管电流,要么使用自动曝光控制(automatic exposure control,AEC)。这些研究根据患者体型大小(比如不同体重对应相应固定的管电流,衰减曲线对应相应的 AEC 技术),或患者指征(低电流用于筛查、肾结石和胸部 CT)来调整管电流。然而,剂量降低的评估也使用较高的螺距、较低的 kVp、运用特殊技术,比如使用二维或三维非线性噪声降低滤波器。

CT 供应商和研究人员在高剂量效率技术的研发上投入了相当大的精力。尽管如此,由于使用频率的增加,MDCT 对于公众辐射剂量的贡献仍在提高。需要建立适合不同临床指征的 CT 规范,比如诊断、肿瘤分期和患者随诊。AEC 技术和其他剂量管理方法的改进需要得到进一步关注。国际、国家和地区组织需通过持续努力向医生、技师和医学物理师提供患者剂量管理方面的教育。需要加强非辐射成像技术的研究以替代 CT 提供相当的及时信息。

有迹象显示，锥形束 CT（CBCT）是一种很有发展前景的成像方式，不久的将来会有很大改进。成像系统的任何改进，都应该考虑到对患者剂量管理的必要性和获取辐射剂量信息的必要性。

七、辐射剂量的表达方式

1. CT 剂量指数（CT dose index，CTDI）
CTDI 是指在 CT 检查中，受检者接收的射线平面内的辐射剂量，一般是用直径 16cm（代表头部和四肢）和 32cm（代表体部）的圆柱状的充水体模进行测量（单位：mGy），1981 年首次由 Shope 提出后，先后被 FDA、IEC、CEC、IAEA 等多个权威组织所定义并采用，是目前国际上应用最广泛的一种 CT 剂量指标，我国国家标准亦采用此概念。

目前国际上对 CT 剂量的表征量和测量方法（包括模体种类）未有一致意见，ICRP 亦指出为避免混淆，应明确各种 CTDI 定义的区别。

目前公认的 CTDI 有以下三个，三个指数并不直接表征各种 CT 扫描所致受检者的剂量，但与受检者剂量密切相关。与吸收剂量有相同的量纲，以毫戈瑞（mGy）为单位。

（1）CT 剂量指数 100（$CTDI_{100}$）：$CTDI_{100}$ 是广泛应用的最基本的反映 CT 扫描剂量特征的表征量，可用于统一比较 CT 机性能。其定义为：CT 旋转一周，将平行于旋转轴（z 轴，即垂直于断层平面）的剂量分布 $D(z)$ 沿 z 轴从 -50mm ~ $+50$mm 积分，除以层厚 T 与扫描断层数 N 的乘积之商。即：

$$CTDI_{100} = \frac{1}{nT} \int_{-50mm}^{50mm} D_a(z)dz \quad \text{公式 5-5-3}$$

$CTDI_{100}$ 可用热释光探测器（TLD），在专用的 TLD 插件中进行各点剂量分布的测量，进而得出剂量分布曲线 $D(z)$，再依剂量分布曲线的半高宽（full width at half maximum，FWHM）通过拟合计算求得 CTDI。$CTDI_{100}$ 采用积分区间从 -50mm ~ $+50$mm，可用有效长度正好为 100mm 的笔形电离室在通用标准剂量模体中方便地测量到，从而方便进行 CT 机的验收与经常性的质量控制检测等。

（2）加权 CT 剂量指数（$CTDI_W$）：由于在同一个模体中不同位置的辐射剂量有所区别，因此为了更好地表达整体的辐射剂量水平，需要引入加权 CT 剂量指数（$CTDI_W$）的概念，其可以准确反映扫描平面中的平均剂量。

$$CTDI_W = \frac{1}{3}CTDI_{100}^{central} + \frac{2}{3}CTDI_{100}^{peripheral} \quad \text{公式 5-5-4}$$

$CTDI_{100}^{central}$（中心）为在模体中心位置上的测量值。

$CTDI_{100}^{peripheral}$（外周）表示在模体周边四个不同位置上（至少以 90° 为间隔的模体表面下 10mm 处）测量值的平均值。

目前普遍采用的与有效长度 100mm 笔形电离室检测仪器配套的标准有机玻璃剂量模体，分头部模体（直径 160mm）与躯干模体（直径 320mm）两种，均呈长度为 140mm 的圆柱体状，模体中心及其四周表面下 10mm 处都有专用的检测电离室插孔（该孔不测量时即插入组织等效的有机玻璃棒）。

加权 CT 剂量指数（$CTDI_W$）已被选来作为 CT 诊断医疗照射的指导（参考）水平的表征量之一。可以反映多层连续扫描的平均剂量（pitch=1 时），但对于不连续的多层扫描，$CTDI_W$ 不能准确反映其平均剂量。

（3）容积 CT 剂量指数（$CTDI_{vol}$）：螺旋 CT 问世后，$CTDI_W$ 已经不能准确表征辐射剂量的水平，需要考虑螺距对扫描剂量的影响：

$$\text{CT 螺距（因子）} = \Delta d/N \cdot T \quad \text{公式 5-5-5}$$

Δd 为 X 射线管每旋转一周检查床移动的距离。

N 为一次旋转扫描产生的断层数。

T 为扫描层厚。

$$CTDI_{vol} = CTDI_W/\text{CT 螺距（因子）}$$
$$= (N \cdot T/\Delta d) \times CTDI_W \quad \text{公式 5-5-6}$$

容积 CT 剂量指数 $CTDI_{vol}$ 反映整个扫描容积中的平均剂量。这也是我们的剂量报告表格中与剂量直接相关的第一个参数。

2. 剂量长度乘积（DLP） DLP 用来评价受检者一次完整 CT 扫描的总辐射剂量。对于序列扫描 DLP（单位：mGy·cm），可以表述为：

$$DLP = i \sum nCTDI_W \cdot nT \cdot N \cdot C \quad \text{公式 5-5-7}$$

i 为 X-CT 扫描序列数。

N 为旋转圈数。

nT 为每旋转一圈的标称线束准直宽度（cm）。

C 为 X 射线管每旋转一周的管电流与曝光时间之积（mAs）。

$nCTDI_W$ 则表示与所用管电压和总标称线束准直宽度相对应的归一的加权 CT 剂量指数（mGy·mA^{-1}·s^{-1}）。

对于螺旋扫描 DLP 可方便地表达为：

$$DLP = CTDI_{vol} \times L \quad \text{公式 5-5-8}$$

$CTDI_{vol}$ 为多排（层）螺旋 CT 扫描的容积 CT 剂量指数。

L 为沿 z 轴的扫描长度。

3. **有效剂量** 在获得累计辐射剂量之后，这个参数还不是最终患者接受的辐射剂量，受检者的辐射剂量终将落实到有关各组织或器官的吸收剂量（D，单位：Gy），组织或器官的吸收剂量是 X 线积在受检者单位质量组织或器官里的能量。

$$1Gy=1 焦尔·千克^{-1}(J·kg^{-1})$$

组织或器官的吸收剂量的严格定义是物理意义上的点量，即吸收剂量是指致电离辐射授予某一体积元内物质的平均能量除以该体积元内物质的质量而得的商，即：$D=d\varepsilon/dm$。

组织或器官的吸收剂量是最完整的表征受检者所接受的 X 射线照射的量，然而大多数情况下是不可能直接测量的，通过体模模拟研究可以解决。

用仿真人体模型，借助 TLD 和其他发光剂量计等探测器，测量受检者组织或器官的吸收剂量及其分布，采用蒙特卡罗（Monte Carlo）方法运算，估算组织或器官的吸收剂量。

吸收剂量的生物效应决定于射线的种类和照射条件。如相同的吸收剂量，α 射线对生物体危害比 X 线大 20 倍。在辐射防护中，将个人或集体实际接收的或可能接收的吸收剂量根据组织生物效应加权修正，经修正后的吸收剂量在放射防护中称为当量剂量。

当量剂量的单位与吸收剂量一样，即焦尔·千克$^{-1}$（J·kg^{-1}），专名是 Sv，

$$1Sv=1J·kg^{-1}（=1Gy）$$

比较不同类型放射学检查的相对电离辐射风险，并且考虑到不同组织或器官的不同辐射敏感性时，采用以希沃特（Sivert，Sv）为单位的有效剂量 E 来表征。全身有效剂量是一个反映非均匀照射归一到全身照射危险度的剂量参数。

有效剂量（effective dose）专指当所考虑的效应是随机性效应（例如辐射诱发的癌症等）时，在全身非均匀照射的情况下，人体所有组织或器官的当量剂量的加权总和。即：

$$E=\sum W_T·H_T \qquad 公式 5-5-9$$

H_T 为组织或器官 T 所受的当量剂量；W_T 为 T 的组织权重因子。

有效剂量是器官和/或组织的当量剂量按各组织权重因子加权之和。

螺旋 CT 的有效剂量：

利用 CTDI$_{vol}$ 及其扫描长度（L）计算出剂量长度乘积（DLP），再乘以特定的转换系数（k）来估计出有效剂量（E）：

$$E=k·DLP \qquad 公式 5-5-10$$

转换系数 k（mSv·mGy^{-1}·cm^{-1}）与检查部位有关。

同一个体的不同部位对相同辐射剂量的敏感程度不同，具体表现为 k 值的不同。k 值是不同部位的归一化有效剂量权重因子。同一解剖部位，年龄越大，k 值越小；同一年龄段个体的头颈部 k 值小于腹、盆部。另外不同器官对射线的敏感性不同，敏感器官包括眼晶状体、甲状腺、乳房、生殖腺和造血系统等。在受到不必要的或过量的放射线照射时，人体发生白内障、甲状腺癌及乳腺癌的概率会增加。

（郑君惠　曹希明）

第六章 头颈部CT检查及诊断要点

第一节 检查注意事项

为了使CT检查取得较好的效果,扫描前的准备工作必不可少。检查前的准备及注意事项主要有以下几点:

首先,被检查者进入CT室前需换鞋,保持机房内的整洁,对患者做好耐心的解释工作,包括检查中机器的响声。如需增强扫描,告诉患者注射对比剂后身体的反应及可能发生的副作用等,消除其紧张情绪,配合检查顺利完成。

其次,要求患者摘掉检查部位的金属发夹、耳环以及颈部的项链等,做冠状扫描时尽可能摘掉义齿,以防伪影产生。

再次,在扫描过程中患者的体位须保持不动,确保检查部位的固定,是减少运动伪影的有效措施。眼部扫描时嘱患者两眼球向前凝视或闭眼不动;对不能配合的患者及婴幼儿,可采用药物镇静。成人一般在检查前采用肌内或静脉注射10mg地西泮,少数效果差者可重复肌内注射或静脉注射10mg地西泮,儿童口服水合氯醛最为安全,按每千克体重50~75mg(总剂量不得超过2g)于扫描前口服。另外,在CT扫描过程中应做好患者和陪护人员的射线防护,在非特殊情况下患者家属不要滞留在扫描室内。

第二节 相关解剖

一、脑

脑位于颅腔内,分为端脑、间脑、脑干(包括中脑、脑桥、延髓)和小脑。端脑又称大脑,由左、右侧大脑半球组成,半球间有大脑纵裂,裂底借胼胝体相连。左右大脑半球均有3条恒定的沟裂:大脑外侧裂(又称外侧沟)、中央沟、顶枕沟。大脑半球

表层的灰质称大脑皮质,皮质深面有大量的白质称髓质,在端脑底部的白质中蕴藏有基底核。脑有三层被膜,由外向内为硬脑膜、蛛网膜和软脑膜,有保护和支持脑及脊髓的作用。

间脑位于大脑半球和中脑之间,外侧邻内囊,内侧面形成第三脑室的侧壁,可分为背侧丘脑、下丘脑、底丘脑、上丘脑和后丘脑。

脑干(brain stem)位于颅底内面的斜坡上,自下而上分别为延髓、脑桥和中脑。延髓在枕骨大孔处续接脊髓,中脑向上与间脑相接,延髓和脑桥的背面与小脑相连,其间有第四脑室。

小脑(cerebellum)位于颅后窝内,其上面借小脑幕与大脑半球枕叶相邻,前方借三对小脑脚与脑干背面相连。

脑的动脉血供来自颈内动脉和椎动脉。以顶枕沟为界,大脑半球的前2/3和部分间脑由颈内动脉分支供应,大脑半球后1/3及部分间脑、脑干和小脑由椎动脉供应。它们到脑的分支在脑底形成大脑动脉环。

大脑动脉环(cerebal arterial circle)又称Willis环,由两侧大脑前动脉起始段、颈内动脉末端及大脑后动脉借前后交通动脉共同围成,将颈内动脉系统和椎-基底动脉系统连接起来,也使左右大脑半球的动脉相交通。

二、眼眶与眼

眼眶为底朝前外,尖向内后的一对四棱锥形腔,可分为上、下、内侧、外侧四壁,容纳眼球及其附属结构。在外侧壁与上下壁后部的交界处分别有眶上裂和眶下裂。眶上裂向后通颅中窝,眶下裂向后通颞下窝和翼腭窝。

眼球是视器的主要部分,近似球形,位于眶内,前部与眼睑相邻,后部借视神经连于间脑的视交叉。眼球由壁和内容物构成。眼球壁由外向内依次

为眼球纤维膜、血管膜和视网膜3层。眼球内容物由房水、晶状体、玻璃体组成,这些结构无色透明,都具有屈光作用,它们与角膜共同组成眼球的屈光系统。

三、耳

按照结构部位,耳分外耳、中耳和内耳3部分。外耳包括耳郭、外耳道和鼓膜三部分。中耳位于外耳和内耳之间,大部分在颞骨岩部内,由鼓室、咽鼓管、乳突窦和乳突小房组成。内耳又称迷路,全部位于颞骨岩部的骨质内,在鼓室内侧壁与内耳道底之间,其形状不规则,构造复杂,由骨迷路和膜迷路两部分组成,骨迷路是由致密骨质围成的骨性隧道,膜迷路则套在骨迷路内,由互相连通密闭的膜性小管和小囊组成。骨迷路和膜迷路之间有一定的间隙,其内充满外淋巴,膜迷路内充满内淋巴,内外淋巴之间互不相通。

四、鼻窦

鼻窦是鼻腔周围颅骨内含气的腔隙,开口于鼻腔,窦内衬以黏膜,在窦口与鼻腔黏膜延续。鼻窦有四对,左右对称分布,包括额窦、筛窦、蝶窦和上颌窦。具有调温、湿润空气以及对发音产生共鸣作用。

五、咽与喉

咽既是消化道,又是呼吸道。呈前后略扁的漏斗状肌性管道,位于第1~6颈椎前方,上端起自颅底,下至第6颈椎下缘连于食管。咽的前壁不完整,由上向下分别与鼻腔、口腔和喉腔相连。咽按其前壁的毗邻分为鼻咽、口咽和喉咽三部分。

喉(larynx)既是呼吸的管道,又是发音器官。喉位于颈前正中,上借甲状舌骨膜与舌骨相连,向下与气管相续,前面为舌骨下肌群,后为咽,两侧为颈部的大血管、神经及甲状腺侧叶。主要由喉软骨和喉肌构成,上界是会厌上缘,下界为环状软骨下缘。

六、甲状腺与甲状旁腺

甲状腺(thyroid gland)是不成对的腺体,位于颈前部,呈"H"形,分为左、右两个侧叶,之间以甲状腺峡相连。甲状腺位于喉和气管的两侧,甲状腺峡位于第2~4气管软骨环的前方,左、右侧叶贴于

喉下部和气管上部两侧。甲状腺结缔组织附着于喉软骨,故吞咽时可随喉上下移动。

甲状旁腺是上、下各一对扁圆形小体。上甲状旁腺位置比较固定,位于甲状腺侧叶后缘上、中 1/3 交界处。下甲状旁腺位置变异较大,大多位于甲状腺侧叶后缘近下端的甲状腺下动脉处。

第三节　扫描方法

颅脑、五官和颈部常用的扫描方法为平扫和增强扫描。检查体位通常为仰卧位,但颅脑的某些部位检查也采用俯卧位,如脑垂体检查(图6-3-1)。颅脑CT检查须注意扫描基线,有听眶线(RBL)、听眦线(OML)和听眉线(EML)(图6-3-2)。由于不同扫描基线的断面解剖显示结构有所不同,在扫描时需加以注意。颅脑和颈部的血管CTA检查方法见本书第十章相关章节。

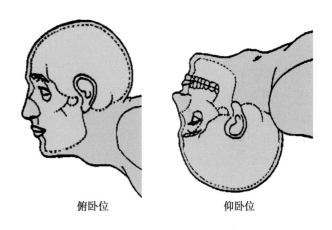

俯卧位　　　　仰卧位

图 6-3-1　颅脑冠状面扫描体位

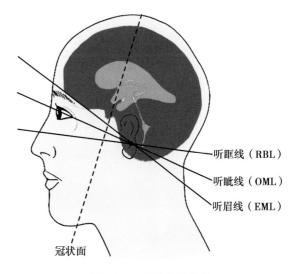

听眶线(RBL)

听眦线(OML)

听眉线(EML)

冠状面

图 6-3-2　颅脑扫描基线

一、颅脑

（一）颅脑平扫和增强扫描

【适应证】

CT平扫可应用于颅脑外伤、急性脑出血、脑萎缩、脑梗死、先天性发育异常、颅内肿瘤、脑血管性疾病、颅内感染、遗传代谢性脑部疾病、脑白质病、颅骨骨源性疾病、颅内压增高、脑积水等，有时需要做增强扫描。CT平扫时多采用横断面扫描，当疑似垂体瘤、颅底病变、小脑病变以及大脑凸面病变时可加做冠状面扫描。

【患者准备】

去除头上发夹等金属物品，增强扫描前，请患者或家属在CT增强检查告知书上签字，常规采用非离子型对比剂，如使用离子型对比剂需做碘过敏试验，阴性者方可检查。建立好静脉通道。

【检查体位】

仰卧，头部放置于头架上。头先进，下颌内收，两外耳孔与台面等距，头颅和身体正中矢状面与台面中线重合（图6-3-3A），保持两侧对称，以准确地反映该层面的解剖结构。

【扫描方法】

常规采用非螺旋横断扫描，扫描角度与听眶上线平行，扫描范围从枕骨大孔至颅顶（图6-3-3B）。患者摆好体位后，要进行体表定位，先进床，并定位使定位线与OML平行，以此为基线。扫描从基线开始，连续由下至上扫描，直至脑实质全部扫描完为止。扫描层厚最好是5mm。CT平扫发现较小病变时，可在病变区域加做薄层扫描或重叠扫描，必要时可增强扫描。

增强扫描时采用高压注射静脉团注对比剂，增强延迟时间动脉期20~25秒，实质期60~70秒，必要时根据检查的目的和疾病的种类行延迟扫描。

【参考参数】

扫描参数：管电压120kV，自动管电流。参考值：280~320mAs，准直0.625mm，sFOV头部。

重建参数：重建层厚≤5mm，重建间距≤5mm。dFOV 200~300mm。算法：常规软组织算法，需要观察颅骨时增加骨算法。

【对比剂方案】

对比剂浓度300~370mgI/ml，对比剂总量50~70ml，对比剂流速2.0~3.5ml/s。

【窗宽和窗位】

脑组织窗：用于观察脑组织，窗宽70~100HU，窗位35~50HU。

骨窗：用于观察颅骨，窗宽1 500~3 000HU，窗位400~600HU。对于颅脑外伤的患者，在摄片时常规要拍摄骨窗CT片，以免遗漏骨折的诊断。

【影像质量标准】

1. 脑组织窗 能够显示灰白质边界、基底神经节、脑室系统、中脑周围的脑脊液腔隙、静脉注射对比剂后的大血管和脑室脉络丛。

2. 骨窗 能够显示颅骨的内、外板，板障。

【照片要求】

1. 常规扫描脑组织窗。

2. 外伤骨折、骨肿瘤或怀疑颅骨转移时加照骨窗。

3. 发现病变时照片需要标记平扫及增强病灶CT值。

4. 根据病变情况加照病变部位相应的冠状面及矢状面。

（二）颅脑断面解剖

1. 颅脑扫描所见根据听眉线扫描的颅脑CT

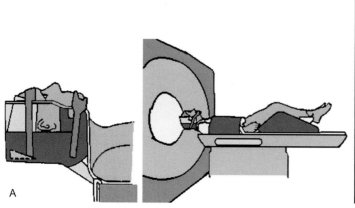
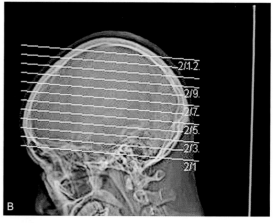

图6-3-3 颅脑检查体位及扫描范围
A.颅脑检查体位；B.颅脑扫描范围。

横断面和冠状面各层图像（图6-3-4、图6-3-5、图6-3-34、图6-3-35）如下所述（按照从颅底向上的扫描方向，层厚、层距10/10mm）。

第一层面：为四脑室下方平面横断面。可见额叶和颞叶下部、小脑、脑桥及脑桥前池，四脑室下部尚未显示。小脑各自枕大池向前至第四脑室后下方。

第二层面：为鞍上池平面横断面。鞍上池呈五角形或六角形，其内周围为Willis环，前中部可见视交叉。后方围绕脑干的环形低密度影为环池，中颅窝豆点状低密度为侧裂，后为颞叶皮质，前面为额叶。

第三层面：为第三脑室平面。显示侧脑室及第三脑室。前方纵裂将两侧额叶分开，透明隔将两侧脑室前角分开，后方两侧天幕的前外方为枕叶，后内方为小脑。两侧脑室的外方有基底核、内囊、外囊等结构。中颅凹仍可见侧裂。

第四层面：为松果体平面。三脑室两侧可见丘脑、基底核等，三脑室后方为四叠体池，呈钻石形，内可见松果体。此外，可见侧脑室前角及三角区，其内可见脉络丛，常有对称性钙化。

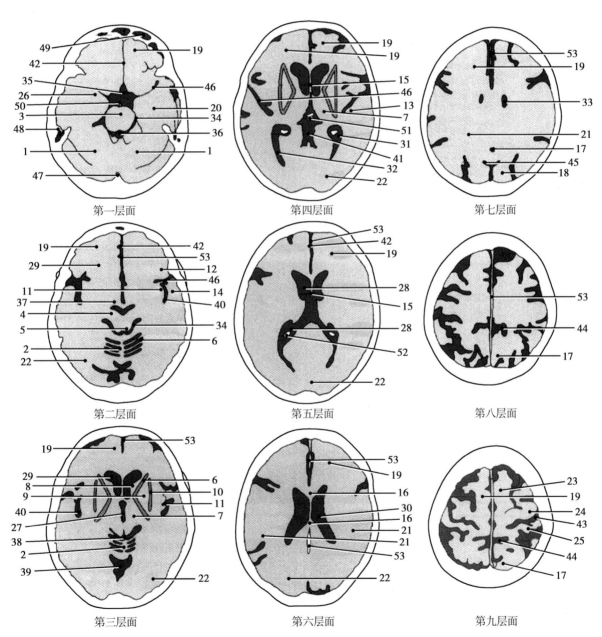

图6-3-4 颅脑横断面解剖示意图

1.大脑半球；2.大脑蚓部；3.脑桥；4.大脑脚；5.四叠体；6.内囊；7.丘脑；8.尾状核头部；9.豆状核；10.外囊；11.脑岛；12.额叶；13.顶叶；14.颞叶；15.透明隔；16.胼胝体；17.前叶；18.楔叶；19.额叶；20.颞叶；21.顶叶；22.枕叶；23.前上脑回；24.前中脑回；25.后中脑回；26.海马；27.第三脑室；28.侧脑室；29.前角；30.侧脑室体部；31.三角体；32.枕角；33.颞角；34.周围池；35.基底池；36.上脑池；37.脚间池；38.四叠体池；39.上小脑蚓池；40.岛池；41.大脑静脉池；42.大脑半球池；43.脑回；44.扣带沟；45.顶枕沟；46.大脑外侧裂；47.枕内隆凸；48.颞骨岩部；49.额窦；50.基底动脉；51.松果体；52.脉络丛；53.大脑镰。

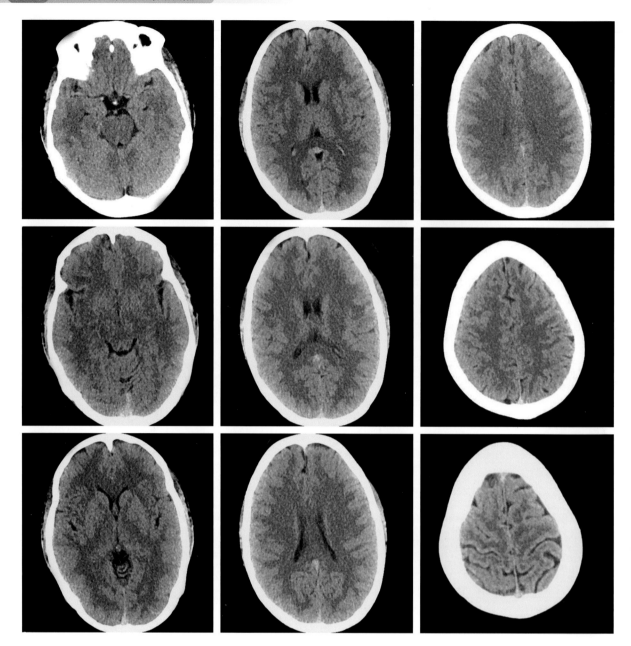

图 6-3-5 图 6-3-4 对应颅脑横断面扫描图

第五层面：为侧脑室体部平面。可见侧脑室体部、前角和后角的上部，额叶在额角前方，顶叶在额角后方至侧脑室体部，枕叶在枕角的内侧方。

第六层面：为侧脑室体的最上部平面。显示侧脑室体最上部，大脑镰将大脑半球分开，并可有钙化。

第七层面至第九层面：为颅顶横断面，显示脑室上方的区域。

2. 颅脑横断面解剖示意图和扫描图见图 6-3-4、图 6-3-5。

（三）常见疾病诊断要点

1. **颅内出血** 图 6-3-6~图 6-3-14 为颅内出血病例。

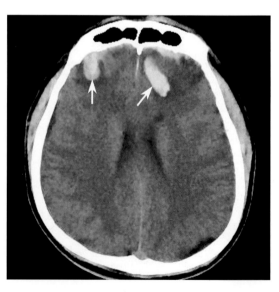

图 6-3-6 双侧额叶出血（箭）

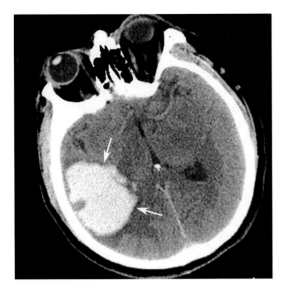

图 6-3-7 右侧颞叶脑出血（箭）

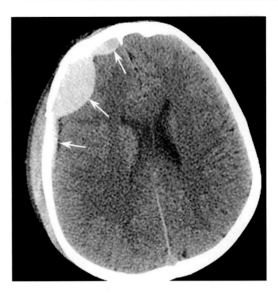

图 6-3-10 硬膜外颅内出血（箭）

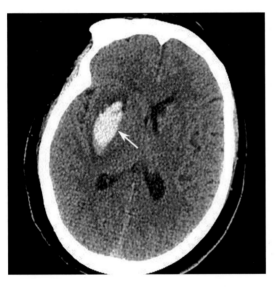

图 6-3-8 右侧基底节区出血（箭）

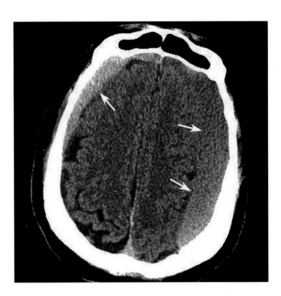

图 6-3-11 硬膜下双侧颅内出血（箭）

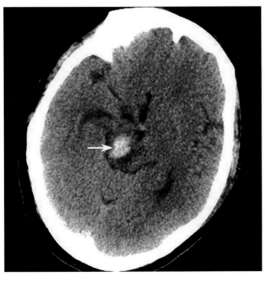

图 6-3-9 脑干右份出血（箭）

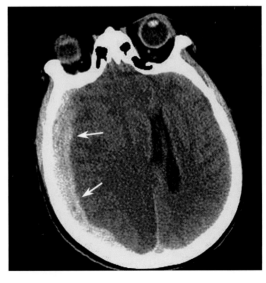

图 6-3-12 硬膜下右侧颅内出血（箭）

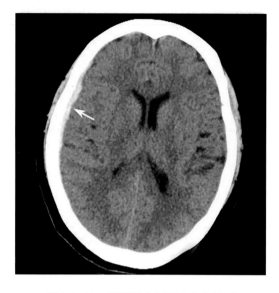
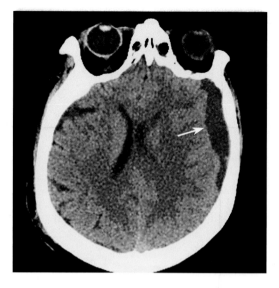

图 6-3-13　硬膜下右侧颅内出血(箭)　　　　　　图 6-3-14　左侧慢性硬膜下出血(箭)

2. **颅脑外伤出血伴骨折**　图 6-3-15 和图 6-3-16 为颅脑外伤出血伴骨折病例。

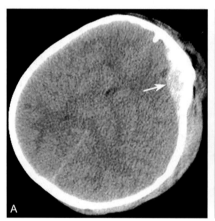
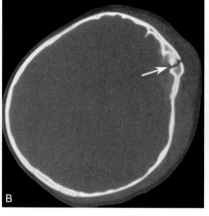
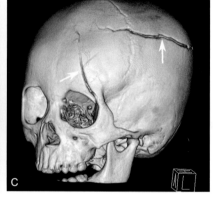

图 6-3-15　外伤后颅内出血(箭)
A. 脑组织窗；B. 骨窗；C.VR 重建。

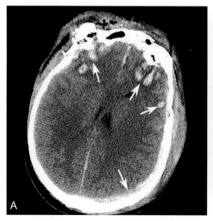
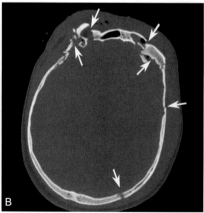
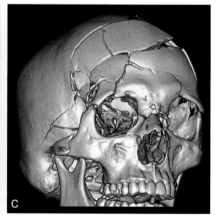

图 6-3-16　外伤后颅内出血,颅面骨多发骨折(箭)
A. 脑组织窗；B. 骨窗；C.VR 重建。

3. 脑梗死　图 6-3-17~图 6-3-22 为脑梗死病例。

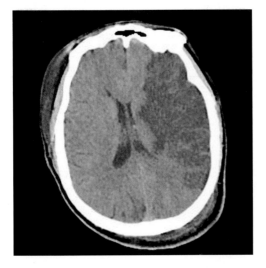

图 6-3-17　左侧大脑半球大面积脑梗死

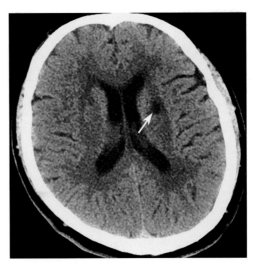

图 6-3-20　左侧基底节区梗死灶（箭）

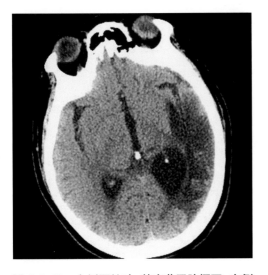

图 6-3-18　左侧颞枕叶、基底节区脑梗死，左侧
侧脑室后角扩张

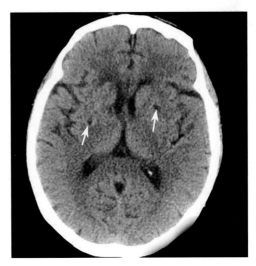

图 6-3-21　双侧基底节区腔隙性脑梗死（箭）

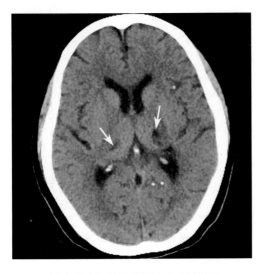

图 6-3-19　双侧丘脑梗死灶（箭）

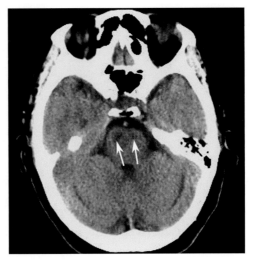

图 6-3-22　脑干梗死灶（箭）

4. 脑膜瘤　脑膜瘤病例见图6-3-23。

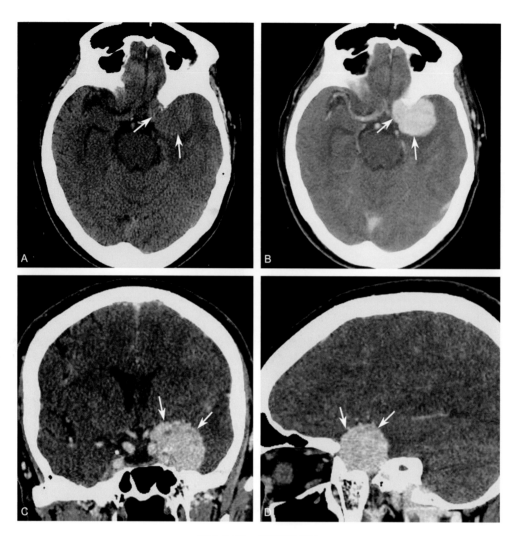

图6-3-23　脑膜瘤(箭)
A.横断面平扫;B.增强明显均匀强化;C.MPR重建冠状面;D.矢状面。

5. 胶质瘤　图6-3-24~图6-3-26为脑胶质瘤病例。

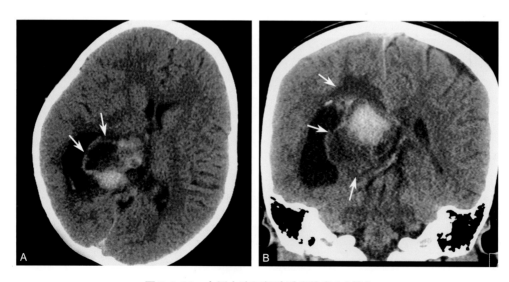

图6-3-24　右侧大脑深部胶质瘤伴出血(箭)
A.横断面;B.冠状面。

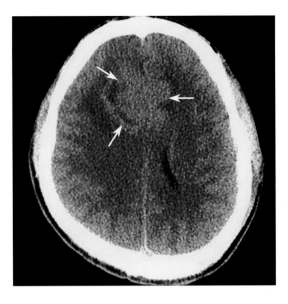

图 6-3-25　额叶胶质瘤（箭）

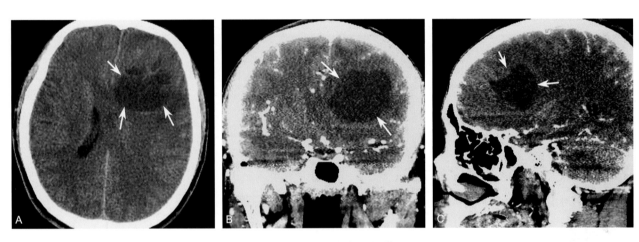

图 6-3-26　左额叶胶质瘤（箭）
增强呈轻度环形强化，A. 横断面平扫；B. 冠状面；C. 矢状面。

6. 动脉瘤　图 6-3-27~ 图 6-3-29 为动脉瘤病例。

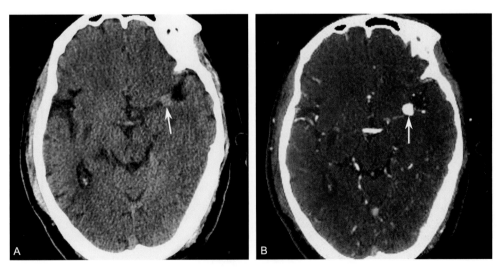

图 6-3-27　左侧大脑中动脉 M1 段动脉瘤（箭）
A. 横断面平扫，呈稍高密度结节；B. 增强成像。

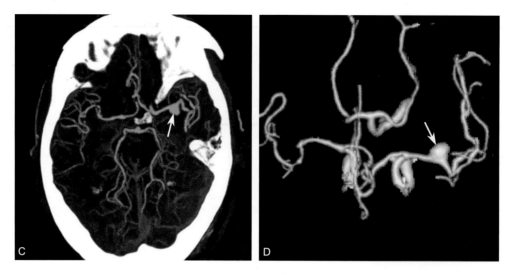

图 6-3-27(续)
C. 最大密度投影(MIP); D. VR 重建。

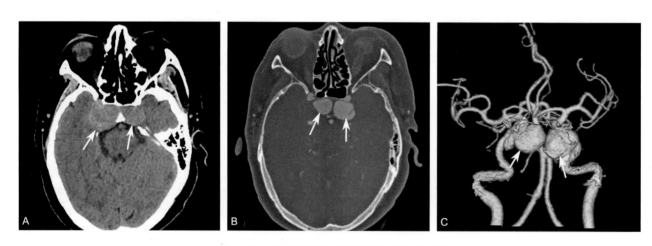

图 6-3-28 双侧颈内动脉海绵窦段动脉瘤(箭)
A. 横断面平扫; B. 增强成像(W: 800; L: 240); C. VR 重建。

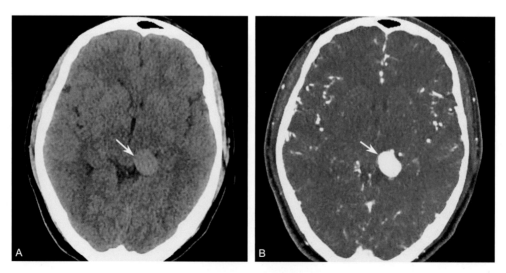

图 6-3-29 左侧大脑后动脉动脉瘤(箭)
A. 横断面平扫,呈稍高密度结节; B. 增强成像。

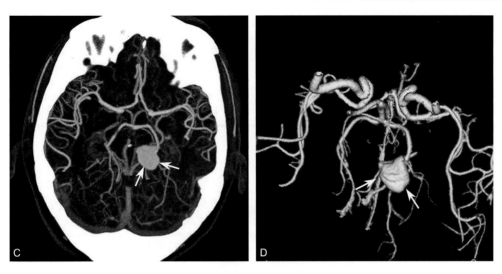

图 6-3-29(续)
C. 最大密度投影(MIP); D. VR 重建。

7. 脑脓肿 图 6-3-30 和图 6-3-31 为脑脓肿病例。

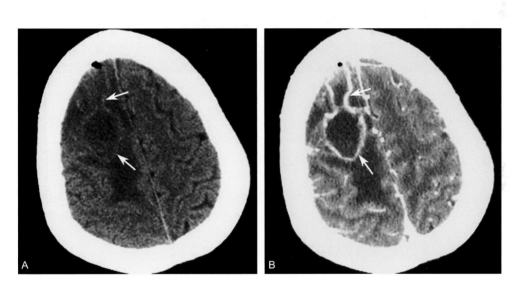

图 6-3-30 脑脓肿
A. 右侧额顶叶脑脓肿(箭)并周围脑组织水肿; B. 增强呈环形强化。

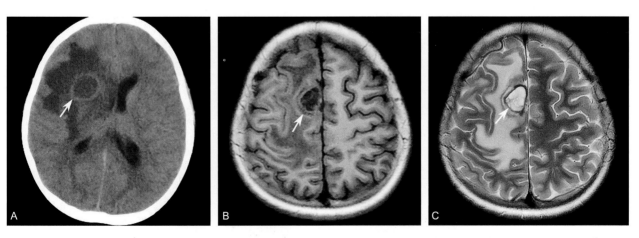

图 6-3-31 右侧额顶叶脑脓肿(箭)并周围脑组织水肿
A. CT 平扫; B. T_1WI 低信号; C. T_2WI 高信号。

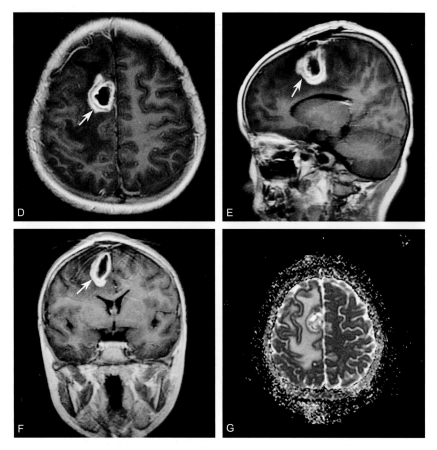

图 6-3-31(续)

D. 增强环形强化；E. 矢状面；F. 冠状面；G. DWI 显示弥散受限。

二、垂体

（一）垂体平扫和增强扫描

【适应证】

鞍区肿瘤，颅脑外伤累及鞍区，鞍区肿瘤侵犯周围结构情况，鞍区肿瘤术后复查等。

【患者准备】

去除头上发夹等金属物品，增强扫描前，请患者或家属在 CT 增强检查告知书上签字，常规采用非离子型对比剂，如使用离子型对比剂需做碘过敏试验，阴性者方可检查。建立好静脉通道。

【检查体位】

仰卧位：取颌顶位，头部放置于头架上。头尽量后仰，两外耳孔与台面等距。头颅和身体正中矢状面与台面中线重合。俯卧位取顶颌位：患者俯卧于检查台上，头部正中面对准并垂直台面中线，下颌尽量前伸，头部尽量后仰，两侧外耳孔与台面等高（图 6-3-32），垂体冠状面扫描前床突至后床突（图 6-3-33），通常顶颌位患者比较容易配合。

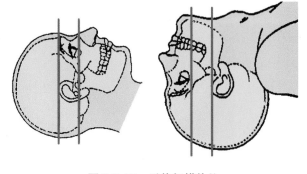

图 6-3-32　垂体扫描体位

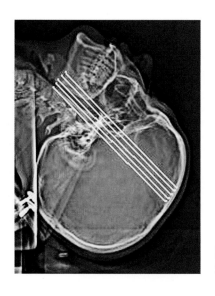

图 6-3-33　蝶鞍定位扫描范围

【扫描方法】

采用非螺旋横断扫描，扫描角度与听眶上线平行，扫描范围从枕骨大孔至颅顶。鞍区扫描范围应视蝶鞍大小而定，原则上包括蝶鞍前床突和后床突，较大的占位病变应较好地显示病变的全貌及特征。扫描层面尽可能与蝶鞍平行或与鞍底垂直。目前多采用颅脑螺旋方式扫描，进行冠状面与矢状面重建。增强扫描时采用高压注射静脉团注，增强延迟时间动脉期 20~25 秒，实质期 60~70 秒，必要时根据病变特点行延迟扫描。

【参考参数】

扫描参数：管电压 120kV，自动管电流。参考值：280~320mAs，准直 0.625mm，sFOV 头部。

重建参数：重建层厚 1~3mm，重建间距 1~3mm。dFOV 200~300mm。算法：常规软组织算法，需要观察颅骨时增加骨算法。

【对比剂方案】

对比剂浓度 300~370mgI/ml，对比剂总量 50~70ml，对比剂流速 2.0~3.5ml/s。

【窗宽和窗位】

脑组织窗：用于观察脑组织，窗宽 70~100HU，窗位 30~40HU。

骨窗：用于观察颅骨，窗宽 1 500~3 000HU，窗位 300~600HU。

【照片要求】

从前床突根部至鞍背，冠状面软组织窗，层厚 1~3mm、层距 1~3mm 摄片。如冠状面病变显示不佳，重建矢状面图像。VRT 或 SSD 有助于显示鞍区的骨性三维结构。

【注意事项】

增强扫描后留观 15~30 分钟，以防止对比剂过敏反应发生。

（二）颅脑冠状面解剖

颅脑冠状面解剖示意图见图 6-3-34，扫描图像见图 6-3-35。

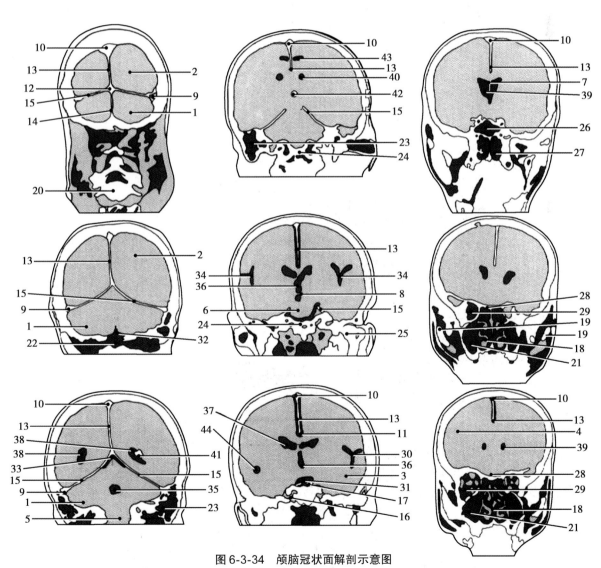

图 6-3-34　颅脑冠状面解剖示意图

1. 小脑；2. 枕叶；3. 颞叶；4. 额叶；5. 延髓；6. 下丘脑；7. 透明隔；8. 丘脑间连接；9. 横窦；10. 上矢状窦；11. 下矢状窦；12. 汇合窦；13. 大脑镰；14. 小脑镰；15. 小脑幕；16. 颈动脉管；17. 蝶鞍；18. 下鼻甲；19. 下颌骨；20. 第 2 颈椎；21. 上颌窦；22. 枕骨大孔；23. 乳突；24. 斜坡；25. 颞颌关节；26. 蝶窦；27. 鼻漏斗；28. 蝶骨面；29. 眼眶；30. 脑沟；31. 基底池；32. 小脑延髓池；33. 上脑池；34. 脑岛池；35. 第四脑室；36. 第三脑室；37. 侧脑；38. 枕角；39. 前角；40. 侧脑室体；41. 脉络丛；42. 松果体；43. 脑沟褶皱；44. 颞角。

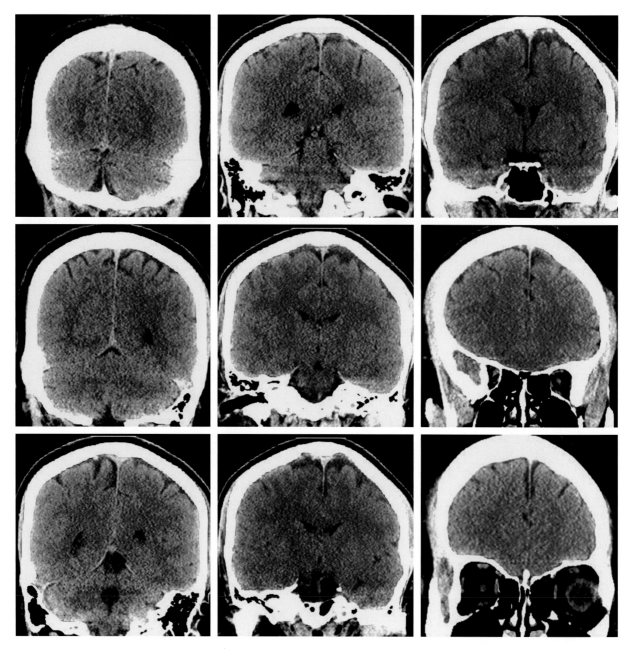

图 6-3-35　与图 6-3-34 对应的颅脑冠状面扫描图像

（三）常见疾病诊断要点

图 6-3-36 和图 6-3-37 为垂体瘤病例。

三、眼及眼眶

（一）眼及眼眶平扫和增强扫描

【适应证】

主要用于眼眶外伤、面颅部肿瘤侵犯周围情况，眼内异物定位、眼肌肥大等。眼内、眼眶及泪腺肿瘤，转移性肿瘤和面颅部肿瘤侵犯周围组织的情况；血管性疾病，如血管瘤、颈内动脉海绵窦瘤、眼静脉曲张等。

【患者准备】

去除头上发夹及义齿等金属物品，嘱咐患者检

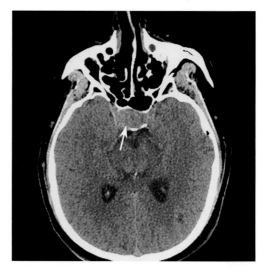

图 6-3-36　垂体瘤（箭）CT 平扫

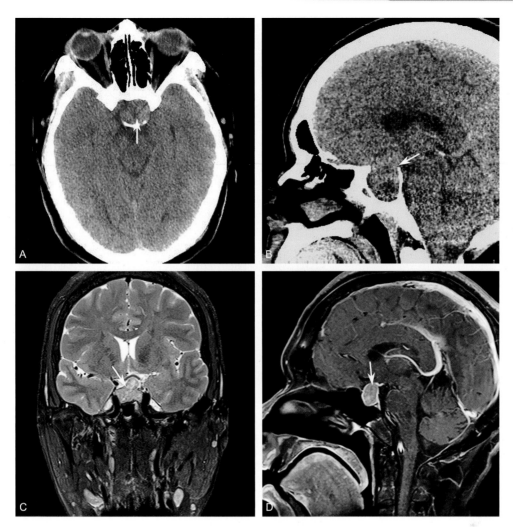

图 6-3-37　垂体瘤(箭)

A.横断面平扫;B.矢状面平扫;C. T_2WI 冠状面;D. T_1WI 增强矢状面。

查时保持眼球固定不动。增强扫描前,请患者或家属在 CT 增强检查告知书上签字,常规采用非离子型对比剂,如使用离子型对比剂需做碘过敏试验,阴性者方可检查,建立好静脉通道。

【检查体位】

仰卧,头先进,头部放置于头架上。下颌稍抬起,两外耳孔与台面等距,听眦线与床面垂直。头颅和身体正中矢状面与台面中线重合(图 6-3-38)。鼻骨扫描范围从鼻根部至鼻尖(图 6-3-39)。

【扫描方法】

常规采用螺旋横断面扫描,扫描角度与听眦线平行,扫描范围从眶上缘至眶下缘。当病灶位于眶上、下壁时,为更好地显示眶壁骨质破坏的情况,可加做冠状面 CT 平扫,范围从眶尖或中颅窝扫描至眼睑。占位病变或者疑似血管性病变时需做增强扫描,增强延迟时间动脉期 20~25 秒,实质期 60~70 秒,必要时行延迟扫描。

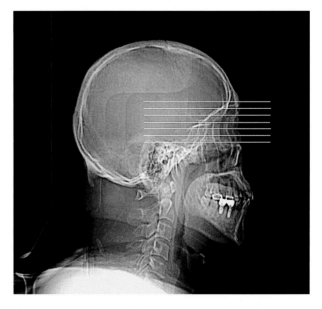

图 6-3-38　眼眶扫描范围

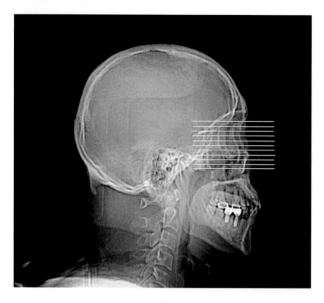

图 6-3-39　鼻骨扫描范围

【参考参数】

扫描参数：管电压 120kV，自动管电流。参考值 250~300mAs，准直 0.625mm，sFOV 头部，螺距 0.5~1.0。

重建参数：重建层厚≤2.5mm，重建间距≤2.5mm，dFOV 150~250mm。算法：常规软组织算法，需要观察眶骨时增加骨算法。

【对比剂方案】

对比剂浓度 300~370mgI/ml，对比剂总量 50~70ml，对比剂流速 2.0~3.5ml/s。

【窗宽和窗位】

软组织窗：用于观察眶内软组织，窗宽 300~400HU，窗位 30~40HU。

骨窗：用于观察眶骨，窗宽 2 000~3 000HU，窗位 200~400HU。

也可采用局部放大或重建放大技术观察眼眶细节并测量 CT 值。

【影像质量标准】

1. **软组织窗**　能够显示眼球结构（晶状体、眼环等），眼肌，视神经。

2. **骨窗**　能够显示眶骨的内部结构。

【照片要求】

1. 常规照软组织窗。

2. 外伤以及其他需要观察骨结构的受检者加照骨窗。

3. 发现病变时照片需要标记平扫及增强病灶 CT 值。

4. 根据病变情况加照病变部位相应的冠状面及矢状面图像。

【注意事项】

增强扫描后留观 15~30 分钟，以防止对比剂过敏反应发生。

（二）眼及眼眶断面解剖

1. **横断面 CT 表现**

（1）眶顶下层面：前面可见上眼睑，皮下脂肪层呈低密度区，中央有一前后向软组织带即为上睑提肌与上直肌。内侧有时可见眼动脉分支显影，外侧可见扁块状的泪腺。

（2）眼球上层面：可见细条状的上斜肌沿眶内壁行。当眶内壁发生病变如骨膜下血肿等，这一段斜肌可外移，显示更清楚。这一层面还可见眼静脉在眼球后呈向外拱的弯曲线状，泪腺在眼球前外方也较清楚。

（3）眼球中央两个层面：可显示眼球最大径面，视神经和内、外直肌也最为清楚。眼球位于眶前部，正常时两侧对称，眼环呈高密度，其内可见橄榄形的晶状体，前方为前房，后方为玻璃体。视神经从眼球后极至眶尖，位于内、外直肌间。

（4）眼球下部层面：可见下直肌，下斜肌常较难分清。眶底后内部分常见上颌窦顶部腔影，在上颌窦顶后方与眶外侧壁后段间为眶下裂。

2. **冠状面 CT 表现**

（1）眶前缘层面：一般可显示上、下眼睑和眼球前段。在眼眶内下方可见泪囊窝下通连鼻泪管，后者下行于鼻腔侧壁与上颌窦内壁之间。

（2）眼球赤道附近层面：显示眼球径面最大，其外表四极可见眼外肌附着，呈扁片状断面。眼球下方可见薄条状下斜肌。此外，眼眶外上方还可见扁块状泪腺介于眼球与眶壁之间。

（3）眼球后层面：除下斜肌不可见外，其余眼外肌断面均较清楚。在肌锥中央可见直径约 5mm 的视神经断面，在视神经上方与上直肌下内方还可见等密度的上眼静脉断面小圆点。

（4）眶尖部层面：常可见肌环贴着眶上裂，视神经偏于肌环内上区。增强扫描时，在眶上裂内可见上眼静脉后端。

（5）眶后层面：可显示蝶鞍区。在增强扫描时，该层面可显示垂体、海绵窦和颈内动脉等结构。

3. **眼及眼眶断面解剖示意图**（图 6-3-40）**和 CT 扫描图像**（图 6-3-41）

（三）常见疾病诊断要点

1. **鼻骨骨折**　图 6-3-42 和图 6-3-43 为鼻骨骨折病例。

2. **颧骨骨折** 图 6-3-44 和图 6-3-45 为颧骨骨折病例。

3. **上颌骨骨折** 图 6-3-46 和图 6-3-47 为上颌骨骨折病例。

4. **眼眶骨折** 图 6-3-48 为眼眶骨折病例。

5. **眼眶蜂窝织炎** 图 6-3-49 为眼眶蜂窝织炎病例。

6. **炎性假瘤** 图 6-3-50 为炎性假瘤病例。

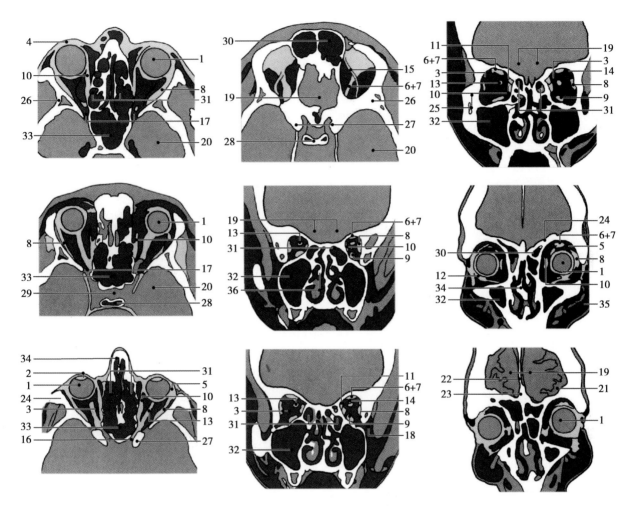

图 6-3-40 眼眶扫描横断面及冠状面示意图

1.眼球；2.晶状体；3.眶内脂肪；4.上眼睑；5.泪腺；6.睑提肌；7.上直肌；8.侧直肌；9.下直肌；10.中直肌；11.上斜肌；12.下斜肌；13.视神经；14.眼动脉；15.上眼静脉；16.泪道；17.眶上裂；18.腭窝；19.额叶；20.颞叶；21.蛛网膜下腔；22.大脑镰；23.鸡冠；24.额骨；25.颧骨；26.蝶骨；27.前床突；28.鞍背；29.垂体；30.额窦；31.筛骨气室；32.上颌窦；33.蝶窦；34.鼻中隔；35.鼻腔；36.中鼻甲。

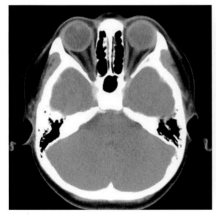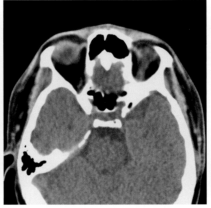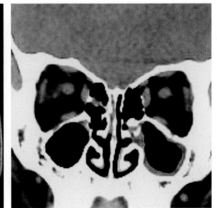

图 6-3-41 图 6-3-40 对应的眼眶扫描横断面及冠状面图像

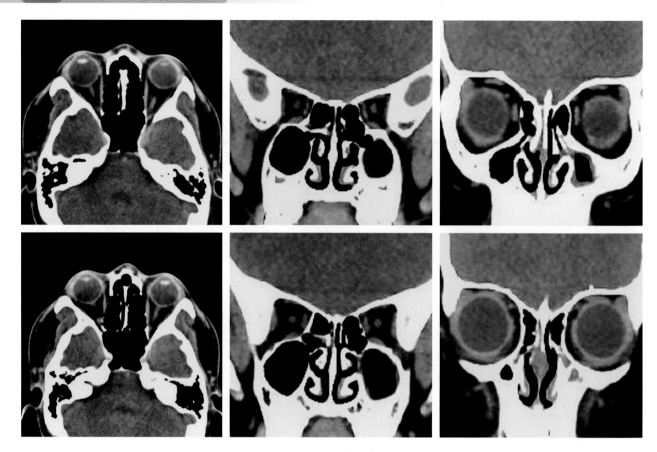

图 6-3-41（续）

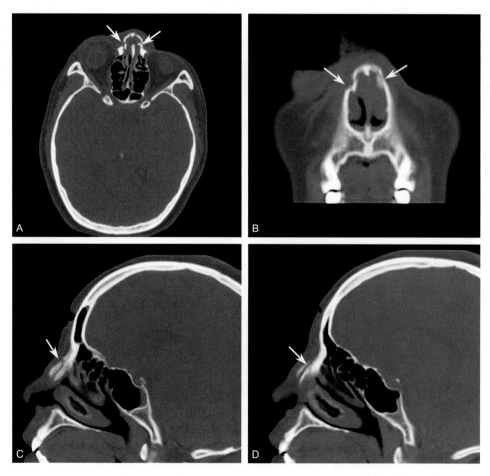

图 6-3-42 双侧鼻骨骨折（箭）
A.横断面骨窗；B.冠状面；C、D.矢状面。

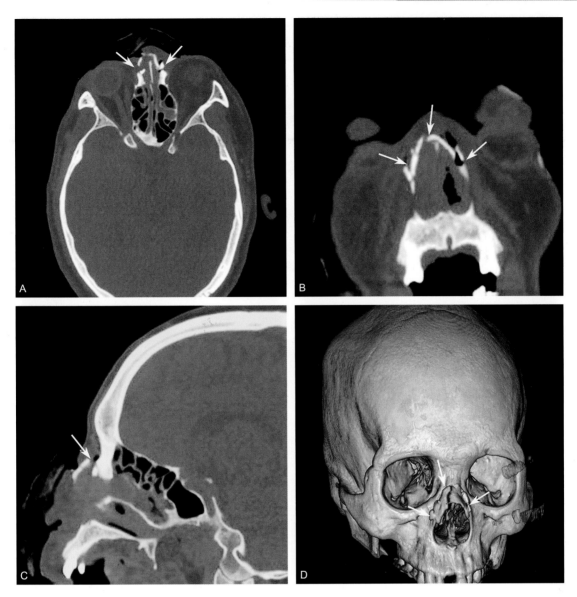

图 6-3-43　双侧鼻骨粉碎性骨折（箭）
A. 横断面骨窗；B. 冠状面；C. 矢状面；D.VR 重建。

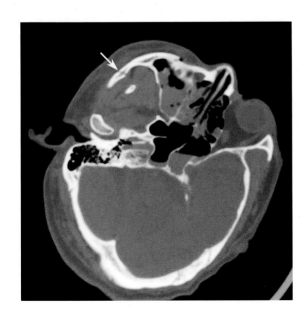

图 6-3-44　右侧颞骨骨折（箭）
横断面骨窗。

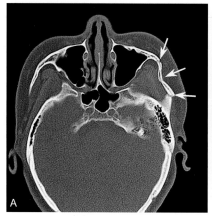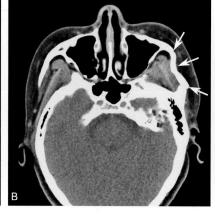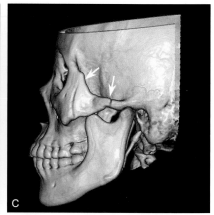

图 6-3-45　左侧颧骨骨折（箭）
A. 横断面骨窗；B. 软组织窗；C. VR 重建。

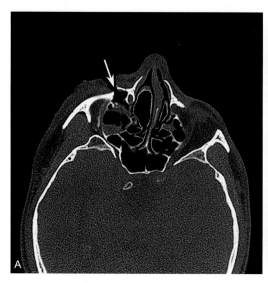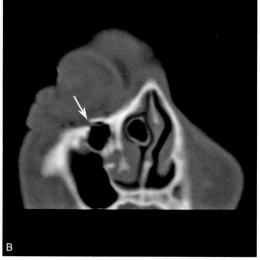

图 6-3-46　右侧上颌骨骨折（箭）
A. 横断面骨窗；B. 冠状面。

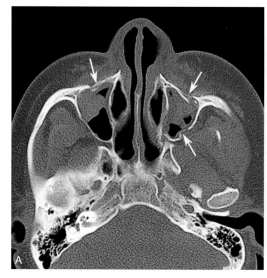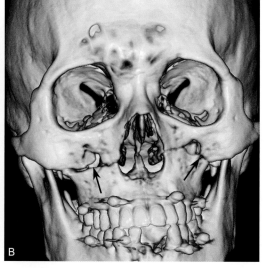

图 6-3-47　双侧上颌骨骨折（箭）
A. 横断面骨窗；B.VR 重建。

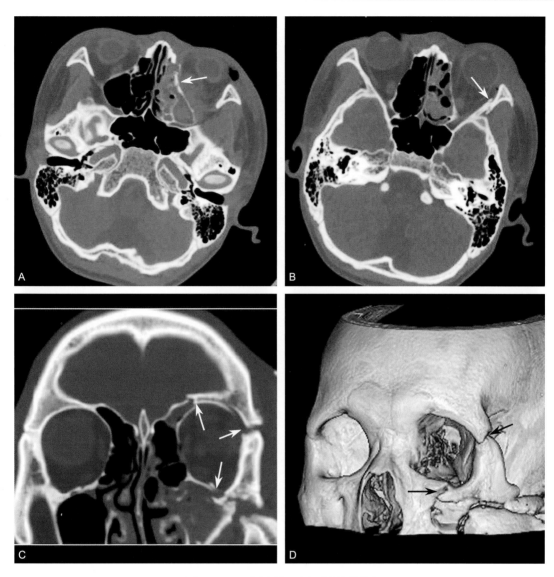

图 6-3-48　左侧眼眶壁多发骨折（箭）
A、B. 横断面骨窗；C. 冠状面骨窗；D. VR 重建。

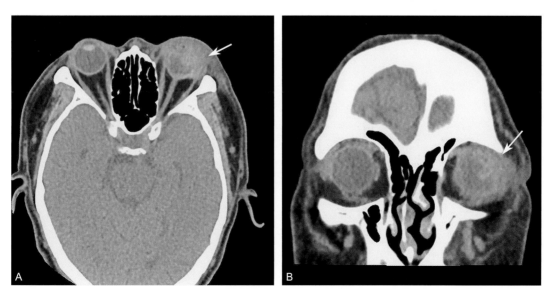

图 6-3-49　左侧眼眶蜂窝织炎（箭）
A. 横断面；B. 冠状面。

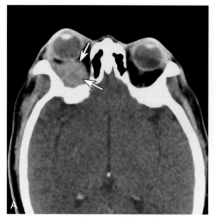
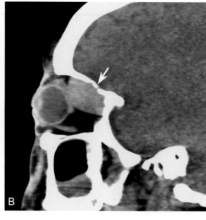
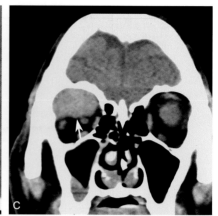

图 6-3-50　右侧眼眶炎性假瘤（箭）
A.横断面；B.矢状面；C.冠状面。

7. **多形性腺瘤**　图 6-3-51 和图 6-3-52 为多形性腺瘤病例。

8. **神经鞘瘤**　神经鞘瘤见图 6-3-53。

9. **海绵状血管瘤**　图 6-3-54 和图 6-3-55 为海绵状血管瘤病例。

10. **脑膜瘤**　脑膜瘤病例见图 6-3-56。

11. **横纹肌肉瘤**　横纹肌肉瘤病例见图 6-3-57。

12. **畸胎瘤**　畸胎瘤病例见图 6-3-58。

四、鼻窦和鼻咽

（一）鼻窦和鼻咽平扫及增强扫描

【适应证】

鼻窦和鼻咽 CT 扫描可用于鼻窦及鼻咽部占位性病变、感染性病变、外伤及先天异常。

【患者准备】

去除头上发夹及义齿等金属物品。增强扫描前，请患者或家属在 CT 增强检查告知书上签字，常规采用非离子型对比剂，如使用离子型对比剂时需做碘过敏试验，阴性者方可检查。建立好静脉通道。

【检查体位】

仰卧，头先进，头部放置于头架上。下颌内收，两外耳孔与台面等距。头颅和身体正中矢状面与台面中线重合（图 6-3-59）。

【扫描方法】

常规采用螺旋横断扫描，先摄头颅侧位定位像，然后划定扫描范围，扫描角度与听眶下线平行，扫描范围（图 6-3-60）包括额窦上缘至上颌窦下缘。鼻咽部扫描从咽喉顶壁上缘至口咽水平，怀疑肿瘤侵犯颅骨时，扫描范围应包至颅底。

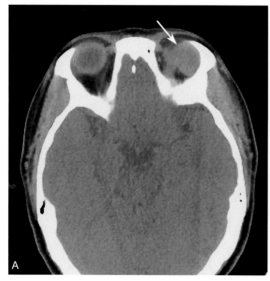
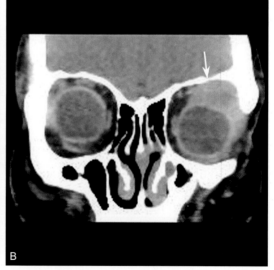

图 6-3-51　左侧眼眶多形性腺瘤（箭）
A.横断面；B.冠状面。

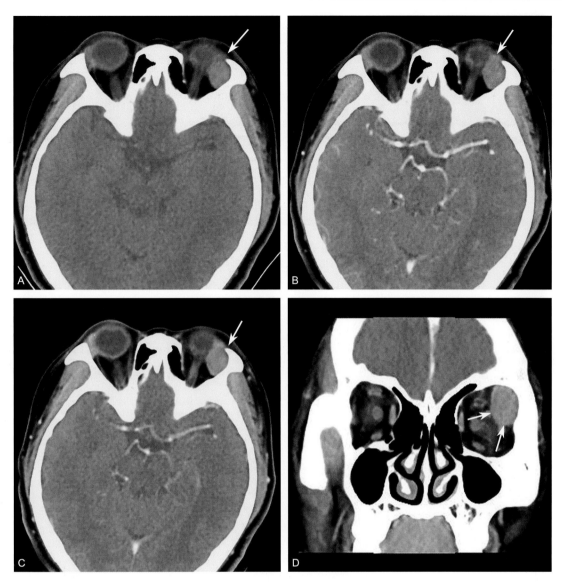

图6-3-52 左侧眼眶多形性腺瘤(箭)
A.横断面平扫;B.增强动脉期;C.增强静脉期;D.冠状面。

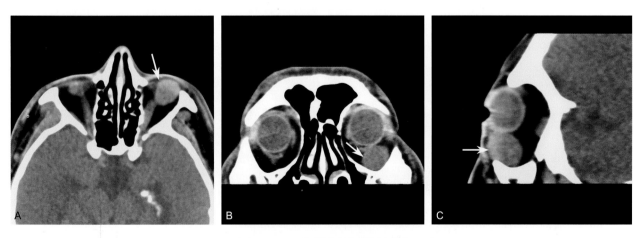

图6-3-53 左眼眶神经鞘瘤(箭)
A.横断面平扫;B.冠状面;C.矢状面。

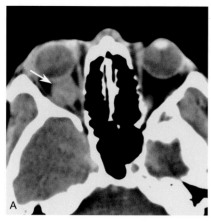
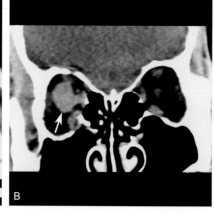
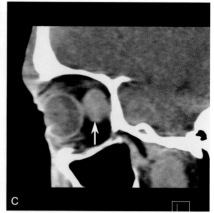

图 6-3-54 右眼眶海绵状血管瘤（箭）

A. 横断面平扫；B. 冠状面；C. 矢状面。

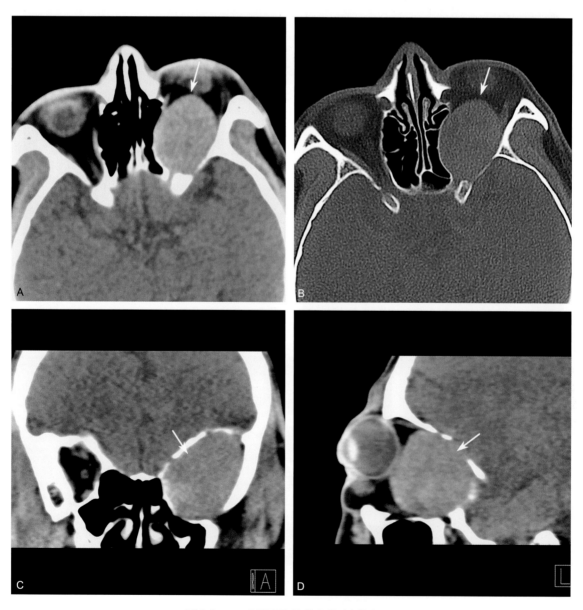

图 6-3-55 左眼眶海绵状血管瘤（箭）

A. 横断面平扫软组织窗；B. 横断面平扫骨窗；C. 冠状面；D. 矢状面。

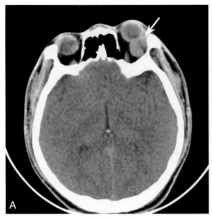
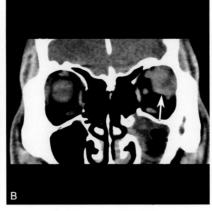
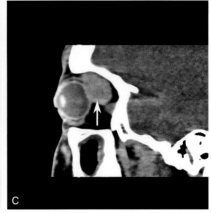

图 6-3-56　左眼眶脑膜瘤（箭）
A. 横断面平扫；B. 冠状面；C. 矢状面。

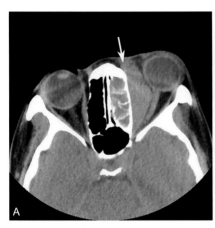
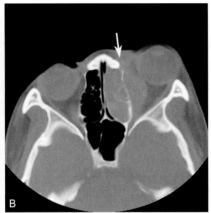
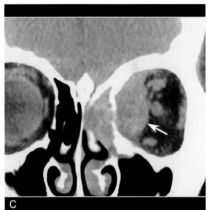

图 6-3-57　左眼眶及筛窦横纹肌肉瘤（箭）
A. 横断面平扫软组织窗；B. 横断面平扫骨窗；C. 冠状面。

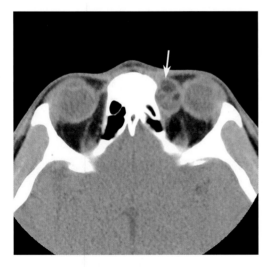

图 6-3-58　左眼眶畸胎瘤

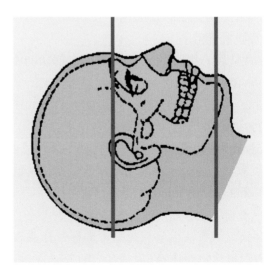

图 6-3-59　鼻窦检查体位

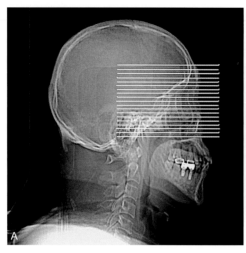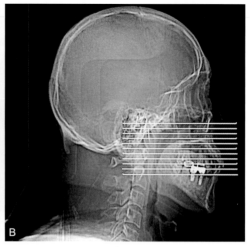

图 6-3-60　鼻窦及鼻咽扫描范围
A. 鼻窦扫描范围；B. 鼻咽扫描范围。

重建冠状面整体观察鼻腔及周围结构，对鼻窦病变的上下关系显示较好。对怀疑脑脊液鼻瘘的患者应以层厚 1~2mm 的薄层进行扫描并重建。

增强延迟时间动脉期 20~25 秒，实质期 60~70 秒，必要时行延迟扫描。

【参考参数】

扫描参数：管电压 120kV，自动管电流，参考值为 250~300mAs，准直 0.625mm，sFOV 头部，螺距 0.5~1.0。

重建参数：重建层厚≤5mm，重建间距≤5mm，dFOV 150~250mm。算法：常规软组织算法，需要观察骨结构时增加骨算法。

【对比剂方案】

对比剂浓度 300~370mgI/ml，对比剂总量 50~70ml，对比剂流速 2.0~3.5ml/s。

【窗宽和窗位】

软组织窗：用于观察软组织，窗宽 300~400HU，窗位 30~40HU。

骨窗：用于观察骨结构，窗宽 2 000~3 000HU，窗位 200~700HU。

【影像质量标准】

1. **软组织窗**　能够显示增厚的黏膜和软组织病变。鼻咽部能够分辨鼻咽的各层次结构。

2. **骨窗**　能够显示骨的内部结构。

对软组织算法的容积数据可选择骨算法和小视野进行再次重组图像，以提高空间分辨力，可更好地显示鼻窦的细微结构及微小病变。

【照片要求】

1. 常规照软组织窗。

2. 观察骨结构时加照骨窗。

3. 发现病变时照片需要标记平扫及增强病灶

CT 值。

4. 根据病变情况加照病变部位相应的冠状面及矢状面。

（二）鼻窦和鼻咽部断面解剖

鼻窦及鼻咽横断面扫描图像在部分层面所见结构变化不大，在此选取几个主要层面介绍鼻、鼻窦及鼻咽的扫描所见。

软腭层面：鼻腔两侧为上颌窦，呈尖向后的三角形，正常上颌窦黏膜不能显示。鼻腔正中为鼻中隔，两侧条状骨片与上颌窦内侧壁相连为下鼻甲，正常时鼻腔及鼻甲黏膜可以显示，呈薄而均匀的软组织密度影。鼻腔后方为软腭，软腭后方近似方形的气腔为口咽腔。口咽侧壁呈软组织密度，外侧脂肪密度的是咽旁脂肪间隙，两侧对称，后方为颈部血管断面，外侧斜行的条状软组织为翼内肌。

鼻咽层面：鼻腔内下鼻甲基本消失，鼻腔外侧壁前部小圆形低密度腔为鼻泪管。两侧上颌窦形态与前相仿，后壁呈倒"V"形的骨性结构为翼突，内侧为翼内板，外侧为翼外板，内、外板间为翼内肌，外板外侧为翼外肌。鼻腔后方与之相连的气腔为鼻咽腔，侧壁有两个凹陷，前面的是咽鼓管咽口，在后的是咽隐窝，两者间的软组织突起为隆凸，正常情况下两侧对称。侧壁向外为低密度的咽旁脂肪间隙，其内紧贴咽鼓管咽口旁可见稍高密度的腭帆张肌，紧贴隆凸后方为腭帆提肌。

上颌窦开口层面：两侧上颌窦腔缩小呈类圆形，内侧壁中断处为上颌窦开口，通向中鼻道，两侧鼻腔呈狭长的气腔紧贴鼻中隔两侧，鼻腔和上颌窦间为筛窦，窦壁及气房间隔骨质菲薄，外伤时易有爆裂骨折。鼻咽腔较前缩小或基本消失。两侧上颌窦后壁和翼突之间的小间隙为翼腭窝。

鼻窦和鼻咽部断面解剖示意图见图6-3-61,图像见图6-3-62。

(三)常见疾病诊断要点

1. **鼻咽癌** 图6-3-63为鼻咽癌病例。

2. **鼻窦炎** 图6-3-64和图6-3-65为鼻窦炎病例。

3. **上颌窦癌** 图6-3-66为上颌窦癌病例。

五、耳、颞骨

(一)耳、颞骨平扫和增强扫描

【适应证】

1. **颞骨部的先天畸形** 外耳、内耳、中耳畸形,各种血管畸形。

2. **颞骨部的炎症性疾病** 外耳道炎症,中耳耳硬化症,耳源性脑脓肿。

【患者准备】

去除头上发夹及义齿等金属物品。增强扫描前,请患者或家属在CT增强检查告知书上签字,常规采用非离子型对比剂,如使用离子型对比剂时需做碘过敏试验,阴性者方可检查。建立好静脉通道。

【检查体位】

仰卧,头部放置于头架上。下颌内收,两外耳孔与台面等距。头颅和身体正中矢状面(图6-3-67)。

【扫描方法】

常规采用螺旋横断扫描,先扫描获得头颅侧位

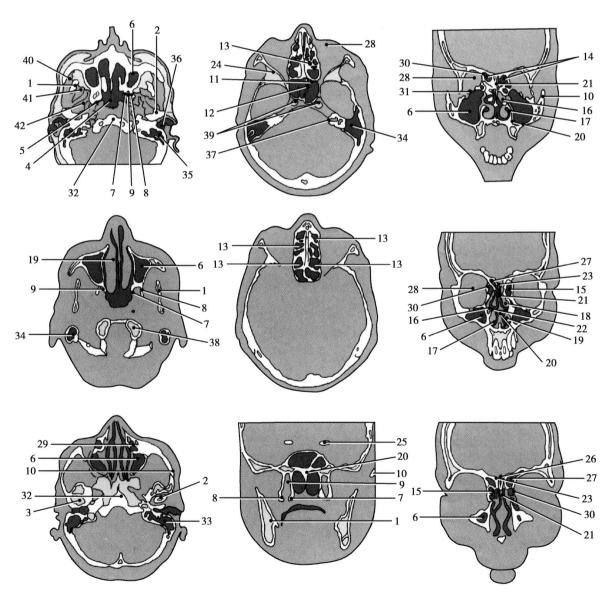

图 6-3-61 鼻窦和鼻咽部横断面、冠状面解剖示意图

1.下颌骨;2.下颌骨髁;3.颞颌关节;4.鼻咽;5.侧咽隐窝;6.上颌窦;7.翼突内侧板;8.翼突外侧板;9.翼窝;10.颧弓;11.蝶窦;12.蝶窦中隔;13.筛骨气室;14.后筛骨气室;15.筛骨气泡;16.中鼻道;17.下鼻道;18.中鼻甲;19.下鼻甲;20.犁骨;21.垂直板;22.钩突;23.筛板;24.蝶骨大翼;25.前床突;26.鸡冠;27.额窦;28.眼眶;29.鼻泪管;30.纸板;31.框下管;32.斜坡;33.颞骨;34.乳突;35.乳突气房;36.外耳道;37.内耳道;38.枕髁;39.颈内动脉;40.咬肌;41.颞肌;42.侧翼状肌。

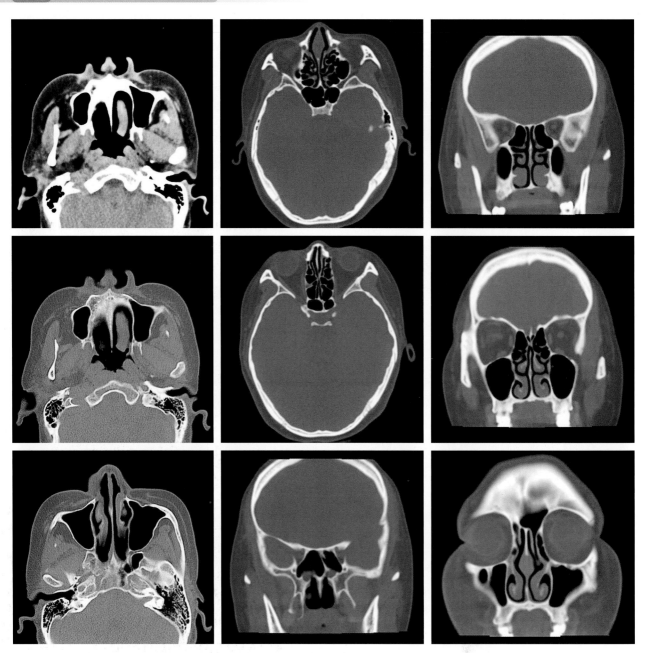

图 6-3-62　图 6-3-61 对应的鼻咽横断面、冠状面扫描图像

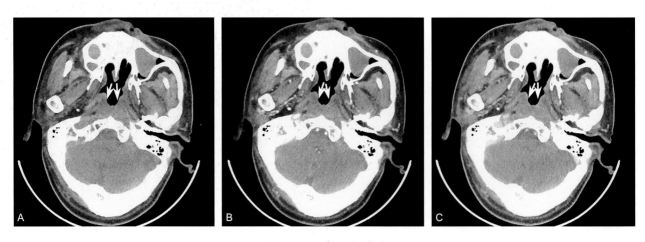

图 6-3-63　鼻咽癌（箭）

A. 横断面平扫；B. 增强动脉期；C. 增强静脉期。双侧鼻咽软组织增厚，咽腔狭窄。

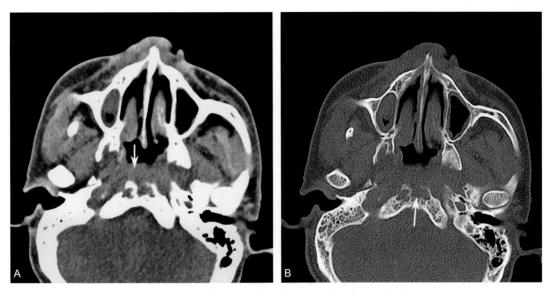

图 6-3-64　鼻咽癌并斜坡骨质破坏（箭）
A. 横断面软组织窗；B. 横断面骨窗。

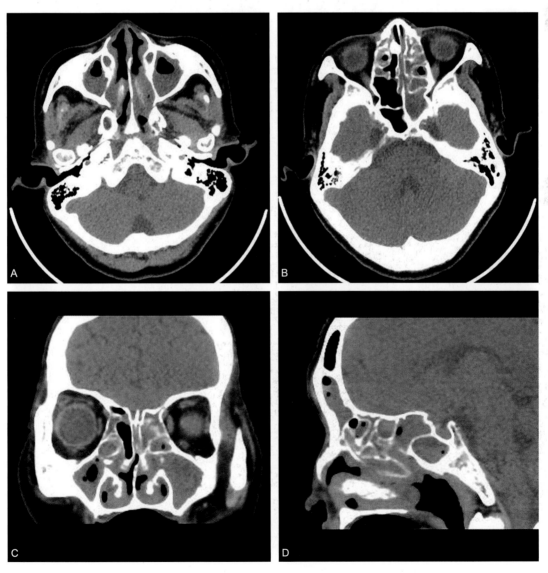

图 6-3-65　全组副鼻窦炎
A、B. 横断面平扫；C. 冠状面；D. 矢状面。

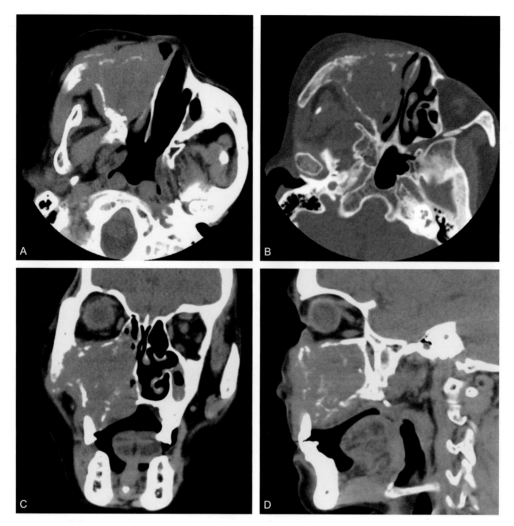

图 6-3-66 右侧上颌窦癌

A.横断面软组织窗；B.横断面骨窗；C.冠状面；D.矢状面。可见上颌窦壁骨质破坏。

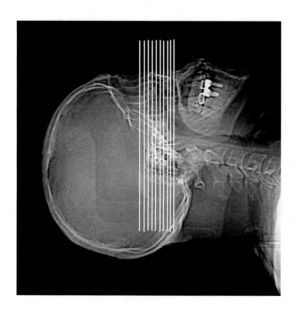

图 6-3-67 内耳扫描体位及扫描范围

定位像，在定位扫描层面平行于外耳道与眶下缘的连线，扫描范围从颞骨岩部至乳突尖。增强延迟时间动脉期 20~25 秒，实质期 60~70 秒，必要时行延迟扫描。

冠状面扫描，患者头先进，头尽量后仰或顶颏位，并使听眶线与床面平行，保持两外耳孔与床面等距，正中矢状面与床面中线重合，应有效地固定头部不动。

【参考参数】

1. 扫描参数 管电压 120kV，自动管电流，参考值：250~300mAs，准直 0.625mm，sFOV 头部，螺距 0.5~1.0。内耳采取高分辨力骨算法扫描后，可选软组织算法再次重建图像。

2. 重建参数 重建层厚≤1.25mm，重建间距≤1.25mm。dFOV 120~180mm，双侧分别单独重建。算法：常规骨算法与软组织算法重建，必要时重建冠状面或矢状面。

【对比剂方案】

对比剂浓度 300~370mgI/ml，对比剂总量：50~70ml，对比剂流速 2.0~3.5ml/s。

【窗宽和窗位】

1. 骨窗 用于观察骨结构，窗宽 3 000~4 000HU，窗位600~800HU。

2. 软组织窗　用于观察软组织(如怀疑桥小脑角肿瘤),窗宽250~300HU,窗位30~50HU。

3. 容积扫描数据还能进行仿真内镜及SSD处理,有助于观察中耳各听小骨的结构与关节的情况。

【影像质量标准】

能够显示颞骨的内部结构:听骨链、面神经管、耳蜗、半规管等。

【照片要求】

1. 常规照骨窗。

2. 观察软组织加照软组织窗。

3. 单侧局部放大照片。

4. 发现病变时照片需要标记平扫及增强病灶CT值。

5. 根据病变情况加照病变部位相应的冠状面及矢状面。

（二）耳部及颞骨断面解剖

耳部及颞骨断面解剖示意图见图6-3-68,扫描图见图6-3-69。按照2mm的层厚、层距,横断面的扫描一般可分为4个主要层面,现以听眉线为基线介绍各层面所见结构。

1. 咽鼓管层面　相当于外耳道下缘、下鼓室水平。本层面所见颞骨岩部与颅骨矢状线成45°,含气呈低密度的外耳道与鼓室相连形成横向"I"形,

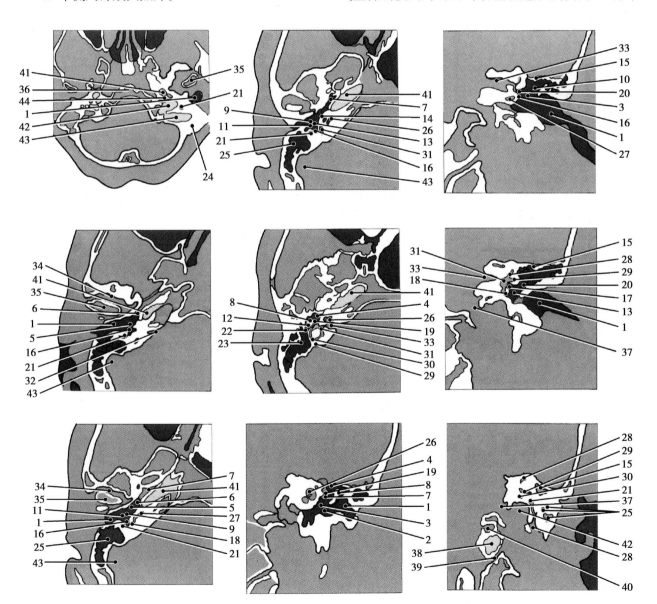

图6-3-68　耳部及颞部断面解剖示意图

1.外耳道;2.鼓膜;3.鼓室腔;4.上鼓室;5.鼓室;6.咽鼓管;7.鼓膜张肌半管;8.锤骨头;9.锤骨柄;10.砧骨体;11.砧骨长突;12.砧骨短突;13.镫骨;14.岬部;15.鼓室上盖;16.鼓室窦;17.卵圆窗;18.圆窗;19.膝神经节;20.面神经管(鼓室段Ⅶ2);21.面神经管(乳突段Ⅶ3);22.鼓室窦入口;23.鼓窦;24.乳突;25.乳突气房;26.耳蜗;27.耳蜗(底部);28.耳蜗导水管;29.前半规管;30.侧半规管;31.后半规管;32.前庭;33.内听道;34.颞颌关节;35.颞颌关节髁;36.斜坡;37.岩枕裂;38.枕髁;39.寰枕关节;40.舌下神经管;41.颈动脉管;42.颈静脉孔;43.乙状窦;44.颈动脉嵴。

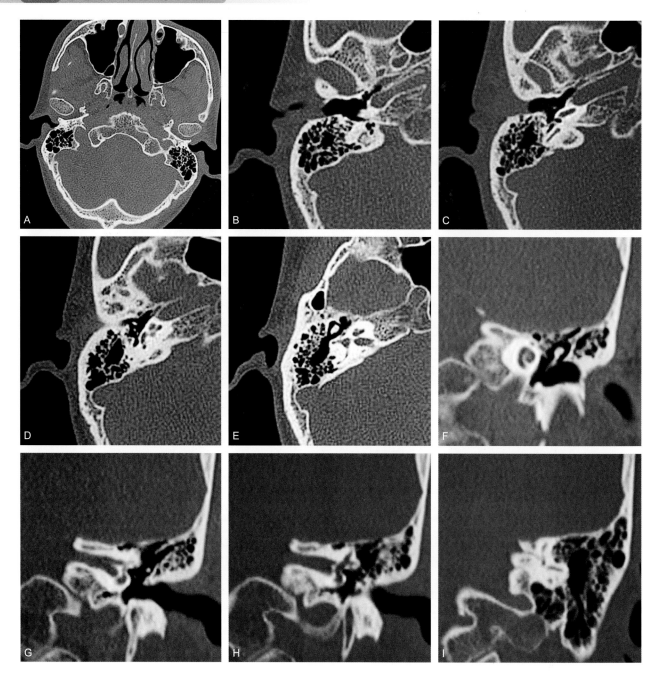

图 6-3-69 **图 6-3-68 对应的颞部断面扫描图像**

主要显示外耳道、下鼓室、咽鼓管、颈动脉管、颈静脉孔和乙状窦。外耳道由软骨和骨两部分组成，骨性外耳道前壁前方的类圆形低密度为颞颌关节窝。乙状窦借乳突气房与外耳道后壁相隔，其距离一般大于 10mm。鼓室后内侧的圆形低密度为颈静脉孔，前方有短条状骨间隔与颈动脉管相隔。咽鼓管表现为自鼓室前内壁伸向鼻咽部的细管状中鼓室平面。本层面外耳道仍可见少许气腔断面。锤骨表现为鼓室内较大的点状高密度影，其后方较小的高密度影为砧骨。鼓室内侧壁的骨性突起为匙突，其内后方的类圆形低密度为前庭窗。前庭窗前方为螺旋状的耳蜗。骨室后壁可见锥隆起，

其内侧的凹陷为鼓室窦，外侧的切迹为面隐窝，其后方的乳突内可见圆形低密度影为面神经管降段。

2. **鼓岬层面** 相当于外耳道下缘平面上2mm。外耳道及鼓室形成横向的"Y"形。鼓岬为鼓室内侧壁的骨性隆起，覆盖耳蜗底周的起始部，鼓岬的后方切迹为圆窗。外耳道后壁仍为蜂窝状乳突气房。颈静脉孔断面较上一层略小。

3. **圆窗层面** 相当于外耳道下缘上方4mm平面。外耳道与鼓室相连形成横向的"T"形，鼓室内斜行线条状高密度影为锤骨柄。鼓室内侧高低密度间的螺旋样结构为耳蜗，骨岬后方的圆窗较上层更清晰。后方岩锥内一横行的管状低密度影为耳蜗

导管。鼓膜为外耳道底部线状略高密度影。颈静脉孔及岩锥内颈动脉管消失。

4. **前庭窗层面** 相当于眶上缘外耳道下缘上方 6mm 中鼓室平面。本层面外耳道仍可见少许气腔断面。

（三）常见疾病诊断要点

1. **胆脂瘤** 胆脂瘤见图 6-3-70 和图 6-3-71。
2. **外耳道畸形** 外耳道畸形见图 6-3-72。
3. **中耳炎** 中耳炎见图 6-3-73。
4. **外耳道耵聍** 外耳道耵聍见图 6-3-74。

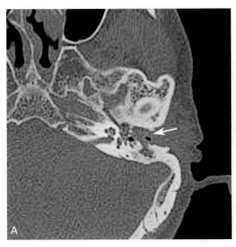
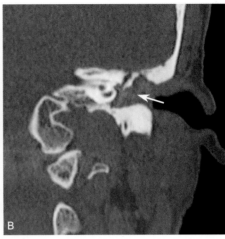

图 6-3-70 左侧外耳道胆脂瘤（箭）

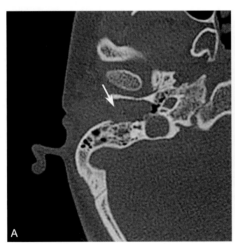
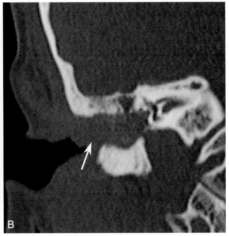

图 6-3-71 右侧外耳道胆脂瘤（箭）

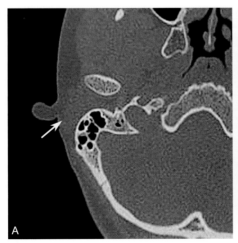
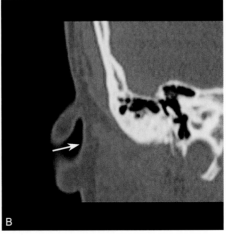

图 6-3-72 右侧小耳畸形，外耳道先天闭锁（箭）

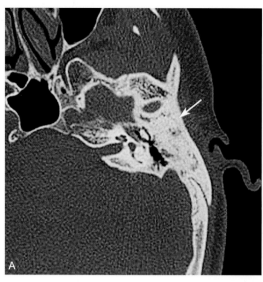
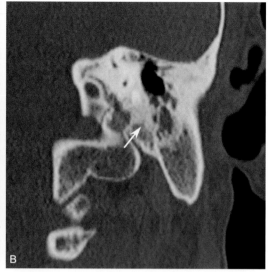

图 6-3-73　左侧板障型乳突炎（箭）

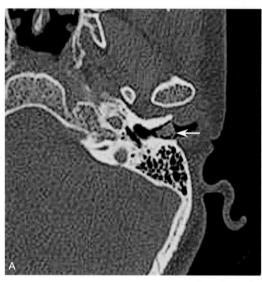
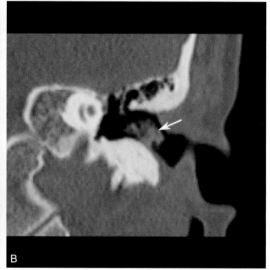

图 6-3-74　左侧外耳道耵聍（箭）

六、喉部及颈部

（一）喉部及颈部平扫及增强扫描

【适应证】

喉、颈部肿瘤性病变、非肿瘤性病变（息肉、囊肿等）以及各种原因引起的颈部淋巴结肿大。

【患者准备】

去除颈部项链等金属异物，并要求患者在扫描时不能做吞咽动作。增强扫描前，请患者或家属在 CT 增强检查告知书上签字，常规采用非离子型对比剂，如使用离子型对比剂时需做碘过敏试验，阴性者方可检查。建立好静脉通道。

【检查体位】

仰卧，头部放置于头架上。头部稍后仰，以减少下颌骨与颈部的重叠，同时两肩放松，两上臂置于身体两侧，以减少肩部骨骼机构对下颈部扫描的影响，尽量使颈部与扫描层面垂直，两外耳孔与台面等距。头颅和身体正中矢状面与台面中线重合（图 6-3-75）。

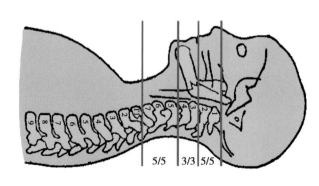

图 6-3-75　喉部及颈部扫描体位

【扫描方法】

常规采用螺旋横断扫描，扫描角度与声带平行，颈部扫描范围：第 1 颈椎水平至肺尖或主动脉弓上缘（图 6-3-76A），嘱患者平静呼吸、不要做吞咽动作；喉部扫描范围：舌骨平面至环状软骨下缘或颈根部（发现肿瘤时，图 6-3-76B），扫描时可让患者连续发"E"音，使声带内收，梨状窝扩张，此时可较好显示声带结构、梨状窝尖段、咽后壁；甲状腺扫描范围：舌骨下缘至主动脉弓上缘（图 6-3-76C），扫描时要求患者平静呼吸，当用于检测和鉴别甲状腺结节或肿块性质时，多采用平扫加增强扫描。增强延迟时间动脉期 20~25 秒，实质期 60~70 秒，必要时行延迟扫描。会厌襞的形态及病变发生改变，如疑似喉癌与颈部淋巴结转移时须扩大扫描范围，并加扫冠状面及矢状面。

【参考参数】

1. **扫描参数** 管电压 120kV 和自动管电流，参考值：250~300mAs，准直 0.625mm，sFOV 头部，螺距 0.5~1.0。

2. **重建参数** 重建层厚≤5mm，重建间距≤5mm，喉部重建层厚 1~2mm，重建间距≤1~2mm，dFOV 150~250mm。算法：常规软组织算法。用于观察骨结构或声带时采用骨算法。

喉部横断面图像经冠状面、矢状面重组，可以更好地显示解剖结构和病变；喉部仿真内镜，可增加喉部病变的直观性和提高诊断率。

【对比剂方案】

对比剂浓度 300~370mgI/ml，对比剂总量 50~60ml，对比剂流速 2.0~3.5ml/s。

【窗宽和窗位】

1. **软组织窗** 用于观察软组织，窗宽 300~400HU，窗位 30~40HU。

2. **骨窗** 用于观察骨结构或声带，窗宽 2 000~3 000HU，窗位 200~500HU。

【影像质量标准】

软组织窗：能够分辨会厌、声门、杓会厌皱襞、梨状窝等结构。能够分辨甲状腺及甲状旁腺。能够分辨颌下腺、颈部肌肉间隙和肌群、主要血管等颈部结构。

【照片要求】

1. 常规照软组织窗。
2. 观察骨结构或声带时加照骨窗。

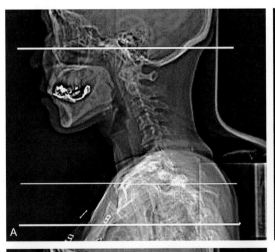
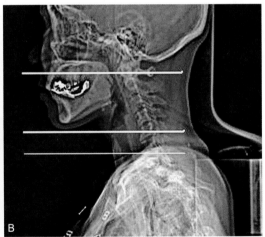
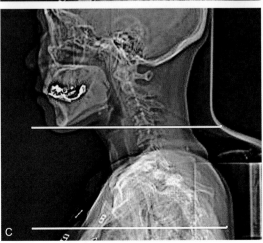

图 6-3-76 颈部、喉部及甲状腺扫描范围
A.颈部扫描范围；B.喉部扫描范围；C.甲状腺扫描范围。

3. 发现病变时照片需要标记平扫及增强病灶CT值。

4. 根据病变情况加照病变部位相应的冠状面及矢状面。

（二）喉部及颈部断面解剖示意图和图像

喉颈部断面解剖示意图及扫描图见图6-3-77~图6-3-82。

喉部是发声器官，上开口于咽腔喉部，下连通

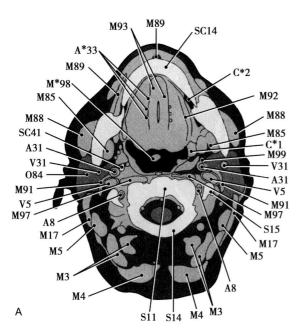
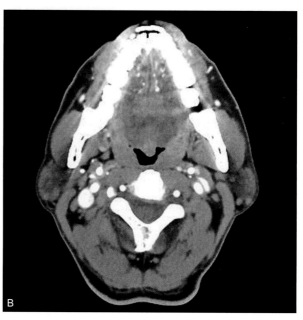

图6-3-77 喉颈部横断面解剖示意图及扫描图像

A.解剖示意图；B.对应层面的扫描图像；

A.动脉；V.静脉；M.肌肉；O.器官；SC.头骨；S.骨骼；C*.其他；A8.椎基动脉；A31.颈内动脉；A*33.舌动脉（分支）；V5.颈内静脉；V31.下颌后静脉；M3.半棘肌；M4.头夹肌；M5.肩胛提肌；M17.胸锁乳突肌；M85.内翼状肌；M88.咬肌；M89.口轮匝肌；M90.上咽收缩肌；M91.二腹肌；M92.下颌舌骨肌；M93.颏舌骨肌；M97.头长肌；M*98.腭垂；M99.茎突舌骨肌；S11.椎体；S14.棘突；S15.横突；SC14.下颌骨体部；SC41.茎突；C*1.扁桃体；C*2.前庭（口腔）；O83.下颌下腺；O84.腮腺。

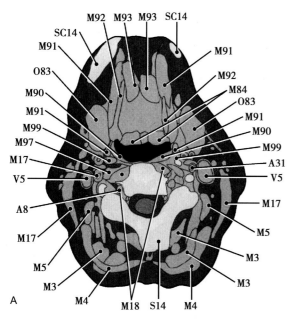
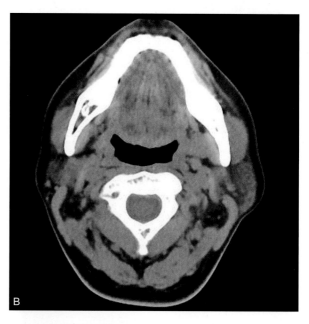

图6-3-78 喉颈部横断面解剖示意图及扫描图像

A. 解剖示意图；B.对应层面的扫描图像；

图上标注释义见图6-3-77。

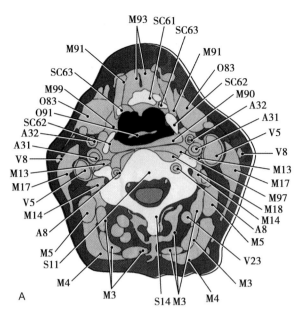
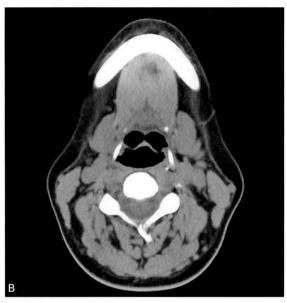

图 6-3-79 喉颈部横断面解剖示意图及扫描图像
A. 解剖示意图；B. 对应层面的扫描图像；

A. 动脉；V. 静脉；M. 肌肉；O. 器官；SC. 头骨；N. 神经；S. 骨骼；C*. 其他；A5. 颈动脉；A8. 椎动脉；A31. 颈内动脉；A32. 颈外动脉；V5. 颈内静脉；V8. 颈外静脉；V*8. 颈外静脉分支；V23. 颈深静脉；M1. 斜方肌；M3. 半棘肌；M4. 头夹肌；M5. 肩胛提肌；M13. 前斜角肌；M14. 中斜角肌；M17. 胸锁乳突肌；M18. 颈长肌；M82. 胸骨甲状肌；M90. 上咽收缩机；M91. 二腹肌；M97. 头长肌；M99. 茎突舌骨肌；N11. 臂丛；C*1. 喉咽；S11. 椎体；S14. 棘突；S15. 横突；SC61. 舌骨体；SC62. 舌骨大角；SC63. 舌骨小角；O83. 下颌下腺；O91. 会厌；O92. 杓状会厌襞。

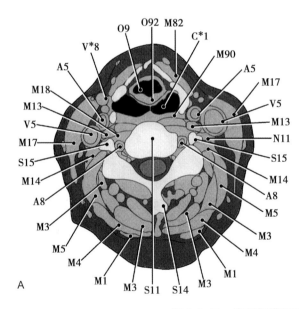
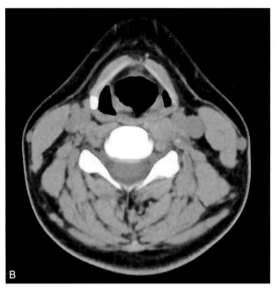

图 6-3-80 喉颈部横断面解剖示意图及扫描图像
A. 解剖示意图；B. 对应层面的扫描图像；
图上标注释义见图 6-3-79。

气管，后方为喉咽部，两侧有颈部血管和神经。成年人喉界于第 4、5 颈椎至第 7 颈椎之间。喉部由会厌、假声带、真声带和梨状窝等组成，假声带成对以水平方向突入喉腔皱襞，舌状对称，吸气时消失；假声带的下方为真声带，发声时两侧对称，呈舌状突入管腔内的皱襞，呼气时消失。

此处介绍横断面扫描时从上到下几个主要层

面的解剖：

舌骨层面：为喉咽部扫描的最上方层面，在颈前中部空间为低密度含气咽腔，其内有一弧形略高密度影为会厌，其前方纵行的软组织密度影为舌会厌襞，将会厌前方的气腔分为两半，为会厌谷。咽腔的前方可见舌骨体及两侧舌骨大角，两者间有低密度分隔为正常表现。舌骨大角后外方可见颈部血

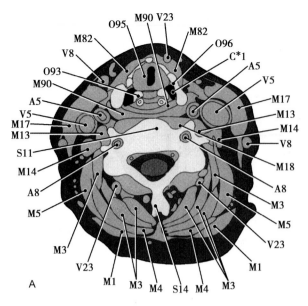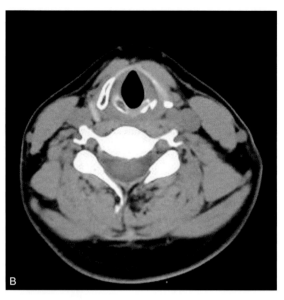

图 6-3-81 喉颈部横断面解剖示意图
A.解剖示意图; B.对应层面的扫描图像;

A.动脉; V.静脉; M.肌肉; O.器官; SC.头骨; N.神经; S.骨骼; C*.其他; V5.颈内静脉; V8.颈外静脉; V23.颈前静脉; N11.臂丛; C*1.梨状窦; M1.斜方肌; M3.半棘肌; M4.头夹肌; M5.肩胛提肌; M13.前斜角肌; M14.中斜角肌; M17.胸锁乳突肌; M18.颈长肌; M82.胸骨甲状肌; M90.上咽收缩肌; O21.气管; O81.甲状腺; O93.杓状软骨; O95.声襞; O96.甲状软骨; O98.环状软骨; O99.下角; S11.椎体; S14.棘突; S15.横突。

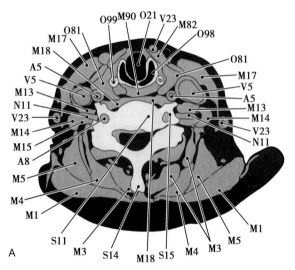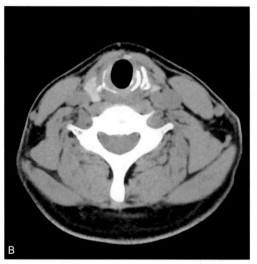

图 6-3-82 喉颈部横断面解剖示意图
A.解剖示意图; B.对应层面的扫描图像;
图上标注释义见图6-3-81。

管,在前内的为动脉,后外的为静脉。其周围有时可见小淋巴结,直径小于 5mm。血管间隙的外侧可见斜行的胸锁乳突肌,呈软组织密度。

梨状窝层面:咽腔缩小,前缘呈花瓣样,中央部分为会厌喉侧面构成,十分光整,两侧突入咽腔内的尖角状软组织为杓会厌皱襞。其外侧的气腔为梨状窝,一般两侧对称,其外侧壁菲薄。会厌前方的脂肪间隙为会厌前间隙,中线处常有密度较高的韧带分隔。会厌前间隙前外侧方可见甲状软骨,其钙

化可不完全,为正常现象。

室带层面:咽腔更小,两侧梨状窝消失。咽腔侧壁为室带,后端与两侧杓状软骨相连,前端附着于甲状软骨前角两侧。喉室的前方与甲状软骨间有甲状会厌韧带相隔,较圆钝。两侧室带与甲状软骨间可见裂隙状喉旁间隙。

声带层面:与室带层面紧邻,咽腔呈尖向前的等腰三角形,前缘锐利,紧贴甲状软骨前角后方。咽腔两侧壁由声带构成,后端与三角形钙化的杓状

软骨声带突前端连于甲状软骨前角两侧。

甲状腺：甲状腺位于颈前部、喉的前外侧，由左右两叶及峡部组成，其上极平甲状软骨中点，下极至第6气管环水平。在CT图像上甲状腺为边缘光滑、密度均匀的软组织，位于气管两侧及前缘，通常其密度高于周围组织，食碘或注射对比剂后，其密度可增高。位于甲状腺后的甲状旁腺，CT图像上表现为密度均匀的软组织影，正常时与周围血管淋巴结很难区分。颈部淋巴结大小在3~10mm，CT值20~30HU，通常不被对比剂所增强。

（三）常见疾病诊断要点

1. **颈部血管变异**　颈部血管变异见图6-3-83。
2. **甲状腺癌**　甲状腺癌见图6-3-84和图6-3-85。
3. **甲状腺肿**　甲状腺肿见图6-3-86。
4. **喉癌**　喉癌见图6-3-87。

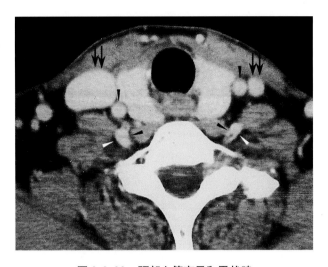

图6-3-83　颈部血管变异和甲状腺
对比剂增强后，甲状腺表现为高密度。颈静脉常可见变异，右侧颈静脉合并（双箭）；常见颈动脉（单箭头）和椎动脉（对向箭头）。

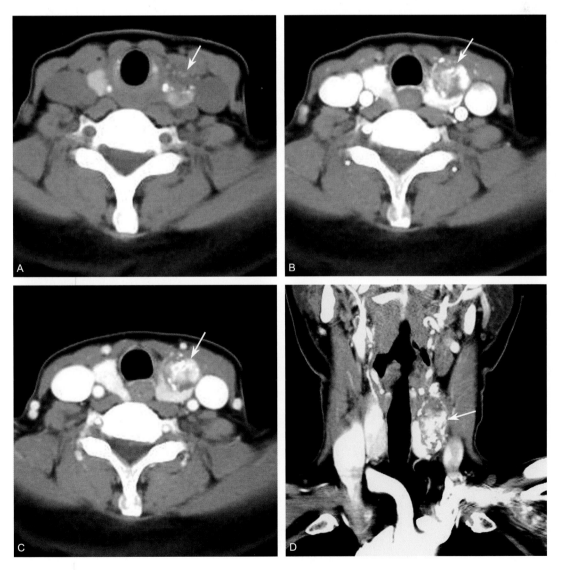

图6-3-84　甲状腺癌（箭）
　A. 平扫，甲状腺左侧叶体积增大，密度不均匀，并见多发钙化；B. 增强动脉期；C. 静脉期，见明显不均匀强化；D. 静脉期冠状面。

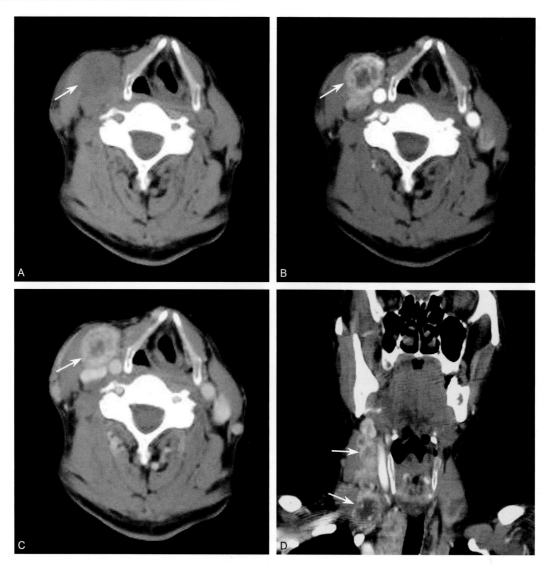

图 6-3-85 右侧甲状腺癌术后颈部多发淋巴结转移（箭）
A. 平扫，右侧颈部肿大，见稍低密度肿块；B. 增强动脉期；C. 静脉期，见明显环形不均匀强化；D. 静脉期冠状面。

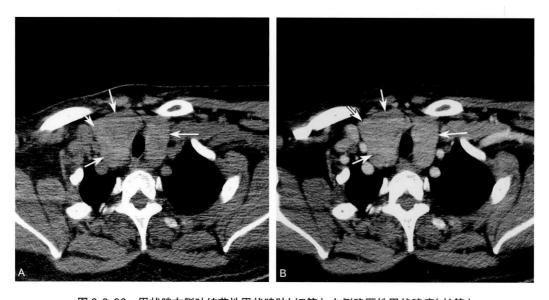

图 6-3-86 甲状腺右侧叶结节性甲状腺肿（短箭），左侧隐匿性甲状腺癌（长箭）

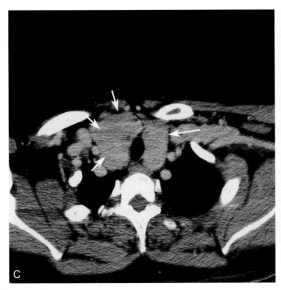
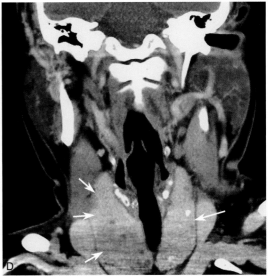

图 6-3-86（续）

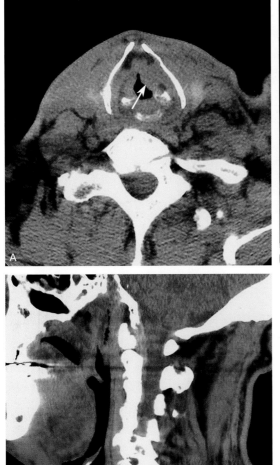
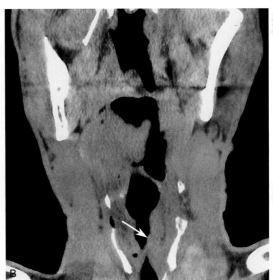

图 6-3-87　喉癌
A. 横断面，左侧声带（箭）不规则增厚；B. 冠状面；
C. 矢状面。

第四节 CT 图像质量控制

一、图像质量控制内容

根据欧共体工作文件（EUR16260EN.1996.6），CT 图像质量控制内容（contents of image quality control）包括以下四个方面：

1. **诊断学标准**（diagnostic standards） 包括影像解剖学标准和物理学影像标准两个方面，影像解剖学标准必须满足临床提出的诊断学要求，这些标准可通过解剖特征的"可见度"和"清晰显示"来表述。以解剖学标准为依据的 CT 影像质量评价，应考虑病理改变时检查区域的解剖结构与不同组织间的对比状况；物理学影像标准是通过客观方法进行测试，可用物理参数的术语来表征，如一致性、线性 IT 值、层厚、空间分辨力、密度分辨力、伪影和噪声等，它依赖于 CT 设备的技术性能和扫描参数。可通过体模测试对以上参数进行量化测定，通过伪影的显现来评估。为了保证在整个使用期间 CT 设备性能的一致性，以上这些测试必须按常规对设备的 CT 值等进行校准，它是优良 CT 影像质量的保证。

2. **成像技术条件**（image technique conditions） 包括层厚、层间距、视野（FOV）、扫描机架倾斜角度、曝光参数、检查体积、重建方法、窗宽、窗位等参数。

3. **临床和相关的性能参数**（clinical and relative function indexes） 一系列的临床因素在 CT 检查的正当化和成像最优化方面起着重要作用。为了确保 CT 检查适宜地进行，并在合理的辐射剂量下提供满意的诊断质量，相关因素包括：CT 检查应回答临床的问题、患者准备（包括合作、交流、禁食、体位、运动、对比剂的服用、防护屏蔽等）、扫描方法、影像观察条件、照片冲洗等。

4. **受检者辐射剂量**（radiation dose of patients） CT 检查的辐射剂量相对较高，检查中对受检者辐射剂量的约束应予以特别重视。在不影响单次检查的诊断价值的前提下，应低于正常参考值的剂量。

二、图像质量控制方法

CT 成像是一个调制和传递的过程，CT 图像质量的影响因素多而复杂，必须掌握图像质量控制方法（methods of image quality control），保证 CT 图像能如实地反映人体组织的解剖结构，并提供丰富的诊断信息。图像质量控制的方法很多，X 线剂量、扫描层厚、扫描野、算法、窗技术等任意一个或多个参数的改变，都会导致图像的质量随之改变。只有真正了解单个或多个参数对图像质量的影响，才能真正掌握图像质量控制的方法。另外，熟悉人体解剖，掌握各系统疾病的影像诊断知识，对图像质量控制的改进有很大的帮助。

1. **优化扫描方案** 螺旋 CT 平扫的扫描方案包括扫描的管电压、管电流、准直器宽度、螺距、重建层厚、重建间距等，增强扫描及血管成像还包括对比剂注射总量、注射速率、扫描延迟时间等重要参数。优化扫描方案可选择尽可能小的准直宽度，小螺距及尽可能薄层重建图像，增强扫描及血管成像需要在靶器官对比剂达到峰值时进行扫描采集数据。

2. **提高空间分辨力** 提高空间分辨力，即提高每厘米内的线对数。探测器的孔径要尽量窄，探测器之间的距离要尽量小。探测器的数量越多，空间分辨力越高。在相同的视野内，像素越小，层厚越薄，矩阵越大，空间分辨力越高。在图像重建中采用骨算法，能勾画边缘，使其更加锐利。

3. **增加密度分辨力** 密度分辨力主要取决于每个体素接受的 X 线光子的量，即增加探测器吸收的 X 线光子数。通过提高管电压、管电流和曝光时间（毫安秒）来实现。毫安秒提高，球管 X 线光子输出增多。加大管电压，X 线的波长变短，穿透力增强，单位体积的光子量相对增加，均可提高密度分辨力；其次，密度分辨力与层厚的关系成正比，采用大像素，增加厚层，也可以使单位体积的光子量增加；采用特殊的过滤方法，提高信噪比，相对降低噪声，增大被检组织的几何尺寸，密度分辨力也可提高。

4. **降低噪声** 噪声大小受层厚、X 线剂量大小和重建算法等因素的影响。克服的办法首先是减小扫描层面的厚度，提高 CT 值的测量精度；其次是提高 X 线的曝光条件，增加曝光量；再次是增大像素，提高单位体积的光子量；最后是提高探测器的质量，在图像重建中采用恰当的算法（标准算法或软组织算法）。

5. **消除伪影** 选探测器的几何尺寸及间隙尽量小，同时探测器及电路的稳定性要好，从根本上减少设备故障伪影。安装 CT 设备后，必须进行调试、空气校准以及定期维修保养，经常检测采样线路和采样投影值，使设备各系统处于良好的正常运转状态，且客观环境给予保证，如配有专线稳压装置，室内温度、湿度符合要求等。对于患者的人为伪影，应针对原因加以去除，如金属物的去除，不合作患者给予镇静剂等，生理性运动伪影则采用屏气和缩短扫描时间的方法解决。

6. **降低部分容积效应的影响** 部分容积效应直

接影响图像质量，扫描层厚与被扫描物体的大小和形状有很大的关系：当被扫描物体的厚度等于扫描厚度的直方体，所测CT值全部真实；当被扫描物体的直径等于扫描厚度的球体，被扫描物体全部在扫描层面中，所测CT值中心部分真实，边缘部分不真实；当被扫描物体球体部分在扫描层面内或被扫描物体小于层面厚度，所测CT值都不真实。一般来说，扫描层厚越薄，部分容积效应越小，扫描层厚为被扫描物体直径的一半时，可以最大限度地避免部分容积效应的影响。

7. 控制辐射剂量（radiation dose） X线剂量系指在X线的扫描过程中，扫描被检体所使用的X线的剂量。由于X线是一种电离辐射，当它穿过物质时，会在物质内部引起电离。辐射剂量的测量方法是利用X线照射空气，测量空气中产生的正负电荷。辐射剂量的单位分为照射剂量和吸收剂量两种，前者用R（伦琴）表示，后者用rad（拉德）表示。辐射剂量作为CT机的一项重要技术指标，反映的是X线的强度和硬度。增大X线的剂量可以减少图像的噪声，但受X线防护原则的限制，受检者在接受X线的剂量时存在着一个安全标准，不能无限制地增加剂量。

三、图像质量控制要求

1. 头颅 普通平扫CT能够显示灰白质边界、基底神经节、脑室系统、中脑周围的脑脊液腔隙、静脉注射对比剂后的大血管和脑室脉络丛。能够显示颅骨的内板、外板和板障。

对于外伤患者，应尽可能地保证图像质量，去除扫描范围内的伪影，进行冠状位、矢状位重组，以便更好地观察骨折。必要时可以用薄层观察细微骨折。可以调整窗宽、窗位以方便观察等密度的硬膜下出血。

对于脑出血患者，应观察出血的大小、范围，高度怀疑动脉瘤和颅内血管畸形时，行CTA检查，可以直观显示颅内动脉瘤、载瘤动脉及畸形血管团、供血动脉和引流静脉。对于颅内动脉瘤需要测量瘤体、开口及载瘤动脉的直径。

颅内肿瘤患者，需要进行冠状位和矢状位重组，了解肿瘤和周围结构的关系；高度怀疑脑膜瘤时及邻近颅骨的肿瘤，要重组骨窗以明确骨质的改变。如进行CTA检查，需要重组肿瘤的供血动脉。

对于颅底病变，需要重组冠状位、矢状位、骨窗以了解肿瘤的来源及骨质受累及的情况。桥小脑角区病变，应重组骨窗，以观察内听道有无扩大。

对于鞍区病变，需要重组能够显示软组织、脑灰白质边界、中脑周围的脑脊液腔隙、静脉注射对比剂后的大血管和脑室脉络丛。骨窗能够显示鞍区诸骨的结构。需要重组鞍区冠状面、矢状面图像，重组层厚、层间距≤3mm，以清晰显示病变及其与周围组织的关系。怀疑垂体腺瘤的患者应注意测量鞍窝的前后径及深度。重组骨窗，观察骨质改变，怀疑颅咽管瘤患者应尽可能进行冠状位、矢状位重组或者薄层重组以发现钙化成分。怀疑脑膜瘤的患者应MPR重组和骨窗重组以观察脑膜尾征和邻近骨质改变。

2. 眼眶 重建层厚≤1.25mm，重建算法分别用骨算法和软组织算法。后处理重组采用最薄层厚，层间距小于重组层厚。眼眶重组应包括横断面、冠状面和双斜矢状面，双斜矢状面重组基线平行视神经，范围包括眼眶内外侧壁。视神经管横断面重组基线为平行后床突至鼻骨尖的连线，范围为视神经管上下壁；冠状面重组基线为垂直听眶下线，范围从眶尖到前床突。外伤患者，对骨质观察要求较高，尤其是对神经管可疑损伤的患者，影像诊断将影响临床是否进行手术减压的决策。眼部外伤者常合并颅内损伤。肿瘤患者对骨质受压、破坏的改变，需要骨窗详细观察，帮助判定病变性质。

3. 耳部 由于其结构微小，各家设备商的最低扫描层厚不一，建议选用设备的最低扫描层厚，层厚至少要≤1mm才能满足影像诊断要求。在骨算法的基础上，双斜位重组有助于观察前庭导水管扩大。传导聋患者，需要重视冠状位重组，着重观察听骨链的情况。耳部疾病常与周围结构如鼻咽、腺样体、咽鼓管及颞颌关节等相关，需要注意这些结构的显示。

4. 鼻部 需重组横断面、冠状面，并分别重组软组织窗和骨窗，方便观察各部结构。窦口鼻道复合体是鼻腔鼻窦疾病重要的解剖位置，且与鼻内镜治疗相关，冠状位是其最佳观察位置，且冠状面对眼眶、颅底及部分颅内结构显示效果良好，有助于相关疾病的诊断。矢状位是观察鼻腔、鼻咽及口腔关系的最佳位置，对相关疾病诊断有帮助。鼻部重组时应提供相关的解剖、变异信息，如Onodi气房、筛前动脉管位置、筛板、筛顶、筛骨纸板及蝶窦情况。患者进行口腔治疗后的伪影较多，可运用去伪影技术减少伪影，以便清晰显示周围结构。

5. 颈部 颈部与颌面部外伤及部分畸形患者，需要进行三维重组，对整个面容进行观察。需要患者不做吞咽动作，减少运动伪影。喉部观察声带、室带，需要患者发"yi"音进行扫描。重组时将左右侧对称显示，双侧对比有助于发现病变及诊断。肩关节尽量下垂，减少胸廓入口交界处射线硬化伪影。

（郑君惠　曹希明）

第七章 胸部CT检查及诊断要点

第一节 检查注意事项

1. 受检者及陪同人员进入CT室前需穿戴鞋套，保持CT室机房内整洁以避免携带的灰尘干扰设备正常运转；对受检者作好耐心的解释工作，包括检查中机器的响声、注射对比剂后身体的反应及可能发生的副作用等，消除其紧张情绪，以便顺利开展检查。

2. 去除受检部位一切可以去掉的金属物品，如钥匙、钱币和含有金属物质的纽扣等，女性受检者需脱掉内衣，更换无扣单衣，防止产生金属伪影降低图像质量。

3. 对于难以配合的受检者，如婴幼儿、躁动的患者，检查前可以给予镇静剂等措施，以防运动伪影的产生（用药和剂量参见第六章第一节）。另外，对于无法进行呼吸训练的受检者，如肺气肿患者、儿童等，需采用特定序列进行快速扫描，尽可能减轻呼吸运动伪影对图像质量的影响。

4. 扫描前做好必要的呼吸训练，如根据呼吸指令或指示灯有规律地呼吸，避免呼吸运动伪影的产生。

5. 放射技师可以根据受检者病情选择适合的扫描序列，如肺癌筛查或肺小结节的随访可以选择低剂量CT；弥漫性肺间质病变或肺泡病变可以选择高分辨力CT（high resolution CT，HRCT）；肺占位、胸腔积液性质鉴别及纵隔淋巴结性质判定可以选择能谱CT成像或CT灌注成像。

6. 行增强检查的患者，需签署增强CT检查注意事项及知情同意书。检查前应详细询问有无过敏史及对碘比剂使用禁忌证，根据对比剂使用说明做或不做过敏试验。有对比剂过敏、检查禁忌证（比如青光眼、前列腺肥大、严重肝肾功能不全、重度甲亢等）者禁做增强检查。

7. 做好患者和陪伴人员的射线防护。

第二节 相关解剖

胸部的上界为颈部下界，下界为骨性胸廓下口，外界为三角肌前后缘，是人体第二大体腔。胸部由胸壁和它内面包藏的内脏、神经、血管等组成，可分为胸腔和胸腔内容两部分。胸腔又分为胸壁和膈；胸腔内容又分为中间的纵隔和两侧的肺及胸膜。

一、肺

肺呈圆锥形，包括一尖、一底、三面、三缘。肺上端钝圆称为肺尖，向上经胸廓上口突入颈根部。肺底位于膈肌上面，呈半月形凹陷。对向肋和肋间隙的面为肋面，朝向纵隔的面称为内侧面，该面中央的支气管、血管、淋巴管和神经出入处称为肺门，这些出入肺门的结构，被结缔组织包裹在一起称为肺根。前缘是肋面与纵隔面在前方的移行处，后缘是肋面与纵隔面在后方的移行处，下缘为肋面、膈面与纵隔面的移行处。左肺由斜裂分为上、下两个肺叶，右肺除斜裂外，还有一水平裂将其分为上、中、下三个肺叶。

二、胸膜及胸膜腔

胸膜是一薄层浆膜，衬覆于胸壁内面、膈上面、纵隔两侧面和肺表面，可分为脏胸膜与壁胸膜两部分。脏胸膜包覆于肺的表面，与肺紧密结合而不能分离，并伸入肺叶间裂内。壁胸膜贴附于胸壁内面、膈上面和纵隔表面。脏胸膜与壁胸膜在肺根处相互移行，脏胸膜与壁胸膜之间是一个封闭的浆膜囊腔隙，即胸膜腔，左右各一，呈负压。由于左右两个浆膜囊是独立的，故左右胸膜腔互不相通。

三、纵隔

纵隔是两侧纵隔胸膜之间的全部器官、结构和结缔组织的总称。纵隔在矢状面，位于胸腔正中偏左，上窄下宽，前短后长。纵隔的前界为胸骨，后界为脊柱胸段,两侧为纵隔胸膜,上界为胸廓上口,下界为膈。正常情况下,纵隔位置较固定。一侧发生气胸时,纵隔向对侧移位。纵隔分区方法较多,临床上多采用三分法,即以气管和支气管的前壁以及心包后壁为界分为前纵隔、中纵隔和后纵隔。解剖学常用四分法,以胸骨角水平面将纵隔分为上纵隔和下纵隔,下纵隔以心包为界,分为前、中、后纵隔。前纵隔是胸腺瘤、皮样囊肿和淋巴瘤的好发部位,中纵隔是心包囊肿的好发部位,后纵隔为支气管囊肿、神经源性肿瘤、主动脉瘤与膈疝等的多发部位。

四、食管

食管是消化道各部分中最狭窄的部分,前扁后平,长约25mm。上端连接咽,下端连接贲门,分为颈部、胸部和腹部。食管具有三处狭窄,食管起始处、食管与左支气管交叉处、食管裂孔处,食管狭窄处是异物滞留和食管癌的好发部位。

第三节 扫描方法

胸部CT扫描采用的方法主要有普通平扫、增强扫描、薄层扫描、高分辨扫描、低剂量扫描、能谱CT扫描及CT灌注成像等;根据不同的疾病采用不同的扫描方法,既有利于疾病的诊断,也能减少患者不必要的照射量。

一、肺及纵隔

(一)肺平扫和增强扫描
【适应证】
一般情况下,胸部外伤、肺弥漫性病变、术后随访和临床症状典型的肺急、慢性炎症等,单做平扫即可,而其他大部分病症则视情况需做增强扫描。

1. **外伤** 胸部外伤。
2. **炎症性疾病** 肺急、慢性炎症和肺水肿;肺弥漫性病变;肺纤维化诊断和鉴别诊断;肺脓肿诊断和鉴别诊断;肺结核诊断和鉴别诊断。
3. **肿瘤性疾病** 肺小结节诊断和鉴别诊断;肺和胸膜良、恶性肿瘤诊断和鉴别诊断;肺转移性肿瘤;心脏肿瘤。
4. **治疗随访** 胸部手术后疗效评价。
5. **其他** 肺血管性病变;气道病变等。

【检查体位】
仰卧位,双上肢上举抱头,身体置于检查床及扫描野中心(图7-3-1)。去除带金属物质的衣物和

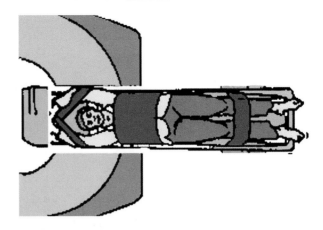

图7-3-1 胸部扫描体位

佩饰。嘱患者扫描时深吸气后屏住呼吸,必要时进行呼吸训练。

【扫描范围及扫描方法】
常规扫描前后正位定位像,在定位像基础上采用螺旋扫描方式行横断面扫描,扫描范围从胸廓入口至肋膈角,包括肺尖及肺底(图7-3-2)。

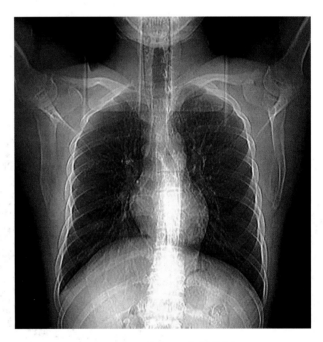

图7-3-2 胸部CT扫描范围

【扫描参数】
层厚5mm,层间距5mm。对于怀疑支气管扩张、肺小结节等,需要采用高分辨力CT或1~2mm薄层扫描。管电压通常采用100~120kV,联合应用自动管电流模式,准直、螺距等参数根据设备情况合理设置,FOV根据患者体型选择。婴幼儿或特殊受检者可根据需要采用低剂量扫描及其他扫描方法。

【胶片打印及窗宽窗位】
常规打印纵隔窗与肺窗两组,观察骨结构时

加照骨窗。发现病变时,照片需要标记平扫及增强病灶 CT 值。观察细微病变时,根据情况将病变部位单独放大照片。根据病变情况加照病变部位相应的冠状面及矢状面。纵隔窗用标准重建法重建图像,窗宽 300~500HU,窗位 35~50HU。肺窗采用高分辨重建算法,窗宽 1 000~1 500HU,窗位 -800~-600HU。骨窗窗宽 1 000~1 500HU,窗位 250~350HU。

【增强扫描】

增强扫描通常是在平扫检查发现病变的基础上进行的,使用对比剂可以评价病变的强化程度,明确病变与心脏大血管的关系,有利于病变的定位和定性诊断,对于良、恶性病变的鉴别有一定意义。采用 300~400mgI/ml 浓度的碘对比剂,用量 70~90ml,或根据患者体重,参照 1.0~1.5ml/kg 给药方法计算药量,延迟时间动脉期 25~30 秒,实质期 45~55 秒,必要时行延迟扫描。

【图像后处理技术】

CT 三维重建(three-dimensional reconstruction)是近 10 年发展起来的借助计算机对生物组织结构影像的连续图像进行后处理,获得三维图像并能进行定量测量的一项形态学研究的新技术与新方法,且能从多方位多角度更好地显示病变,以便于疾病的诊断。目前,常用于胸部的三维重建技术有:

1. **表面阴影显示(shaded surface display,SSD)** 是通过计算机使被扫描物体表面大于某个确定阈值的所有相关像素连接起来的一个表面数学模式成像。此技术可应用于支气管、血管以及肿瘤表面形态的显示,其空间立体感强、表面解剖关系清晰,有利于病变的定位和侵犯范围的判断。

2. **容积再现(volume rendering,VR)** 是采用扫描容积数据的所有体素,通过计算机对体素进行透明度和颜色的重新加权直接投影,并以二维影像的形式显示的影像后处理方法。可用于显示肋骨、锁骨、肩胛骨、脊柱骨的骨折、骨质病变等,以及胸部血管(冠状动脉、肺动脉、心房、胸主动脉等)。

3. **多平面重组(multiplanar reformation,MPR)** 将一组横断面影像的数据通过后处理使体素重新排列,在显示屏上按诊断的需要显示任意方向三维断面图的方法,可以重组出横断面、冠状面、矢状面及任意斜面图像,有利于病变的显示。

4. **曲面重组(curved planar reformation,CPR)** 可用于胸部血管、食管及气管的管壁及管腔内外的显示,比如肺动静脉、气管异物、食管异物及肿瘤。

5. **最大密度投影(maximum intensity projection,MIP)** 是将投影方向所通过的组织或物体中每个像素的最大密度进行投影并在一个平面中显示出来。可清楚显示胸部血管管壁的钙化斑块,以及血管、气道及食管内支架情况,结合 MPR 可显示支架内管腔通畅情况。

6. **最小密度投影(minimum intensity projection,MinIP)** 对所选取的某一厚度范围的三维容积数据中按照选层方向中最小密度体素进行投影并在一个平面中显示出来。可以用于气道的显示。

7. **仿真内镜(virtual endoscopy,VE)技术** 一种能重建出管道器官(如胃肠道、呼吸道、大血管等)内表面的三维立体图像的虚拟内镜技术。可以无创显示气道、食管腔内情况。

【胸部低剂量CT检查】

降低管电压及管电流可以有效降低辐射剂量,但骤然降低剂量必然会导致图像噪声的增高,图像质量下降可能会降低诊断准确性。图像噪声可以通过重建算法降低,滤波反投影(FBP)重建算法是临床最常用的重建算法,但其降低噪声能力有限,对提高图像质量作用不大,因为 FBP 算法是在数据没有噪声的前提下,如果投射数据有噪声时,重建结果就不会很满意。自 2009 年起,多个 CT 厂家相继推出不同迭代重建技术,包括迭代重建算法(iDose)、自适应迭代剂量降低算法重建技术(adaptive iterative dose reduction,AIDR)、自适应统计迭代重建技术(adaptive statistical iterative reconstruction,ASIR)、基于原始数据迭代重建(sonogram-affirmed iterative reconstruction,SAFIRE)等,联合应用优化的迭代重建算法可有效降低图像噪声、提高图像质量,使低剂量成像成为可能。

【HRCT检查】

HRCT 1985 年被提出,基本内容是薄层扫描(1~2mm)、高分辨骨算法重建和小 FOV 模式的成像方法。HRCT 是最能显示正常肺解剖和病理改变细节的一种影像学检查手段,其有效空间分辨力可达 0.3mm。扫描参数:高管电压和高管电流扫描,140kV,140~210mAs,层厚 1mm,重建间隔 0.7~1mm,采用高空间分辨力算法重建图像。

【能谱CT成像】

能谱 CT 利用不同能量的 X 线下组织相对应的 CT 值衰减变化,得出能体现组织化学成分的能谱吸收曲线,为微小病变的鉴别诊断提供依据。对应后处理(能谱分析软件)系统可以同时观察不同管电压单能量 CT 图像、常规的混合能量 CT 图像(kVp)和物质分离技术形成的密度图像,可以得到不同基物质的图像(包括碘、水、脂肪、钙等多种物质),通过对基物质浓度的测量,可实现病变的定量分析。目前能谱 CT 的实现主要有三种代表技术,高低电压的瞬时切换、双球管双探测器、采用光谱探测器。采用高低电压的瞬时切换 CT 机进行能谱扫描:患者采取仰卧位,范围从肺尖至肺底膈面,采用胸部增强 GSI 扫描模式在注药后 30 秒及 60 秒行双期扫描,管电压为高低能量(140kVp 和 80kVp)瞬间切换,管电流 260mA,层距 5mm,X 线球管转速 0.8s/r,螺距 1.375,矩阵 512×512。

【CT 低剂量灌注成像】

CT 灌注成像可以反映对比剂在感兴趣器官中浓度的变化,间接反映此组织器官灌注量的变化。在对应的灌注处理软件上可计算出灌注参数血容量(BV)、血流量(BF)、对比剂的平均通过时间(MTT)、毛细血管通透性(PS)、对比剂峰值时间(TTP)的数值,从而对组织灌注量及通透性做出评价。检查前患者右肘前静脉置入红色留置针(18号)备用;检查前用束带固定患者胸腹部并训练其屏气,确保每次扫描位置一致并减少呼吸运动伪影对图像的干扰。患者采取仰卧位,先行胸部常规平扫,范围从肺尖至肺底膈面,通过平扫图像确定灌注成像扫描层面,应用双筒高压注射器,经右侧肘正中静脉团注碘佛醇(320mgI/ml),对比剂总量 50ml,生理盐水 50ml,注射流率 5.0ml/s,注药 5 秒后,进行病灶动态扫描,全程扫描 50 秒,每 2 秒扫描一次,之后 200 秒内每间隔 20 秒扫描一次。扫描参数:80kV,180~220mA,层厚为 5mm×8i,扫描范围 4cm。

(二)纵隔平扫和增强扫描

【适应证】

胸内甲状腺瘤、胸腺瘤、淋巴瘤、畸胎瘤、神经源性肿瘤和心脏肿瘤等。

检查体位、扫描范围及扫描方法、扫描参数等同"肺平扫和增强扫描"。

(三)肺和纵隔横断面解剖

1. 以 5mm 层厚、层距扫描的胸部横断面图像,一般在 40 层左右,身材瘦长、有肺气肿的患者有时可达 60 层。本部分主要介绍与重要解剖结构有关的横断面图像所见。

(1)胸骨切迹平面:相当于第 2 胸椎平面。该

平面经过肺尖,有 6 条大的血管,即双侧颈总动脉、颈总静脉和锁骨下动脉。右肺的尖段和左肺的尖后段、食管、气管等结构显示在该平面内。

(2)胸锁关节平面:相当于第 3 胸椎平面。该平面经过胸骨柄和胸锁关节,在气管的前面和外侧常可见 5 条血管,它们是右头臂静脉、右头臂动脉、左颈总动脉和左锁骨下动脉。右肺的尖段和左肺的尖后段、食管、气管等结构显示在该平面内。

(3)主动脉弓平面:相当于第 4 胸椎平面。本层面于气管前方可见上腔静脉与主动脉弓,有时可见左头臂静脉和奇静脉。此层面可显示右肺的尖段、后段和前段,左肺的尖后段和前段,食管,气管等。

(4)主动脉窗平面:相当于第 5 胸椎平面。右侧可见奇静脉弓和由左侧主、肺动脉窗内的脂肪隔开的升主动脉、降主动脉和上腔静脉。右肺的尖段、后段和前段以及左肺的尖后段、前段和背段,食管、气管等在此层显示。

(5)左肺动脉平面:相当于第 5 胸椎下缘平面,或称气管隆凸下平面。左肺动脉在左主支气管上方向后走行,右上叶支气管清晰可见。由右向左,右上叶肺动脉、上腔静脉、升主动脉、右肺动脉及降主动脉呈半圆形排列。右肺可见前段、后段和背段,左肺可见前段、尖后段和背段,含气的支气管分叉伸向两侧肺叶。

(6)右肺动脉平面:相当于第 6 胸椎平面。此平面右肺动脉从主肺动脉发出后伸展到右侧,位于上腔静脉与中间支气管之间,升主动脉和降主动脉仍可见。右肺可见前段、后段和背段,左肺可见前段、上舌段和背段。

(7)左心房平面:相当于第 7 胸椎平面。该平面自左向右可见右心房、主动脉根部、主肺动脉、左心房和降主动脉,有时可见下肺静脉。右肺显示前段、外侧段、内侧段和背段,左肺显示下舌段、左外侧段和背段。

(8)左心房中部层面:相当于第 7 胸椎下缘平面。此层面可见左右肺静脉和降主动脉。右肺显示前段、右下叶内侧段、外侧段和背段,左肺显示下舌段、左外侧段和背段。

(9)心室层面:相当于第 8 胸椎平面。可见显示软组织密度的心包影及室间沟,右心室后外侧是下腔静脉。右肺显示右下叶内侧段、外侧段、外基底段和背段,左肺显示下舌段、前基底段和背段。

2. 胸部的断面解剖示意图和胸部扫描断面图像见图 7-3-3~图 7-3-10。

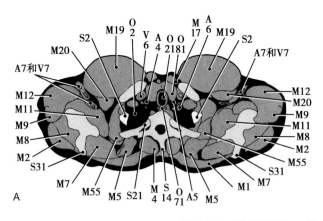
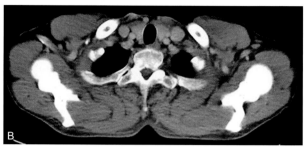

图 7-3-3　胸部胸廓入口横断面解剖示意图及扫描图像
A. 解剖示意图；B. 扫描图像；

A. 动脉；V. 静脉；M. 肌肉；O. 器官；S. 骨骼；A4. 头臂干；M1. 斜方肌；M11. 肩胛下肌；O2. 肺；S2. 肋骨（断面）；A5. 颈总动脉；M2. 三角肌；M12. 背阔肌；A6. 锁骨下动脉；M4. 头夹肌；M17. 胸锁乳突肌；O71. 食管；S14. 棘突；A7. 腋动脉；M5. 肩胛提肌；M19. 胸大肌；O81. 甲状腺；S21. 肋骨头；M6. 菱大（小）肌；M20. 胸小肌；S25. 胸骨；V4. 头臂静脉；M7. 冈上肌；M55. 上后锯肌；S28. 肋软骨；V6. 锁骨下静脉；M8. 冈下肌；S29. 锁骨；V7. 腋静脉；M9. 大圆肌；S31. 肩胛骨棘。

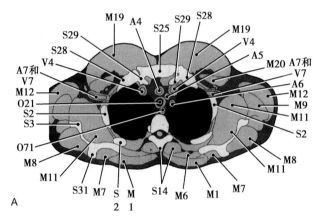
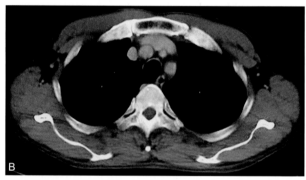

图 7-3-4　胸部锁骨下动、静脉水平横断面解剖示意图及扫描图像（纵隔层面）
A. 解剖示意图；B. 扫描图像；
图上标注释义见图 7-3-3。

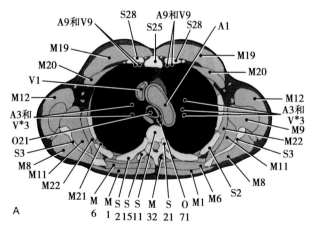
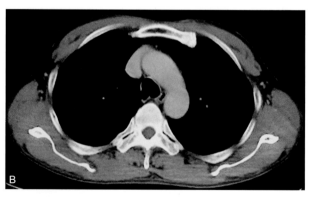

图 7-3-5　胸部主动脉弓横断面解剖示意图及扫描图像（纵隔层面）
A. 解剖示意图；B. 扫描图像；

A. 动脉；V. 静脉；M. 肌肉；O. 器官；S. 骨骼；A1. 胸主动脉；M1. 斜方肌；O21. 气管；S2. 肋骨（断面）；M6. 菱大（小）肌；O22. 初级支气管；S3. 肩胛骨；A3. 肺动脉；M9. 大圆肌；O23. 叶支气管；S11. 椎体；M11. 肩胛下肌；O71. 食管；S15. 棘突；A9. 胸内动脉；M12. 背阔肌；M19. 胸大肌；S21. 肋骨头；V1. 上腔静脉；M20. 胸小肌；S25. 胸骨；M21. 肋间肌；S28. 肋软骨；V*3. 上腔静脉分支；M22. 前锯肌；M32. 立脊肌；V10. 奇静脉。

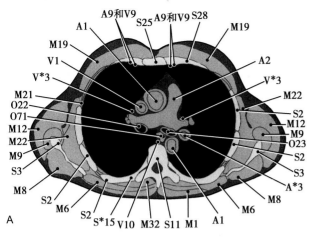
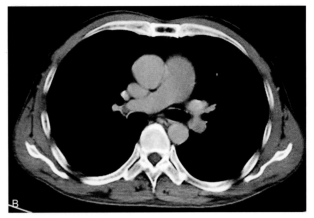

图 7-3-6　胸部肺动脉干横断面解剖示意图及扫描图（纵隔）

A.解剖示意图；B.扫描图像；

图上标注释义见图 7-3-5。

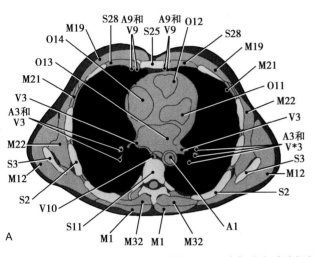
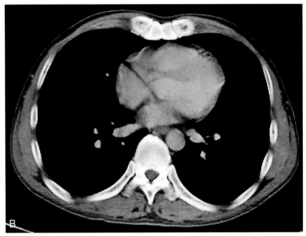

图 7-3-7　胸部升主动脉根部横断面解剖示意图及扫描图

A.解剖示意图；B.扫描图像；

A.动脉；V.静脉；M.肌肉；O.器官；N.神经；S.骨骼；A1.胸主动脉；M1.斜方肌；O11.左心室；S2.肋骨（断面）；A3.肺动脉；M12.背阔肌；O12.右心室；S3.肩胛骨；A9.胸内动脉；M19.胸大肌；O13.左心房；S11.椎体；M21.肋间肌；O14.右心房；S25.胸骨；V3.肺静脉；M22.前锯肌；O15.室间隔；S28.肋软骨；V9.胸内静脉；M32.立脊肌；O71.食管；V10.奇静脉；N6.膈神经。

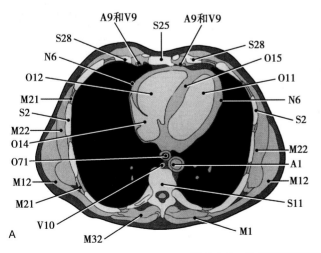
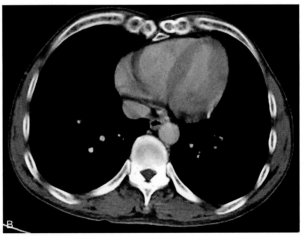

图 7-3-8　胸部冠状窦横断面解剖示意图及扫描图

A.解剖示意图；B.扫描图像；

图上标注释义见图 7-3-7。

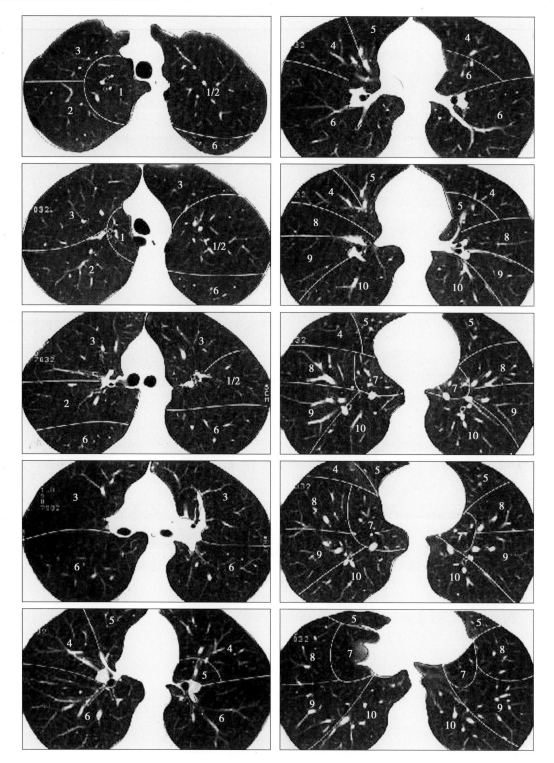

图7-3-9 胸部横断面图像(肺叶)

1.尖段;2.后段;3.前段;4.舌上段(左肺),中叶外侧段(右肺);5.左上叶舌下段,右中叶内侧段;6.背段;7.内基底段;8.前基底段;9.外基底段;10.后基底段。

3．纵隔淋巴结　正常纵隔淋巴结的大小为0.3~0.6cm,淋巴结大小超过1.1~1.2cm时,可考虑病理改变(图7-3-11)。

4．胸腺　胸腺属于淋巴组织,兼有内分泌功能,位于胸骨柄的后方,上纵隔的前方,主动脉根部的大血管前。通常,左右两叶不对称,左叶大于右叶。出生时重约20g,至性成熟后可超过30g,之后逐渐萎缩,被结缔组织替代。它的形状类型和CT表现见图7-3-12、图7-3-13。

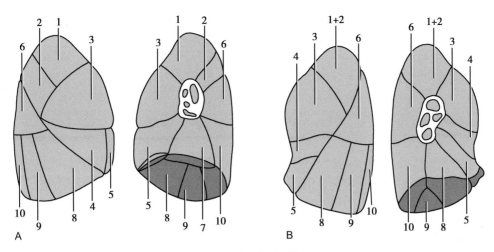

图 7-3-10　肺叶解剖

A.肺右叶内侧段和外侧显示；B.肺左叶内侧和外侧显示；

1.尖段；2.后段；3.前段；4.舌上段（左肺），中叶外侧段（右肺）；5.左上叶舌下段，右中叶内侧段；6.背段；7.内基底段；8.前基底段；9.外基底段；10.后基底段。

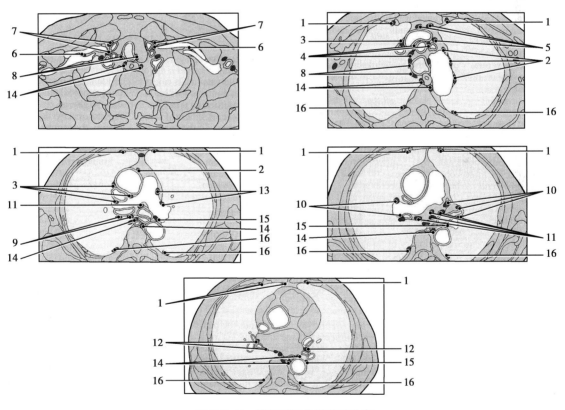

图 7-3-11　肺纵隔正常淋巴结分布

前纵隔：1.胸骨淋巴结；2.主动脉前淋巴结；3.腔静脉前淋巴结；4.支气管纵隔淋巴结；5.头臂动脉淋巴结；6.锁骨下淋巴结；7.颈内静脉淋巴结（2~7，血管前淋巴结）；中纵隔：8.气管旁淋巴结；9.支气管淋巴结；10.支气管肺淋巴结；11.气管隆凸下淋巴结；12.肺血管淋巴结；13.动脉导管淋巴结；后纵隔：14.食管旁淋巴结；15.主动脉旁淋巴结；16.肋间淋巴结。

（四）常见疾病诊断要点

1. 大叶性肺炎　斑片或大片状密度增高阴影，边缘模糊，形态与肺叶或肺段相同；病灶密度不均，其内可见含气支气管影；可伴发不张及胸膜炎，前者病灶内的含气支气管影像将有助于区别其他阻塞性肺不张，后者表现为少量渗出积液（图 7-3-14、图 7-3-15）。

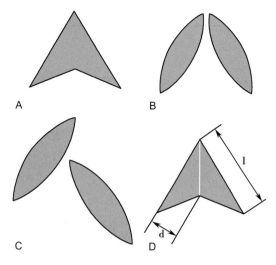

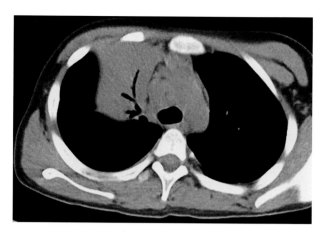

图 7-3-15　大叶性肺炎

图 7-3-12　胸腺的形状

A. 大部分胸腺融合成"箭头状"(62%); B. 部分(32%)胸腺的两叶可分别见到; C. 偶尔, 仅一叶可见(6%); D. 胸腺长度(l)和厚度(d)的测量。

2. **支气管肺炎**　肺纹理增粗、增多、模糊, 沿支气管分布散在、多发斑点状或斑片状高密度影, 边缘淡且模糊不清, 可以融合成片状或大片状(图 7-3-16、图 7-3-17)。

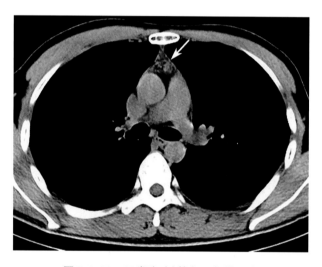

图 7-3-13　正常胸腺(箭)CT 扫描图像

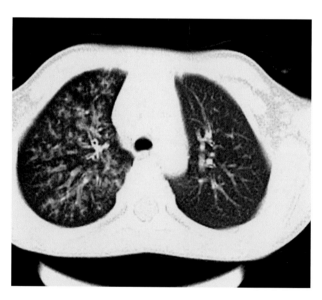

图 7-3-16　支气管肺炎

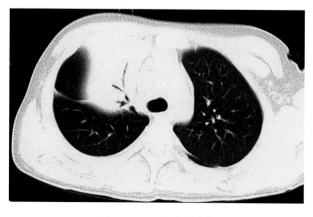

图 7-3-14　大叶性肺炎

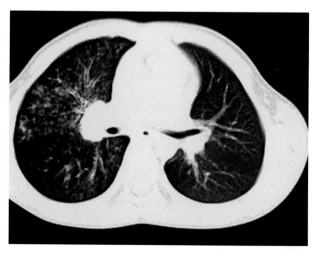

图 7-3-17　支气管肺炎

3. **支气管扩张** 支气管呈柱状、管状、囊状扩张,支气管壁不规则,较为毛糙,可呈串珠样,多个相邻扩张的支气管构成蜂窝状改变,合并感染时邻近肺组织内可见片状模糊阴影,囊腔内可见气液平(图 7-3-18、图 7-3-19)。

4. **肺大疱、肺气肿** 两肺透亮度增高,肺纹理稀疏、紊乱,可见单个或多个无肺纹理透亮区(图 7-3-20、图 7-3-21)。

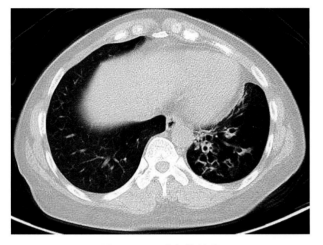

图 7-3-18 支气管扩张

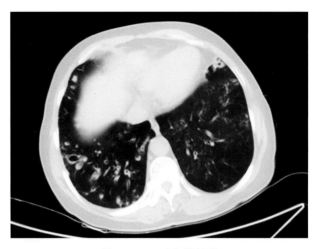

图 7-3-19 支气管扩张

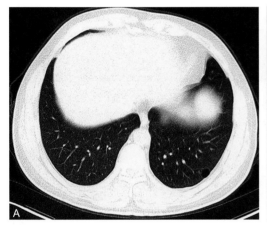

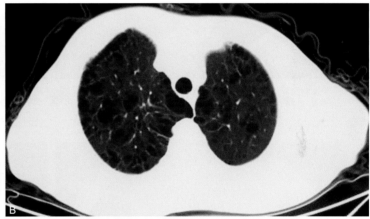

图 7-3-20 肺大疱

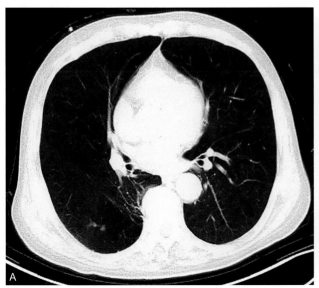

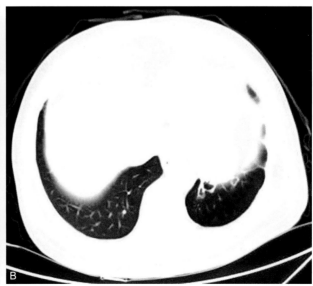

图 7-3-21 肺气肿

5. **肺脓肿** 多见厚壁空洞,并有气液平,边缘可见多量纤维增生所致的条索影,可伴脓胸或广泛胸膜增厚(图 7-3-22、图 7-3-23)。

6. **肺结核** 肺内斑片状或小片状高密度影或中等密度影,可有干酪样坏死,可形成多发小空洞、厚壁空洞、薄壁空洞等,边缘模糊,形态不规则。多见于两肺上叶,可有肺门淋巴结钙化等(图 7-3-24~图 7-3-26)。

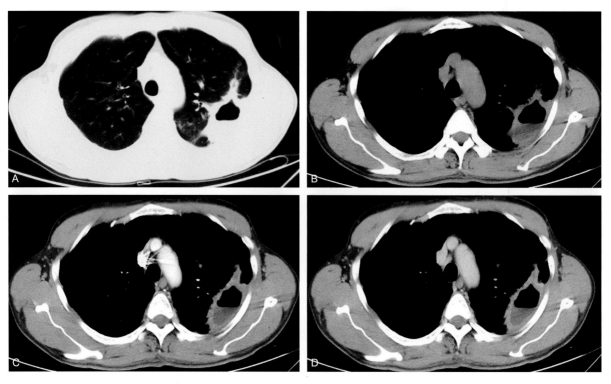

图 7-3-22 肺脓肿

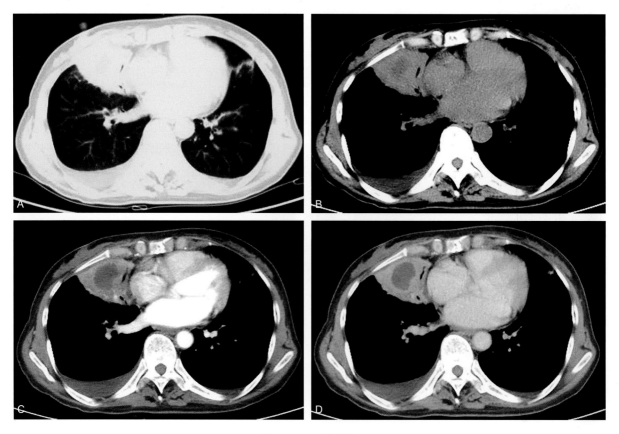

图 7-3-23 肺脓肿

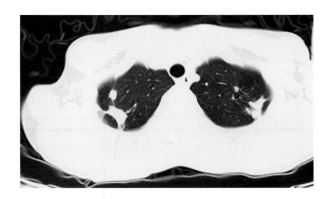

图 7-3-24 肺结核

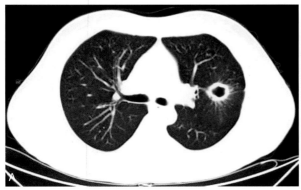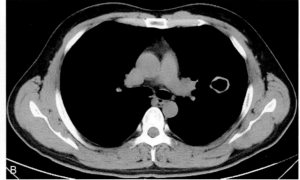

图 7-3-25 肺结核

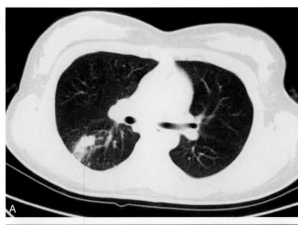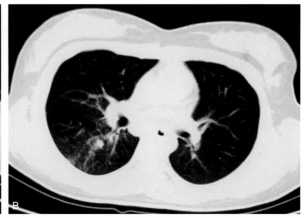

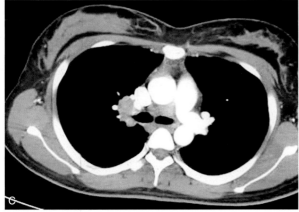

图 7-3-26 肺结核

7. 气胸 脏胸膜与壁胸膜间无纹理透光气胸区，胸膜粘连时可使气体局限，称包裹性气胸。水平状液面，面上方为透亮空气，内侧为受压肺组织，称液气胸（图7-3-27、图7-3-28）。

8. 肺结节 横断面很难发现的小结节在薄层扫描三维重建面上能够清晰地发现（图7-3-29、图7-3-30）。常见胸部三维图应用实例见图7-3-31。

9. 中央型肺癌 有阻塞性肺炎、肺不张、肺气肿及支气管扩张，支气管腔狭窄或阻塞，支气管内

软组织肿胀，支气管壁增厚及支气管周围肿块，肺门纵隔淋巴结增大，胸腔积液等（图7-3-32）。

10. 周围型肺癌 结节表面有毛刺征、放射冠及分叶征，肺癌内部密度多不均匀，可见坏死、空泡征、支气管充气征，侵犯胸膜及胸壁，可见肺内及淋巴结转移等（图7-3-33）。

11. 肺转移癌 多发或单发结节，多为类圆形高密度实性病灶，边缘清楚，可见空洞，可有淋巴结转移等（图7-3-34、图7-3-35）。

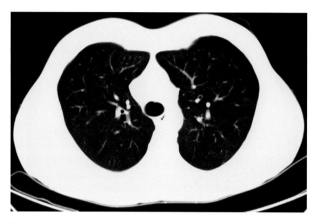

图7-3-27 气胸

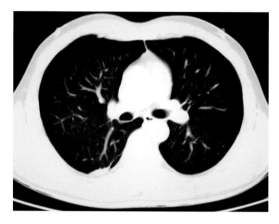

图7-3-28 气胸

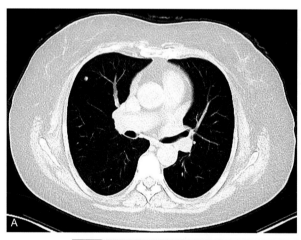

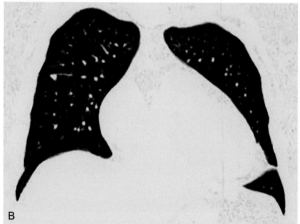

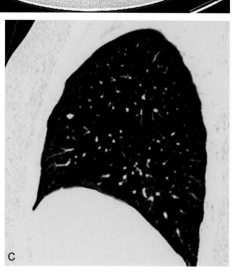

图7-3-29 肺结节

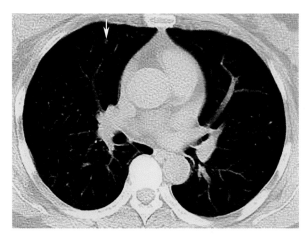

图 7-3-30 肺结节

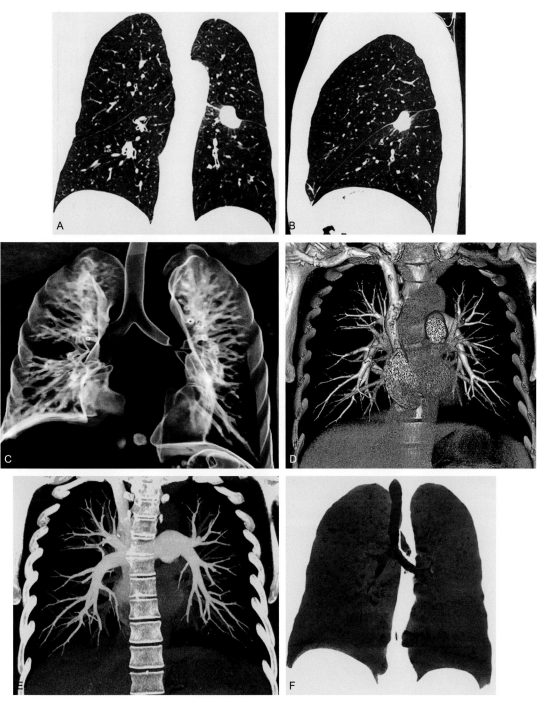

图 7-3-31 胸部常见三维图

A. 肺窗冠状位重组；B. 肺窗矢状位重组；C. 透明肺成像；D. 加原 VR 像；E. 加原 MZP 像；F. 最小密度投影。

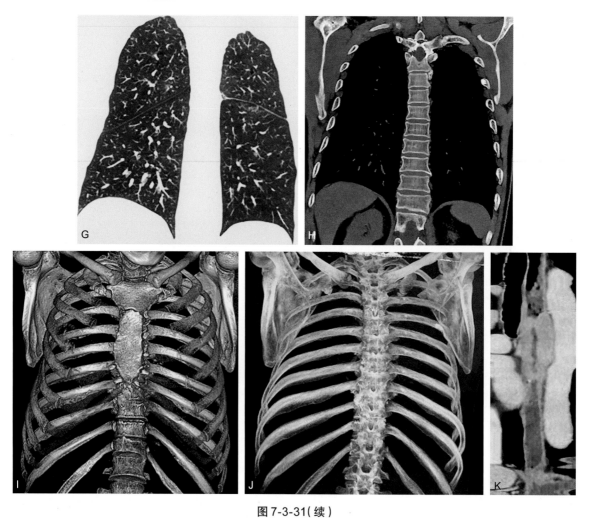

图 7-3-31（续）

G. 肺窗冠状重组；H. 纵隔窗冠状重组；I. 胸廓骨骼 VR 像；J. 胸廓骨骼透明像；K. 食管拉直像。

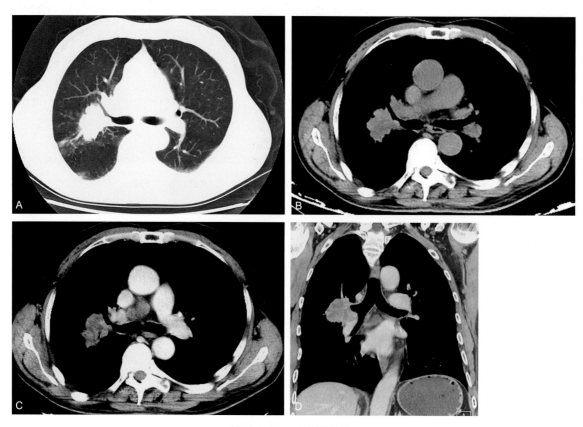

图 7-3-32　中央型肺癌

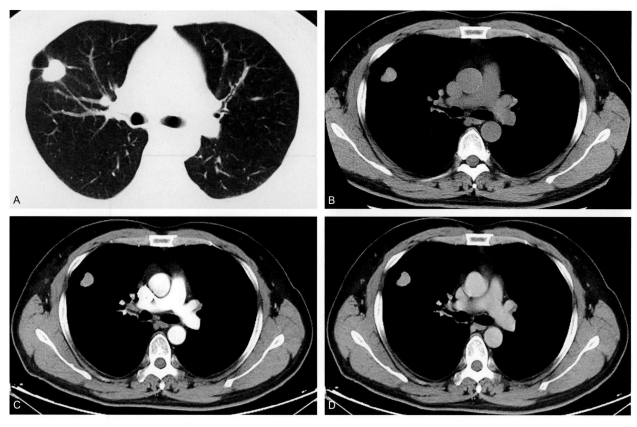

图 7-3-33　周围型肺癌

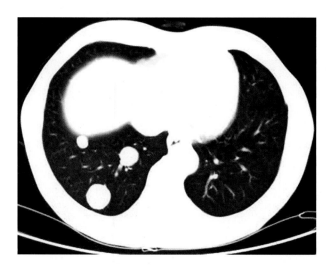

图 7-3-34　肺转移癌

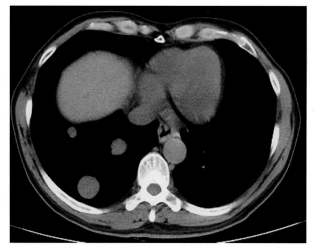

图 7-3-35　肺转移癌

12. **胸腺瘤**　位于前纵隔实质性肿块,边缘较清,通常为圆形、椭圆形或分叶状,密度较均匀,多呈略高密度,瘤内可见囊变区,斑点状或条状钙化,可呈轻至中度强化(图 7-3-36、图 7-3-37)。

13. **畸胎瘤**　位于前纵隔的囊性或实质性肿块,瘤内密度不均匀,内可见脂肪密度、可见囊腔、钙化等(图 7-3-38、图 7-3-39)。

14. **淋巴瘤**　纵隔内一侧或双侧,单个或多组淋巴结增大,且融合成块。病灶多呈圆形、椭圆形或多个淋巴结融合成不规则形,边缘尚清楚,密度可不均匀,瘤内一般无钙化,增强扫描一般不增强或轻微增强(图 7-3-40)。

15. **神经源性肿瘤**　位于后纵隔脊柱旁的圆形、椭圆形肿块,边缘清、光滑,CT 值与肌肉相仿,可见脂肪、钙化、椎间孔扩大、椎弓根吸收及肋骨破坏等(图 7-3-41、图 7-3-42)。

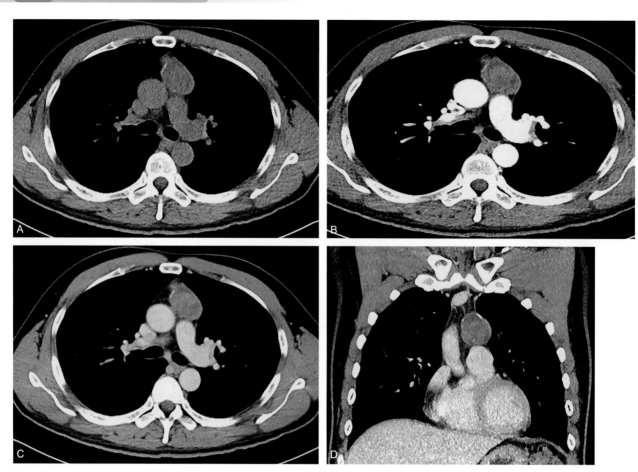

图 7-3-36　胸腺瘤

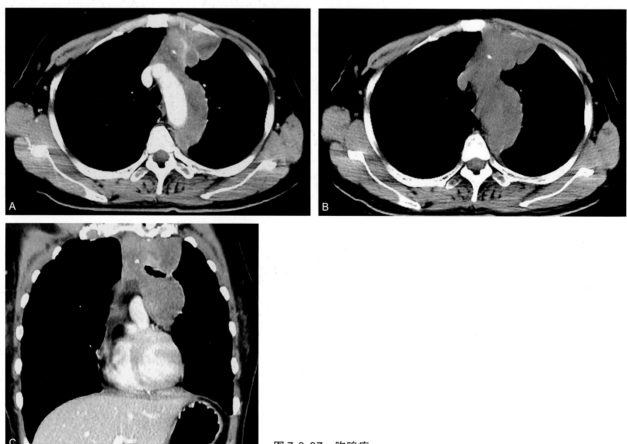

图 7-3-37　胸腺瘤

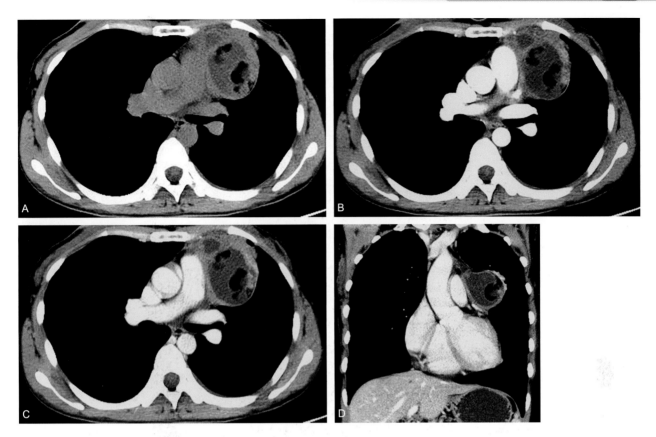

图 7-3-38　畸胎瘤

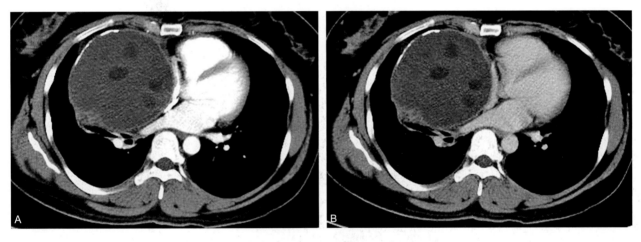

图 7-3-39　畸胎瘤

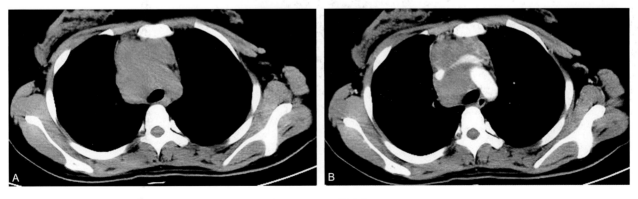

图 7-3-40　淋巴瘤

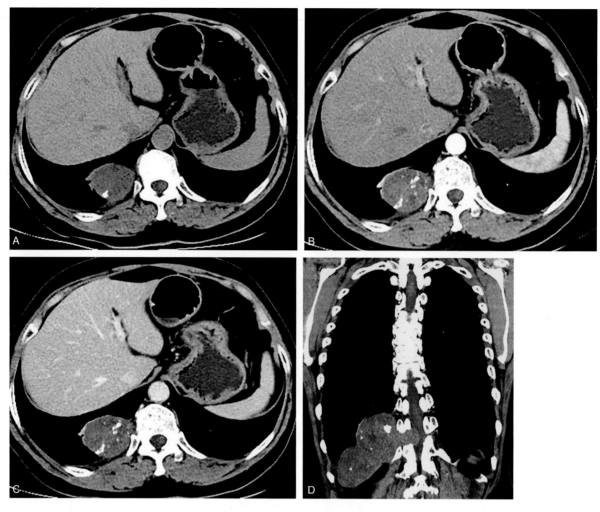

图 7-3-41 神经源性肿瘤

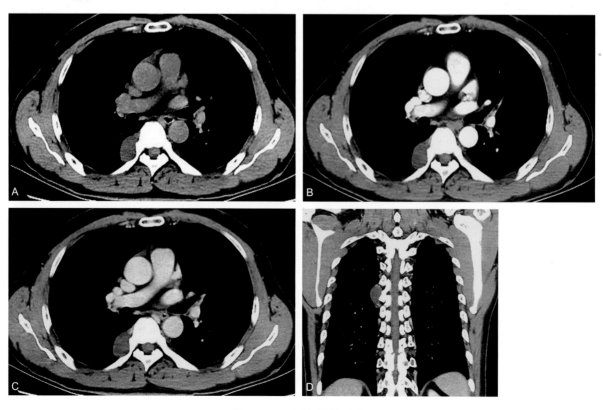

图 7-3-42 神经源性肿瘤

二、食管

（一）食管平扫和增强扫描

【适应证】

食管癌、食管平滑肌瘤、食管憩室、食管囊肿、食管静脉瘤、食管异物。

【检查体位】

患者取仰卧位，双上肢上举抱头，身体置于检查床及扫描野中心（图7-3-1）。去除带金属物质的衣物和佩饰。嘱患者扫描时深吸气后屏住呼吸，必要时进行呼吸训练。

【扫描范围及扫描方法】

常规螺旋横断扫描，扫描角度与横轴线平行，扫描范围从胸廓入口至肋膈角，或根据病变范围确定扫描范围（图7-3-2）。

【扫描参数】

层厚5mm，层间距5mm。管电压通常采用100~120kV，联合应用自动管电流模式，准直、螺距等参数根据设备情况合理设置，FOV根据患者体型选择。婴幼儿或特殊受检者可根据需要采用低剂量扫描及其他扫描方法。

【胶片打印及窗宽窗位】

常规打印纵隔窗与肺窗两组，观察骨结构时加照骨窗。发现病变时，照片需要标记平扫及增强病灶CT值。观察细微病变时，根据情况将病变部位单独放大照片。根据病变情况加照病变部位相应的冠状面及矢状面。纵隔窗用标准重建法重建图像，窗宽300~500HU，窗位35~50HU。肺窗采用高分辨重建算法，窗宽1 000~1 500HU，窗位 –800~–600HU。骨窗窗宽1 000~1 500HU，窗位250~350HU。

【增强扫描】

采用浓度为300~370mgI/ml的对比剂均可，用量70~90ml，或根据患者体重，参照1.0~1.5ml/kg给药方法计算药量，延迟时间动脉期25~30秒，实质期45~55秒，必要时行延迟扫描。

（二）常见疾病诊断要点

1. 食管癌 食管中上段壁增厚，管腔狭窄，肿块侵及肌层。增强扫描可见肿块明显强化（图7-3-43）。

2. 食管平滑肌瘤 肿瘤质硬、光滑、包膜完整，向食管腔内、外膨胀性生长（图7-3-44）。

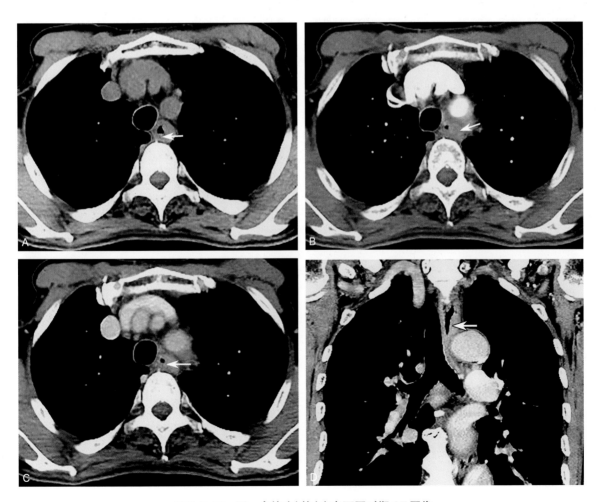

图 7-3-43 同一食管癌（箭）患者不同时期CT图像

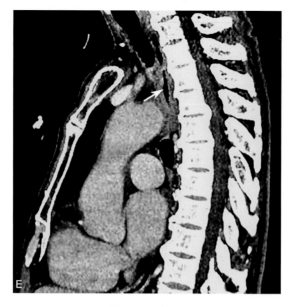

图 7-3-43(续)

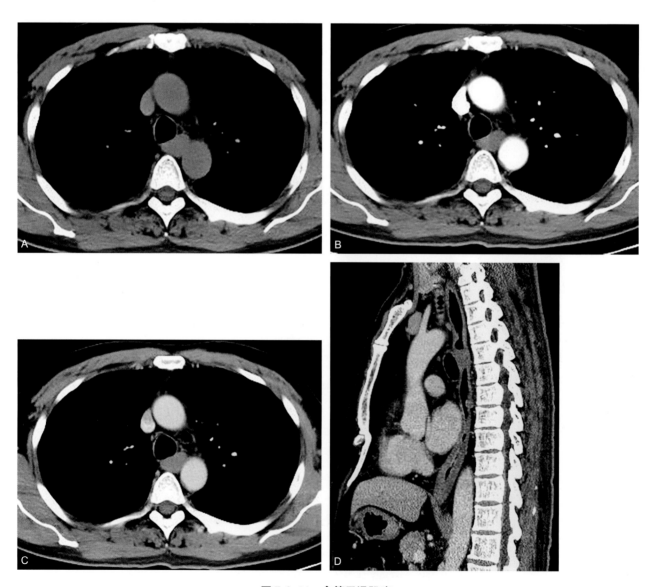

图 7-3-44 食管平滑肌瘤

3. **食管囊肿** 食管囊肿是较少见的食管良性肿物，是胚胎期的残余组织。纵隔内食管中类圆形囊性病变，边界清，无强化，食管腔受压（图7-3-45）。

三、肋骨

（一）肋骨平扫

【适应证】

肋骨骨折，肋骨其他病变。

【检查体位】

仰卧位，双上肢上举抱头，身体置于检查床及扫描野中心。去除带金属物质的衣物和佩饰。嘱患者扫描时深吸气后屏住呼吸，必要时进行呼吸训练。

【扫描范围及扫描方法】

常规螺旋横断扫描，扫描角度与横断面平行，扫描范围从胸廓入口至第12肋骨下缘（图7-3-46），或根据病变确定扫描范围。

【扫描参数】

层厚5mm，层间距5mm。根据需要可重建层厚及间隔0.625~1mm图像，用来诊断肋骨细微病变。管电压通常采用100~120kV，联合应用自动管电流模式，准直、螺距等参数根据设备情况合理设置，FOV根据患者体型选择。婴幼儿或特殊受检者可根据需要采用低剂量扫描及其他扫描方法。

【胶片打印及窗宽窗位】

常规照骨窗、纵隔窗与肺窗，发现病变时，照片需要标记平扫及增强病灶CT值。观察细微病变时，根据情况将病变部位单独放大照片。根据病变情况加照病变部位相应的冠状面及矢状面，或加照SSD及CPR等后处理图像以显示肋骨全貌。骨窗窗宽1 000~1 500HU、窗位250~350HU。纵隔窗用标准重建法重建图像，窗宽250~300HU，窗位35~40HU。肺窗采用高分辨重建算法，窗宽1 000~1 500HU，窗位-650~-500HU。

（二）常见疾病诊断要点

以肋骨骨折为例，横断面及曲面重组CPR图像显示肋骨骨折（图7-3-47、图7-3-48）。

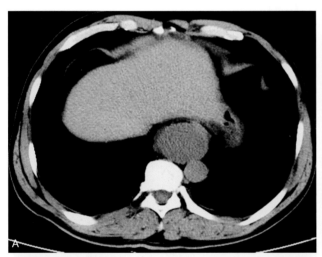
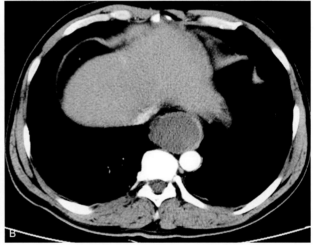
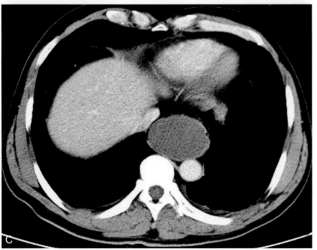

图7-3-45 食管囊肿

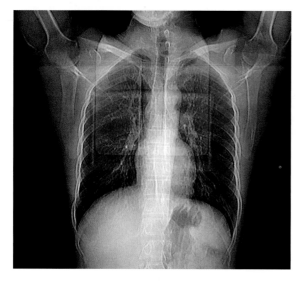

图 7-3-46 肋骨扫描范围

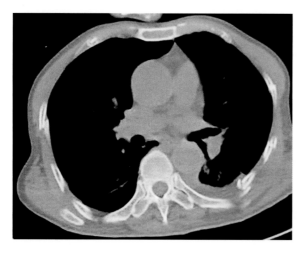

图 7-3-47 双侧肋骨骨折

双侧肋骨骨折,对位差;CPR图像重组,可以清晰显示肋骨骨折细节。

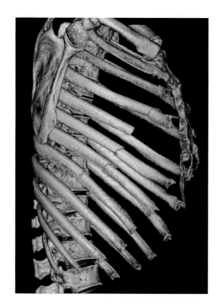

图 7-3-48 肋骨骨折 SSD 图像

可以显示肋骨全貌,快速定位骨折位置。

第四节 CT图像质量控制

胸部、纵隔CT图像在满足影像诊断需求的前提下,应从以下几个方面进行图像质量控制。

一、空间分辨力

胸部、纵隔CT扫描层厚、层间距应控制在5mm以下,并根据病变情况合理采用薄层重建、高分辨算法重建等方式来提高空间分辨力。

二、密度分辨力

胸部、纵隔不同层面间组织密度差异大,宜采用自动管电流技术、并设置合理的噪声指数,保证密度分辨力满足影像诊断要求,并降低辐射剂量。采用增加X线剂量、增大体素、增加层厚、软组织重建算法等方法可提高密度分辨力。

三、噪声

噪声大小受层厚、X线剂量大小和重建算法等因素的影响。根据行业共识,在图像质量满足影像诊断的前提下,可接受适度噪声,平衡图像质量和辐射剂量之间的关系。增加曝光量、增大体素、提高探测器的质量、标准或软组织重建算法等可降低图像噪声。

四、伪影

采取相应措施、尽量避免胸部、纵隔CT图像伪影的产生。

(一)设备故障相关伪影

保证CT设备环境温度、湿度适宜;定期进行空气校准;配备稳压电源保证电压稳定;定期维护保养等。

(二)呼吸运动伪影

检查前与患者有效沟通、进行呼吸训练,确保患者配合。对于屏气困难的患者,可通过增大螺距、选择较快的球管旋转时间等方式来缩短曝光时间,尽量减小呼吸运动伪影。

(三)线束硬化伪影

去除检查部位所有高密度异物,包括内衣、项链、拉链、电极片等;双手上举避免上肢造成线束硬化伪影。

(四)部分容积伪影

部分容积伪影容易造成疾病漏诊和误诊,薄层扫描可有效减少部分容积伪影。

(林盛才 肖正远)

第八章　腹部、盆腔 CT 检查及诊断要点

第一节　检查注意事项

一、受检者准备

1. 检查前需携带相关的影像检查资料和实验室结果以供扫描时定位和诊断时参考。

2. 被检查者进入 CT 检查室需换鞋或戴鞋套，保持 CT 室机房内的整洁。

3. 去除检查部位的金属物品，如钥匙、硬币和含有金属物质的纽扣等。

4. 腹部 CT 检查前受检者应充分做好胃肠道的准备。除急诊受检者，检查前应空腹 4~8 小时，检查前 1 周不做胃肠钡餐造影，不服含金属的药物；检查前 2 天不服泻药，少食水果和蔬菜，以减少肠道内高密度物质和气体产生的伪影。上腹部 CT 检查，需在检查前 10 分钟口服 1 000~1 500ml 温开水，保证胃腔及十二指肠近段的充盈，受检者进行需禁食、禁水检查的除外（如肠梗阻、胰腺炎受检者）。全腹部及盆腔检查，需在检查前 1 小时内每 10 分钟口服 200ml 温开水，共口服 1 200ml 温开水，等膀胱充盈后才进行检查；上检查床前再口服温开水 500ml，保证胃的充盈。

5. 小肠造影 CT 检查前一天晚上进流质饮食后 4 小时，口服清洁胃肠道制剂相关药物。检查前 4 小时禁食及禁水。检查前 60 分钟口服 2.5% 甘露醇等渗溶液 2 000ml（配制方法：1 750ml 清水＋20% 甘露醇 250ml=2.5% 甘露醇等渗溶液 2 000ml），每间隔 15 分钟口服 500ml。每次尽可能快速连续口服完。

6. 儿童或不合作的受检者应在临床给予镇静剂或麻醉后才能检查，危重受检者需临床相关科室的医生陪同检查，对病情的变化进行实时监护和处理。

二、护理准备

1. 告知受检者检查流程，耐心向受检者做好

解释工作，如检查过程中机器会发出响声、注射对比剂时会出现一过性的热感等，以消除其紧张情绪并取得受检者配合。告知受检者检查前后需大量饮水进行水化，目的是加快对比剂的代谢。

2. 对已婚女性受检者，检查前须置入阴道气囊或填塞含碘水的纱条，以便显示阴道和宫颈的解剖。

3. 需要做增强的受检者，应详细询问有无碘过敏史，了解受检者肾功能情况，明确有无增强扫描禁忌证。糖尿病受检者，应询问服用降糖药情况，服用二甲双胍者，需停药 48 小时后方可行 CT 增强检查。无增强扫描禁忌者，应请受检者签署增强扫描知情同意书。

4. 检查中需密切观察受检者，准备抢救药物，随时准确协助医生为出现碘对比剂不良反应的受检者进行救治。

三、技师准备

1. 认真核对 CT 检查申请单的基本资料，包括姓名、性别、年龄和 CT 检查号，确保受检者无误。

2. 了解受检者病情，明确检查目的和要求，根据申请单制订合适检查方案；当发现申请单不明确时，应及时与临床医师沟通后再行检查。

3. 检查前做好受检者呼吸训练，防止呼吸运动伪影的产生。

4. 做好受检者检查部位以外敏感器官的辐射防护，如晶状体、甲状腺、女性乳腺和性腺等。对危重需陪同受检者，应做好陪同人员的辐射防护。

第二节　相关解剖

一、胃

胃的大部分位于左季肋区，小部分位于腹上区。胃的上口接食管称为贲门，下口接十二指肠称为

幽门。

1. 胃的分部 胃分 4 部分（图 8-2-1）。靠近贲门的部分称为贲门部。从贲门口下缘做一水平线，水平线以上为胃底。立位时胃底常充气，在立位 X 线上称为胃泡。从胃底向下到胃小弯的角切迹部，称为胃体。胃体分为胃小弯、胃大弯、前壁和后壁。胃体的内侧缘称为胃小弯。胃体的外侧缘称为胃大弯。胃小弯的最低处，有一切迹称为角切迹。从角切迹到幽门的部分称为幽门部。幽门部的大弯侧，有一不明显的浅沟，分幽门部为右侧的幽门管和左侧的幽门窦。

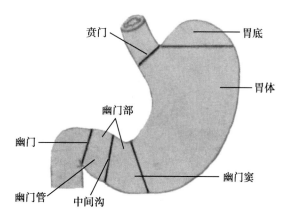

图 8-2-1 胃的分部

2. 胃的位置毗邻 胃的位置随体型、体位和充盈程度的不同而有所变化。在中度充盈时，胃大部分位于左季肋区，小部分位于腹上区。胃的前壁在右侧与肝左叶贴近，左侧与膈相邻，介于两者之间的胃前壁，直接与腹前壁相贴。胃后壁与胰腺、横结肠、左肾的上半部和左肾上腺相邻。

3. 胃的分型 根据胃的张力和形状分为四型（图 8-2-2）。由于张力的存在才能保持中空器官保持一定形状、大小和位置，所以张力决定胃型，反之从胃型可知张力高低。

（1）牛角型胃：为高张力胃，胃泡宽大，胃穹窿部呈横置的弓状，胃角切迹宽钝。

（2）钩型胃：胃泡呈半球形，胃体垂直下行，角切迹为锐角或接近直角，幽门指向右后方，胃下极在脐和髂嵴连线之间。

（3）长型胃：胃泡呈球形或长椭圆形，胃体中部狭长，下部扩大，可坠至盆腔，角切迹深且夹角小，幽门指向上方，胃下极低于髂嵴连线。

（4）瀑布型胃：为高张力胃，胃泡大而后倾，角切迹难以确定，幽门指向后方，在胃体和胃底可见一个气液平面。

4. 胃黏膜皱襞 胃的黏膜和黏膜下层形成黏膜皱襞，随功能不断改变形态。贲门的收缩出现星芒状黏膜纹，向贲门四周放射。小弯侧为延续食管的纵向皱襞。胃底的皱襞可以是交叉的网状或平行的弧形条纹状。胃大弯黏膜皱襞较粗，常为扭曲的横行皱襞，宽约 1cm。胃前壁和后壁的黏膜皱襞常为斜行，互相交叉。

二、小肠

1. 十二指肠 十二指肠起自幽门，止于十二指肠空肠曲，是小肠中最短、最宽、最固定的部分。呈"c"形包绕胰头，称为十二指肠环。根据形态和位置，可分为球部、降部、水平部和升部 4 个部分。十二指肠球为其近侧部分，是十二指肠溃疡好发部位。降部走行于脊柱右侧，其内后侧壁有一纵行皱襞，称为十二指肠纵襞，纵襞的下端有十二指肠大乳头，是胰管和胆总管的共同开口。水平部在肠系膜上动脉和腹主动脉夹角内通过。升部走向左上方，连接空肠。

2. 空肠、回肠 通常近侧的 2/5 为空肠，位于左上腹部，起源于十二指肠空肠曲，与回肠无明确分界。回肠位于中腹部及右下腹部，比空肠长。

三、大肠

大肠始于右髂窝的盲肠，全长约 1.5m，可分为盲肠、阑尾、结肠、直肠和肛管 5 个部分。

1. 盲肠、阑尾 在回盲瓣口以下的一盲袋，称

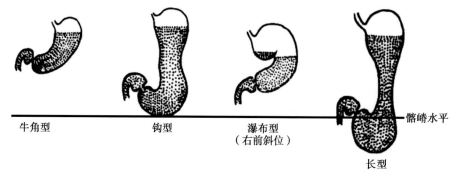

牛角型	钩型	瀑布型（右前斜位）	髂嵴水平

长型

图 8-2-2 胃的分型

为盲肠。为大肠最短、最宽的一段，盲肠内侧缘中下部有阑尾开口。阑尾长5~10cm，有系膜，移动度大，但其根部位置固定，其体表投影常位于肚脐与右侧髂前上棘连线的中外1/3处。

2. **结肠** 分为升结肠、横结肠、降结肠和乙状结肠。升结肠内侧邻近小肠，在右侧结肠旁沟上升移行为横结肠，弯曲处称为结肠肝曲。横结肠起于结肠肝曲，止于结肠脾曲。降结肠从结肠脾曲向下，在左侧髂嵴处接乙状结肠，乙状结肠呈"乙"字形弯曲，至第3骶椎接直肠。

3. **直肠与肛管** 直肠位于小骨盆的后方、骶骨前方。向下沿第4、5骶椎和尾骨前面下行穿过盆膈移行为肛管。直肠中部扩大称为直肠壶腹，壶腹部有3个横行的半月皱襞，称为直肠皱襞，距离肛门约为7cm。

四、肝脏

肝脏是人体最大并有两套供血系统的消化腺，主要位于右季肋部和上腹部。目前按Couinaud法将全肝分成8段（图8-2-3），主要以肝静脉系统和门静脉系统作为分割线。肝中静脉将肝分成左、右两叶。肝右静脉分肝右叶为右前、右后两部分。肝左静脉分肝左叶为左内叶、左外叶。门静脉系统走行于肝段内。Ⅰ段为尾状叶，CT示在门、腔静脉之间，Ⅱ段（靠上）与Ⅲ段（靠下）构成左外叶，Ⅳ段为方叶，也是左内叶，Ⅴ段（靠下）与Ⅷ段（靠上）段构成肝右前叶，Ⅵ段（靠下）与Ⅶ段（靠上）构成肝右后叶。至于Ⅱ段与Ⅲ段、Ⅴ段与Ⅷ段、Ⅵ段与Ⅶ段分界，粗略方法以肝内门静脉分支或肝门平面为分界标志，出现以上平面所显示的是靠上方的，Ⅱ段、Ⅷ段、Ⅶ段以下层面就是Ⅲ段、Ⅴ段、Ⅵ段，Ⅴ段与Ⅵ段、Ⅶ段与Ⅷ段之间以肝右静脉分界。

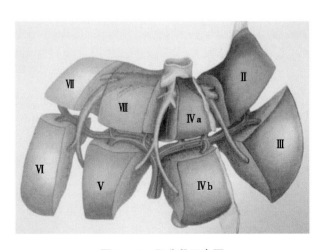

图8-2-3 肝分段示意图

五、肝外胆道

胆汁由肝细胞产生，经肝内各级胆管收集，出肝门后再经肝外胆道输送到十二指肠。肝外胆道包括左右肝管、肝总管、胆囊管、胆囊和胆总管。

胆囊呈梨形，容量为40~60ml，为储存和浓缩胆汁的器官。胆囊可分为4个部分：胆囊底、胆囊体、胆囊颈、胆囊管。

胆总管由肝总管与胆囊管汇合而成。胆总管分为：十二指肠上段、后段、胰后段、十二指肠壁内段，即胆总管末段。长度很短，仅数毫米，管径变细，和主胰管汇合成肝胰壶腹，开口于十二指肠降部大乳头，在壶腹周围有肝胰壶腹括约肌（Oddi括约肌）。

六、胰腺

胰腺位于上腹部，横跨于第1腰椎或第2腰椎前方，有时低至第3腰椎水平，分为头、颈、体和尾4个部分。胰腺中央有胰管横贯全长，开口于十二指肠大乳头。

七、肾脏

肾脏位于第12胸椎至第3腰椎水平之间，右肾较左肾约低2cm。双肾形似蚕豆，肾内缘凹入称为肾门，一般平第1腰椎，是肾动脉、肾静脉、肾盂、神经和淋巴管出入的部位。肾的表面有三层被膜包绕，由内向外依次为纤维囊、脂肪囊和肾筋膜。一般每侧肾脏有7~8个肾小盏，2~3个肾小盏合并形成肾大盏，2~3个肾大盏合并成肾盂。

八、输尿管

输尿管是一对细长的肌性管道，长20~30cm，上端约于第2腰椎水平起于肾盂，下端接膀胱。输尿管有3个生理狭窄区，第1个狭窄区在肾盂与输尿管移行处；第2个狭窄区在越过髂血管和小骨盆入口处；第3个狭窄区为输尿管膀胱连接部，当尿路结石下降时，易嵌顿于狭窄处。

九、膀胱

膀胱为一肌性囊性器官，有较大的伸缩性。成人膀胱位于小骨盆前部，容积为300~500ml。膀胱充盈时呈卵圆形，空虚时呈锥体形。其尖朝向前上方，称为膀胱尖，底朝向后下方，称为膀胱底，底和尖之间为膀胱体。膀胱底的内面，双侧输尿管开口和尿道内口之间的三角形区域称为膀胱三角，是肿瘤的好发部位。膀胱前方有耻骨联合,男性后方有精囊腺、输精管壶腹和直肠,女性后方有子宫和阴道。

十、尿道

男性尿道长 16~22cm,分为前列腺部、膜部和海绵体部。临床上将前列腺部和膜部称为后尿道,海绵体部称为前尿道。男性尿道有三处狭窄,分别位于尿道内口、末端开口和膜部。男性尿道有两个弯曲,耻骨小弯和耻骨前弯。

女性尿道长约 5cm,呈直管状,仅有排尿功能。

十一、生殖系统

男性生殖系统包括内生殖器和外生殖器。内生殖器由生殖腺(睾丸)、输送管道(附睾、输精管、射精管)和附属腺体(精囊、前列腺、尿道球腺)组成。睾丸能生成精子,合成雄激素。

女性生殖系统由生殖腺(卵巢)和输送管道(输卵管、子宫和阴道)组成。子宫位于盆腔中央,在膀胱与直肠之间,下端接阴道,两侧有输卵管和卵巢。输卵管是输送卵子的弯曲管道,由内侧向外侧分为子宫部、输卵管峡部、壶腹部、漏斗部。

第三节　扫描方法

腹部扫描采用的方法主要有平扫、多期增强扫描、动态增强和灌注扫描等;根据不同的疾病可以采用不同的扫描方法,既有利于疾病的诊断,也能减少受检者不必要的照射量。动态增强扫描是指静脉团注法注射对比剂后在短时间内对感兴趣区进行快速连续扫描,肝海绵状血管瘤、肝内胆管细胞型肝癌等病变需要此类扫描方式对病变进行定性诊断和鉴别诊断。

腹部在 CT 检查中分为三个部位,上腹部、中腹部和下腹部盆腔,各扫描范围见图 8-3-1~图 8-3-3。上腹部主要包含肝、胆、胰、脾和胃,中腹部主要包

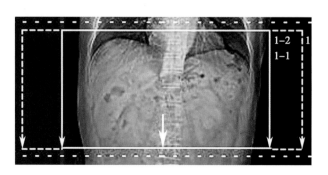

图 8-3-1　上腹部扫描范围
自膈顶至肝右叶下缘。

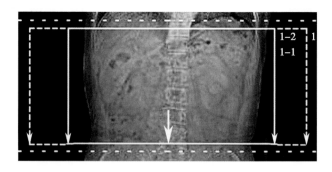

图 8-3-2　中腹部扫描范围
自肾上腺水平至双肾下缘。

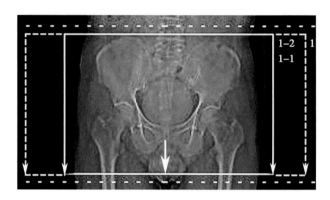

图 8-3-3　盆腔扫描范围
自髂骨嵴水平至耻骨联合下缘。

括肾上腺、肾脏和相应水平的腹膜后间隙,下腹部盆腔主要包括膀胱、生殖系统。根据临床病史及诊断要求选择相应部位 CT 扫描,对于输尿管、肠道等范围较广器官病变的检查可行全腹部扫描。

一、腹部 CT 检查技术概述

腹部共同的检查方法和技术如下,各个部位特殊要求的在分论中各述。

【检查体位】

常规取仰卧位,必要时也可根据诊断需求采取俯卧位或斜卧位。被检者仰卧于检查床上,腹部正中矢状层面垂直于扫描床平面并与床面长轴中线重合,双臂上举伸直。检查前应对受检者进行呼吸、屏气训练,一般为深吸气后于呼气末屏气扫描,不能屏气者应嘱其平静呼吸并尽量缩短扫描时间以减少呼吸运动伪影,必要时可加腹带减轻腹式呼吸。

【扫描范围】

上腹部常规扫描范围自膈顶至肝右叶下缘,脾大者应扫描至脾下缘;胆囊、胰腺扫描范围自肝门上方扫至胰腺钩突下缘至十二指肠水平段;中腹部扫描范围自肾上腺区至肾脏下缘,对临床怀疑嗜铬细胞瘤而肾上腺区扫描阴性者,应扩大扫描范围至腹主动脉分

叉处;胃和十二指肠动脉范围自膈顶至脐部,部分受检者视需要扫描至盆腔。小肠病变部位明确时可行病变局部扫描,不明确时应行全腹部扫描。腹膜腔和腹膜后病变扫描范围根据病变所在部位进行扫描,病变部位不确定时自膈顶扫至髂嵴水平。下腹部盆腔扫描分为自髂嵴水平至耻骨联合下缘。如果病变较大或盆腔内有肿大淋巴结,可扩大扫描范围。总的原则是扫描范围应包括病变的上下边界,将病变包全。

【扫描模式及扫描参数】

腹部通常采用正位定位像,螺旋扫描模式。管电压通常采用 80~120kV,婴幼儿可采用低管电压模式。腹部管电流通常采用自动管电流调制,设置合适的噪声指数,机器可根据患者胖瘦体型选择个体化的扫描方案,优化辐射剂量。不同机型 X 线管选择时间和螺距不同。扫描 FOV 通常为 40cm。

近年来随着各种高端 CT 的不断普及,出现了多种成像模式和功能成像。新的成像模式包括低管电压(CARE kV,kV Assist)、低管电流联合迭代重建降低扫描参数来降低辐射剂量。应用于腹部的功能成像包括能谱成像、双源双能量成像及光谱成像等。能谱成像管电压为 80kV 和 140kV 两种管电压瞬时切换模式,一代能谱为固定管电流,辐射剂量较大,二代能谱出现了不同的能谱模式对应不同的电流参数,可个体化选择合适的能谱方案。双源双能量成像为具有两种不同能量的球管同时工作。光谱成像利用双层探测器,其上层探测器吸收低能光子,下层探测器吸收高能光子,该技术只采用一束射线即可实现同一个时间点上光谱成像。能谱成像、双源双能量成像及光谱成像均具有单能量成像和物质分离功能,在腹部肿瘤的定性诊断和分期、结石成分的判断等应用中有较大的价值,可根据临床病史和诊断需求采取相应的扫描方案。

【层厚和层间距】

层厚和层间距均为 5mm,肾上腺可进行薄层扫描,层厚≤2mm,充分显示病变细节。

【窗宽窗位】

窗宽和窗位应根据扫描层厚及观察的组织、器官不同而异,受检者腹部脂肪的多少对窗宽和窗位的选取亦有影响(表 8-3-1)。

【图像重建】

通常采用软组织算法或标准算法重建图像。腹部需重建薄层图像,层厚和层间距 0.625~1.25mm。腹部扫描要求常规重建冠状面及矢状面图像协助诊断,重建层厚 3mm,层间距 3mm。

表 8-3-1 各脏器窗宽窗位

观察目标	窗宽/HU	窗位/HU
常规腹窗	220	40
肝脏	100~250	45~60
胰腺	250~350	35~50
肾脏	250~350	35~45
肾上腺	250~350	30~45
腹膜后脏器	300~400	35~45

目前各种高端机器都配备有先进的迭代重建算法,具有优化图像质量和降低辐射剂量的效果,可根据需要采用合适水平的迭代算法进行图像重建。

【增强扫描】

腹部组织、器官多为软组织密度,为了提高病变的检出率,多数病变需行平扫加增强扫描。对比剂浓度 300~370mgI/ml,腹部增强对比剂用量一般为 1.5ml/kg,注射速率一般为 2.5~3.5ml/s,根据受检者血管及静脉留置针情况合理选择流速,防止对比剂渗漏的出现。常规双期增强扫描时间为开始注射对比剂 25~30 秒扫描动脉期,55~60 秒扫描静脉期,目前多数动脉期扫描采用监测自动触发模式。增强期相的选择还需根据病变的性质做相应的调整;肝脏由肝动脉和门静脉双重供血,肝脏通常需要三期增强,动脉期(肿瘤的显示需要早动脉期)、门脉期和静脉期;肝脏海绵状血管瘤需要"两快一长"扫描;怀疑布加综合征者需静脉期延迟扫描 120~180 秒;肾盂病变需加做排泄期。另外,由于对比剂的强化作用,在观察腹部增强图像和照相时需将窗位值增加 10~20HU。

【照片要求】

1. 常规照软组织窗。

2. 观察骨结构时加照骨窗。

3. 发现病变时,照片需要标记平扫及增强病灶 CT 值。

4. 观察细微病变时,根据情况将病变部位单独放大照片。

5. 根据病变情况加照病变部位相应的冠状面及矢状面。

二、腹部横断面解剖

腹部的脏器较多,解剖结构复杂,以下列出腹部重要脏器的横断面解剖所见。

1. 经第二肝门横断面(图 8-3-4) 膈穹窿下方和内侧为腹腔,而胸腔则居其上方和外侧。本层面

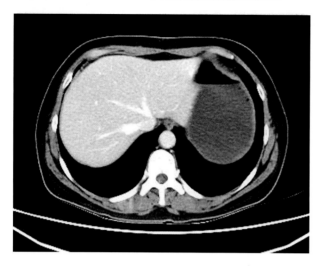

图 8-3-4 经第二肝门横断面 CT 图像

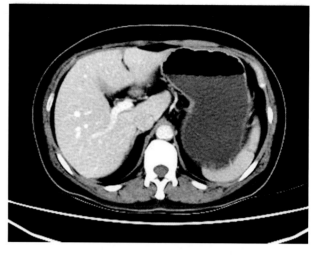

图 8-3-6 经肝门横断面 CT 图像

自左至右依次可见肝左外叶、左内叶、右前叶和右后上段。左外叶后方可见食管，为卵圆形软组织密度影，有时可见含气的食管腔，其后方毗邻可见类圆形的胸主动脉。主动脉的右侧、肝实质包裹的类圆形影是下腔静脉。左内叶与外叶之间是肝左静脉。肝右叶此层面可见前叶和后叶的上段，右前叶与左内叶之间是肝中静脉，右前叶和后叶间以肝右静脉为界。注射对比剂后正常大血管均有均匀强化，密度明显增高。

2. 经肝门静脉左支角部横断面（图 8-3-5） 肺消失，仅剩下肋膈隐窝。本层面自左至右依次可见肝左外叶下段、左外叶上段、左内叶、右前叶、右后上段和主肝裂与下腔静脉间的尾状叶。左外下段和内叶间可见向上分叉的门静脉左支的内侧支，肝左内和右前叶之间为向外分叉的肝中静脉。右前叶和后上段内侧、尾状叶边可见卵圆形的下腔静脉。左侧为胃底，脾首次出现于胃底左后方，呈新月状。

3. 经肝门横断面（图 8-3-6） 肝门静脉及其右

支的出现是肝门的标志。肝门静脉于下腔静脉的前方分出左支横部和右支主干，肝门静脉右支走向右后方，分出右前支和右后支，分别进入肝的右前叶和右后叶。本层面自左至右依次可见肝左外叶、左内叶、右前叶和右后叶。此层面上由肝圆韧带将左肝分为左、右两叶。肝中间静脉和肝右静脉已为其属支，断面逐渐变小。右侧肾上腺首次出现，位于肝裸区、膈和下腔静脉后壁所围成的三角形空隙内。左侧肾上腺已出现，位于胃后壁、膈和脾所围成的充满脂肪的三角内。

4. 经腹腔干起始处横断面（图 8-3-7） 腹腔干常出现于第 12 胸椎下缘水平，发自腹主动脉前方走向前下，分为胃左动脉、脾动脉和肝总动脉。肝断面变小，本层面自左至右依次可见左内叶、胆囊、右前叶和下方的右后下段，尾状叶仍可见。尾状叶内侧可见卵圆形的门静脉。小网膜左侧为肝圆韧带，连于胃小弯，右侧为肝十二指肠韧带，该韧带

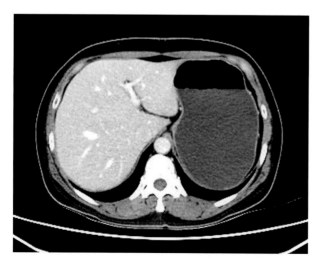

图 8-3-5 经肝门静脉左支角部横断面 CT 图像

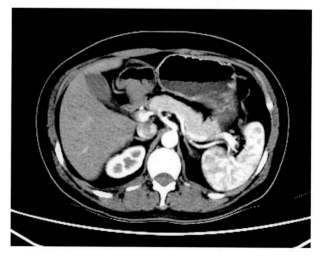

图 8-3-7 经腹腔干起始处横断面 CT 图像

内，除有数个肝门淋巴结的断面外，可见肝固有动脉居肝门静脉左前方，肝总管和胆囊管下行于肝门静脉右前方。网膜孔出现，其前方为肝门静脉，后方为下腔静脉。脾断面呈三角形。此层面可见双侧肾上腺，右侧肾上腺位置较高，在肝右叶后段与膈肌脚的间隙内，通常呈条状或倒"V"形，左侧在胰腺后方，常呈三角形或倒"V"形。

5. **经肠系膜上动脉横断面**（图 8-3-8） 肠系膜上动脉在第 1 腰椎或第 1 腰椎间盘高度发自腹主动脉，肝门静脉与下腔静脉之间的空隙叫门腔间隙，其上界为肝门静脉分叉处，下界为肝门静脉合成处。此层面显示胰腺的体尾部，位于中部和左中部，以斜行条状排列，胰头在此层面不显示，胰腺后与胰体平行走行的细条状结构是脾静脉，注射对比剂后可显示。脾静脉后、脊柱前圆形影是腹主动脉，脊柱两侧较大的类圆形结构是双侧肾脏的断面。胰体的右侧大部由肝脏占据，肝与胰体间可见门静脉和胆总管，门静脉后方，腹主动脉的右侧是卵圆形的下腔静脉。胰尾的左侧是部分脾脏，其前方是部分胃体。

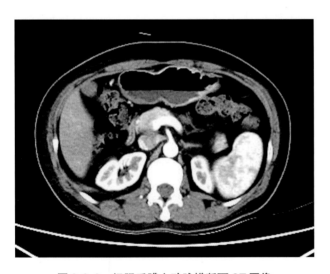

图 8-3-8　经肠系膜上动脉横断面 CT 图像

6. **经肝门静脉汇合处横断面**（图 8-3-9） 肠系膜上静脉和脾静脉在胰颈后方合成肝门静脉。胰头的右侧紧邻十二指肠降部，后方有胆总管下行。钩突突至肠系膜上静脉的后方。胰的前面与胃后壁相邻，脾动静脉行于胰体后缘，胰体跨越左肾的前面移行为胰尾，胰尾紧邻脾门。左肾静脉于肠系膜上动脉与腹主动脉之间右行，三者之间的关系较为恒定。左、右膈肌脚居腹主动脉两侧。

7. **经肾门横断面**（图 8-3-10） 此层面可见部分胰头及胰颈部，位于十二指肠降部内侧，其前方

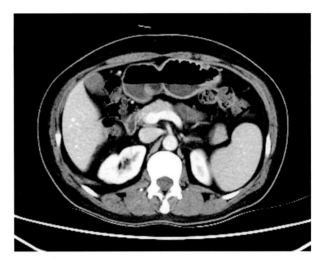

图 8-3-9　经肝门静脉汇合处横断面 CT 图像

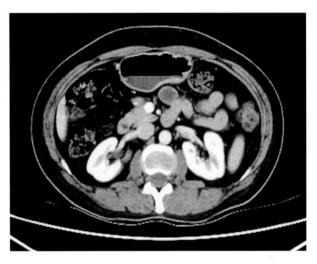

图 8-3-10　经肾门横断面 CT 图像

是胃和部分肠袢，右侧是肝脏，颈和体交界处后方两个卵圆形影是肠系膜上动脉和肠系膜上静脉，胰头处可见胆总管，位于下腔静脉的前方，故下腔静脉在断层影像上是寻找胆总管的标志，钩突位于肠系膜上静脉与下腔静脉之间，位于腹腔的中线右侧，呈三角形，其前方和左侧大部由胃和肠腔占据。左肾可见肾门，左肾动、静脉分别与腹主动脉、下腔静脉相连，右肾静脉较左侧粗大，长度短于左肾静脉。

8. **经十二指肠水平部横断面**（图 8-3-11） 十二指肠水平部在脊柱的右侧续接于十二指肠降部，水平向左走行，横过第 3 腰椎前方至其左侧，移行为十二指肠升部。此部位于肠系膜上动脉和腹主动脉之间，如肠系膜上动脉起点过低或夹角过小，可能引起肠系膜上动脉压迫综合征。十二指肠壁厚小于5mm。于脊柱左前方，腹主动脉已发出肠系膜下动脉，起始平面多位于第 3 腰椎高度。

9. **经肝门静脉冠状面**（图 8-3-12） 在胰颈的

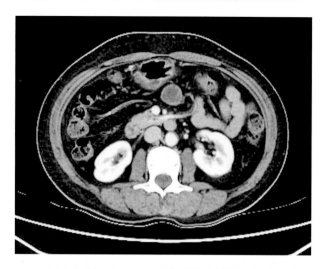

图 8-3-11　经十二指肠水平部横断面 CT 图像

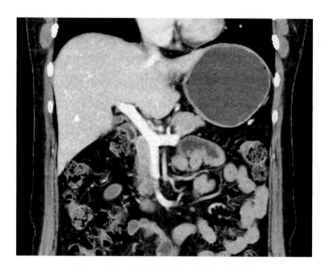

图 8-3-12　经肝门静脉冠状面 CT 图像

后方肠系膜上静脉和脾静脉合成肝门静脉。入第一肝门后，肝门静脉左支起始处和右支主干分别走向左前上和右外上。肝门静脉主干的右侧可看到胆囊管和肝总管，肝门静脉主干的左侧可看到肝固有动脉，上述结构均位于肝十二指肠韧带内。肝尾状叶断面增大，其左上和右下均是网膜囊。小网膜左侧位于静脉韧带裂内。肝中静脉和肝左静脉各自注入下腔静脉。肝门静脉右前支粗大。

三、腹部扫描

（一）上腹部平扫和增强扫描

【适应证】

1. 创伤性病变　上腹部多脏器外伤和出血等，如肝破裂、脾破裂、腹腔出血。

2. 单纯囊性病变　肝、胰腺、脾脏囊肿、多囊肝等。

3. 占位性病变　肝血管瘤、肝癌、胃癌、胆囊

癌、胰腺癌、转移瘤、胆结石等。

4. 弥漫性病变　肝硬化、肝脂肪变性等。

5. 感染性病变　肝脓肿、胆囊炎、胰腺炎等。

6. 囊性病变的鉴别诊断　肝、胰腺、脾囊肿、多囊肝、棘球蚴病。

【常见疾病诊断要点】

1. 肝挫裂伤　肝挫裂伤主要是指腹部受到外部力量的撞击而产生的闭合性损伤，是常见的腹部严重创伤，多由高处坠落、交通意外等引起。受检者可有患部疼痛，严重者多以失血性休克、腹部膨隆为首发症状。

CT 能确定其存在及范围。肝包膜下血肿会形成新月形或半月形的高密度或等密度区（图8-3-13），相应的肝实质会受压变平而显示肝表面的边界失去正常的弧形而变平，尤其血肿新鲜时其CT 值与肝实质类似。血肿的 CT 值随时间的推移而减低。在肝实质的血肿则常常显示圆形、卵圆形或星状低密度影。肝撕裂会见到单一或多发的线样低密度，边缘模糊。

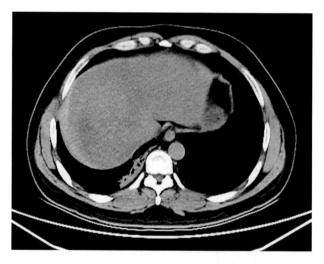

图 8-3-13　肝包膜下血肿
肝包膜下新月形高密度影。

在肝脏损伤时行肝脏的增强扫描也很重要，一方面可以区别在平扫时与肝实质等密度的血肿从而作出更准确的定性诊断；另一方面亦可根据肝实质强化程度是否均匀，为临床治疗提供参考。

2. 脾破裂　脾破裂主要是指腹部闭合性损伤最易累及器官。脾破裂的临床表现以内出血及血液对腹膜引起的刺激为主，病情与出血量和出血速度密切相关。出血量大而速度快的很快就出现低血容量性休克，伤情危急；出血量少而慢者症状轻微，除左上腹轻度疼痛外，无其他明显体征，不易诊断。

脾破裂CT平扫表现结合临床分为4种：脾包膜下血肿、脾实质内血肿、脾撕裂伤及脾粉碎、伴有或不伴有腹腔积血，各种的CT表现都不同。单纯的脾内血肿以及脾包膜下血肿可因包膜未破而无腹腔积血征象。实际上多数情况下脾包膜下血肿、脾内血肿（图8-3-14）、脾撕裂伤往往两种或两种以上表现同时存在，以脾撕裂伤和脾内血肿同时出现概率较高，而单一类型的损伤较为少见。

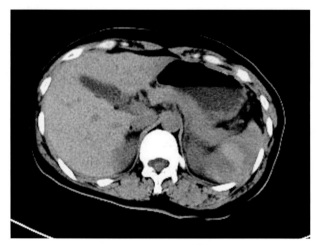

图 8-3-14 脾内血肿
脾内团片状不规则高密度区。

3. **肝囊肿** 肝囊肿是成人最常见的肝脏良性病变，临床上多无症状；病理上为一薄壁充满液体的囊腔。成人型多囊肝为常染色体显性遗传病，常合并多囊肾。

CT上肝囊肿具有特征性，表现为单发或多发类圆形低密度影，边界清楚，壁薄且均匀，增强后无强化（图8-3-15）。

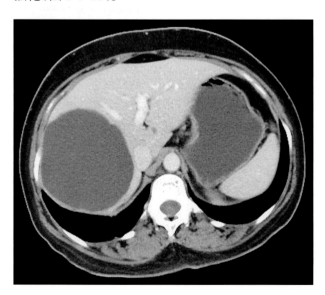

图 8-3-15 肝囊肿
肝右叶类圆形边界清楚液性密度影，壁薄均匀，增强无强化。

4. **肝脓肿** 肝脓肿是肝组织局限性化脓性炎症，可为细菌性或阿米巴性，细菌性多见。感染途径有三种：①经胆管感染；②经血行感染；③邻近组织感染直接蔓延。致病菌到达肝脏产生局部炎症反应，肝组织充血、水肿、组织液化坏死，形成脓腔，周围肉芽组织增生则形成脓肿壁，脓肿壁周围肝组织可有水肿。

CT能直观显示肝脓肿的位置、大小、形态及数目，为其诊断与鉴别诊断提供依据。平扫脓腔表现为肝实质内低密度区，其内可有分隔或气泡；脓肿壁密度低于肝脏而高于脓腔；增强后可见脓肿壁呈环形明显强化，周围水肿带呈延迟强化，与无强化的脓腔和强化的脓肿壁构成"环征"（图8-3-16）。

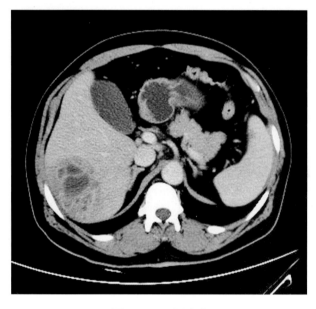

图 8-3-16 肝脓肿
肝右叶单发脓肿，内可见分隔，增强后脓肿壁呈环形强化，与周围无强化水肿带形成典型"环征"。

5. **肝海绵状血管瘤** 肝海绵状血管瘤是肝脏常见的良性肿瘤，好发于女性。临床上多无症状，体检中发现，肿瘤巨大可出现上腹部胀痛，肿瘤破裂可致腹腔出血。10%海绵状血管瘤为多发，直径2mm~20cm不等，超过5cm者称为巨大海绵状血管瘤。

CT平扫表现为肝内边界清楚的低密度肿块，形态多不规整。增强CT是诊断血管瘤的关键，动脉期肿瘤从周边开始强化，多为结节状密度同主动脉，门脉期强化向肿瘤中心扩展，静脉期或延迟期肿瘤强化持续向中央填充，强化程度减低但高于正常肝实质，最终呈均匀强化（图8-3-17）；整个过程呈"早出晚归"强化方式，故部分血管瘤的诊断需要CT两快一长的增强扫描方式。

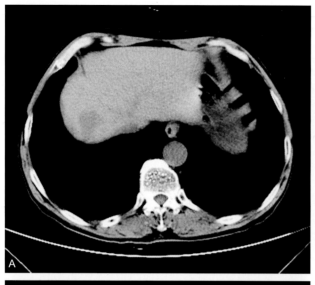

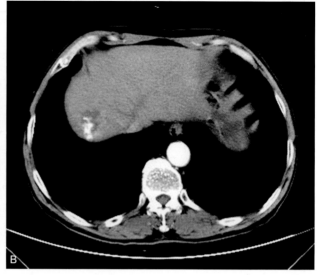

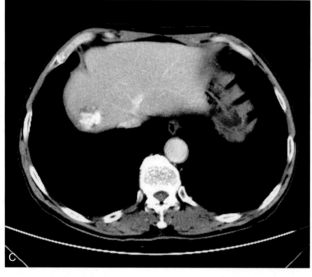

图 8-3-17　肝海绵状血管瘤

6. 肝细胞肝癌　原发性肝癌是指源于肝细胞或肝内胆管上皮细胞的恶性肿瘤，其中 80% 以上为肝细胞肝癌。男性多见，中晚期可有肝区疼痛、消瘦乏力、黄疸等，多数受检者伴有血甲胎蛋白升高。肝细胞肝癌的发病与肝硬化密切相关，从肝硬化结节一步步演变为肝细胞癌。肝细胞癌分为 3 型：①巨块型，直径大于 5cm；②结节型：每个癌结节直径小于 5cm；③弥漫型：癌结节小于 1cm 且数量众多，弥漫分布全肝。直径不超过 3cm 的单发结节，或 2 个结节直径之和不超过 3cm 的结节，称为小肝癌。

肝细胞肝癌的直接 CT 征象为肝内单发或多发低密度肿块，较大者内含低密度坏死。弥漫型表现为肝实质内境界不清多发低密度小结节。增强后因肿瘤主要由肝动脉供血，早期出现明显强化，部分肿瘤内可见肿瘤血管，门静脉期正常肝实质强化，肿瘤呈相对低密度，静脉期肿瘤密度持续减低，肿瘤整体强化过程为"快进快出"。间接征象包括门静脉内癌栓表现为强化的低密度充盈缺损影（图 8-3-18），还包括淋巴结转移、周围胆管侵犯及血行转移征象。

7. 脂肪肝　脂肪肝是肝脏内脂肪含量超过 5%。根据脂肪浸润范围分为弥漫型脂肪肝和局灶型脂肪肝，病理上为肝细胞内含有过量的甘油三酯。

弥漫型脂肪肝平扫表现为全肝密度普遍减低，低于脾脏密度，肝/脾 CT 值比值小于 0.85（图 8-3-19）；局灶型脂肪肝表现为一个或多个肝叶、肝段密度减低，增强扫描其内血管分布正常；肝岛指大片脂肪浸润的肝脏中未被脂肪浸润的肝实质，表现为片状相对高密度，多见于胆囊窝旁和叶裂附近。

8. 肝硬化　肝硬化常见于病毒性肝炎、自身免疫性肝炎、酒精性肝炎后引起的肝细胞坏死，肝小叶破坏后再生形成假小叶及再生结节，致使肝变形、变硬、肝叶萎缩，进一步引起门静脉高压，部分再生结节可演变为不典型增生结节，最后可导致肝细胞肝癌。

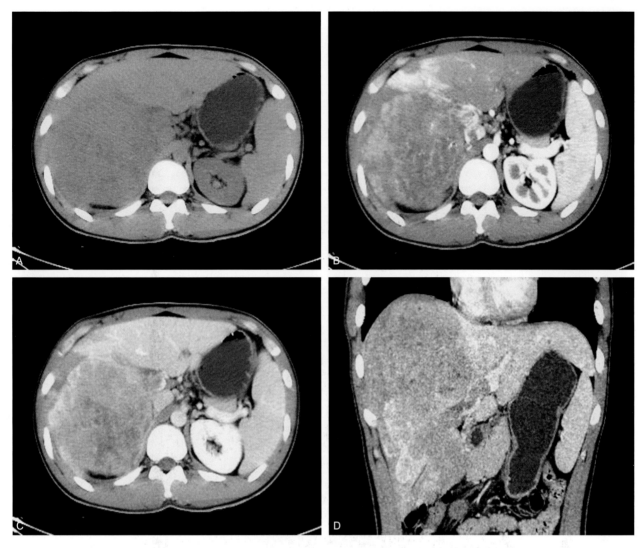

图 8-3-18　肝细胞肝癌

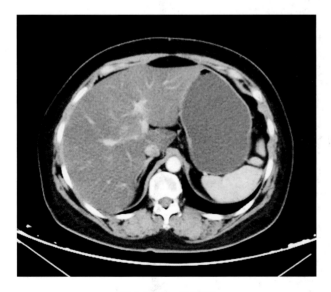

图 8-3-19　脂肪肝

CT 表现为肝脏形态失常、肝叶比例失调，肝裂增宽；肝实质密度不均匀，内可见斑片状、裂隙状低密度影；增强肝硬化结节动脉期轻度强化。间接征象主要为脾大、腹水、食管胃底静脉曲张等门静脉高压征象（图 8-3-20）。

9. 急性胰腺炎　急性胰腺炎是胰液外漏所致的胰腺及周围组织的化学性炎症，病因多为胆道疾病、酗酒、暴饮暴食等，是常见的急腹症。临床表现为突发上腹部剧痛向腰背部放射，并有恶心、呕吐、发热等。可分为急性水肿型和出血坏死型两种。实验室检查血尿淀粉酶升高。

急性水肿型胰腺炎 CT 可见胰腺局部或弥漫肿大，前缘模糊，胰周脂肪密度增高，肾前筋膜增厚，增强胰腺实质强化尚均匀；坏死出血型胰腺炎还可见胰腺密度不均匀，内可见低密度坏死灶及高密度出血成分，增强强化不均匀，胰周渗出更明显（图 8-3-21）；部分可伴发胰周脓肿和假性囊肿。

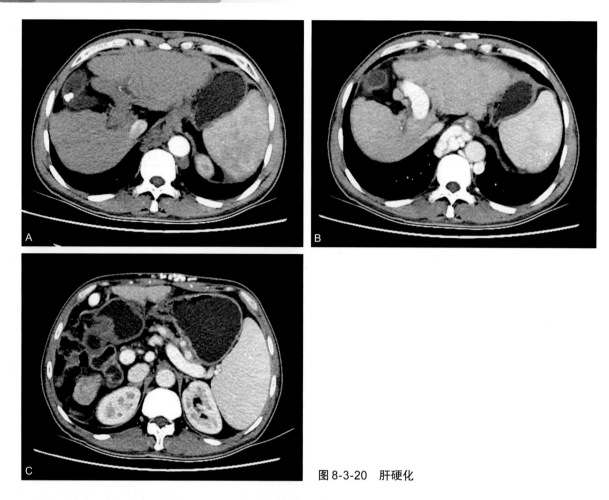

图 8-3-20 肝硬化

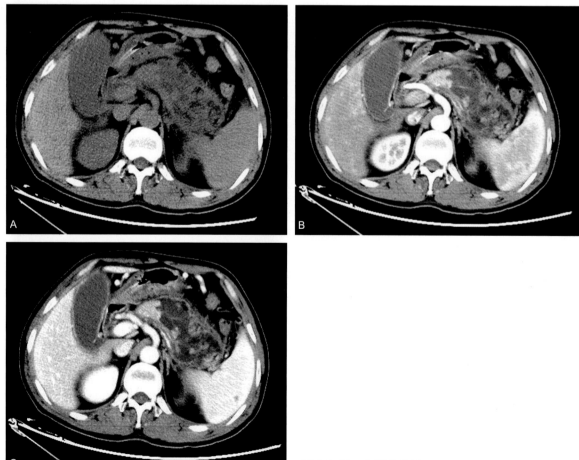

图 8-3-21 急性胰腺炎

10. 胰腺癌 胰腺癌占胰腺原发恶性肿瘤的 90%，多为导管上皮癌，肿瘤富有黏蛋白和致密胶原纤维性基质，易发生局部延伸、侵犯周围血管和神经，也易发生淋巴结及肝脏转移。胰腺头部胰腺癌最多见，早期无特异性症状，中晚期产生进行性无痛性梗阻性黄疸；体尾部肿瘤可出现左侧腰背部疼痛。血清糖链抗原 CA19-9 升高。

CT 平扫肿块密度与正常胰腺实质相似，较小者不易发现，较大者表现为胰腺局部增大；增强肿块强化不明显，呈相对低密度。间接征象包括上游胰管扩张，胰头癌多同时有胰管和胆管扩张，称为双管征（图 8-3-22），并伴有胰腺体尾部萎缩；肿瘤向外侵犯可见胰腺周围脂肪间隙模糊，胰周血管侵犯；胰周、肝门及腹膜后淋巴结转移也常见。

11. 胃癌 胃癌是胃肠道最常见恶性肿瘤，以胃窦、小弯和贲门区较常见。大体可分为①蕈伞型：肿瘤向腔内生长，如菜花状。②溃疡型：肿瘤深达肌层，形成盘状溃疡，边缘有堤状隆起。③浸润型：肿瘤沿胃壁浸润生长，使胃壁增厚、变硬。④溃疡浸润型：既有溃疡又沿胃壁浸润。

CT 能直接显示肿瘤的大体形状，肿块或胃壁增厚，增强可见强化，浸润型部分可见分层状强化，黏膜面强化明显（图 8-3-23）。CT 的重要价值在于显示肿瘤侵犯胃壁深度，还能观察周围浸润和评估淋巴结转移、肝转移情况，对肿瘤的分期有较大价值。能谱 CT 在胃癌 T 分期和 N 分期方面有较大价值。

12. 胃间质瘤 胃间质瘤是一类起源于胃肠道间叶组织的肿瘤，多发生于胃和小肠，胃最多见。根据肿瘤的大小、坏死情况、核分裂活性等来判断肿瘤的危险程度。间质瘤是起源于黏膜下的肿瘤，可向腔内、跨壁或腔外生长，边界清楚，一般黏膜面正常。

CT 可见胃壁起源的实性软组织肿块，直径小于 5cm 多边界清楚，密度均匀，强化明显（图 8-3-24）；

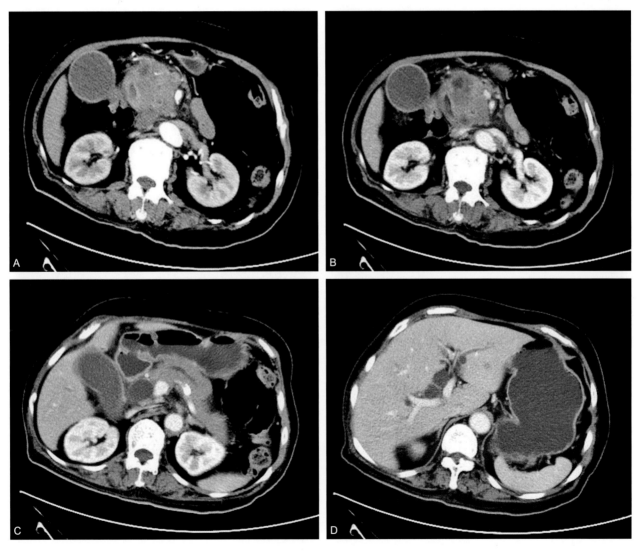

图 8-3-22　胰腺癌

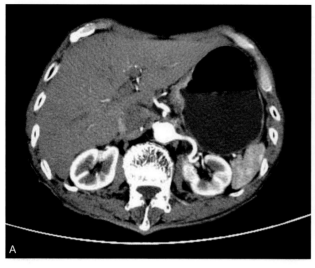
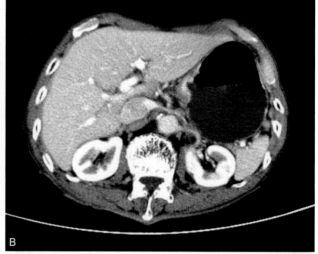

图 8-3-23 胃癌

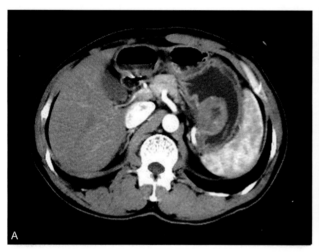
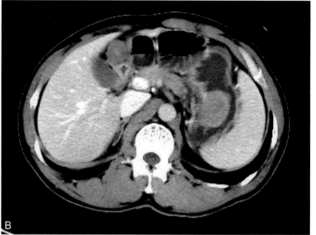

图 8-3-24 胃间质瘤

较大的肿块内多伴有坏死、囊变和出血,强化不均匀,当肿瘤表面破溃与胃肠道腔相通时其内可见气液平面。

(二)中腹部平扫和增强扫描

【适应证】

1. **泌尿系外伤及出血** 肾脏破裂、肾周血肿、被膜下积血。

2. **泌尿系结石** 肾结石、输尿管结石。

3. **泌尿系先天性畸形** 肾积水、马蹄肾等。

4. **血管性病变** 动脉瘤、动-静脉瘘、血管狭窄和闭塞等。

5. **肿瘤性病变** 肾脏良、恶性肿瘤的诊断和鉴别诊断,肾上腺良、恶性肿瘤的诊断和鉴别诊断,部分肠道的占位性病变。

6. **感染性病变** 肾、输尿管结核、脓肿、肾炎等。

7. **肾上腺形态** 有无增生、肾上腺结核萎缩等。

8. **小肠解剖异常** 梗阻、穿孔等。

【常见疾病诊断要点】

1. **肾上腺增生** 肾上腺增生可发生于任何年龄,以青壮年多见。女性明显多于男性。肾上腺皮质增生属于功能亢进性病变,根据增生的组织来源和所分泌的激素不同而临床表现各异:包括皮质醇过多分泌导致的库欣综合征,醛固酮增高导致的原发醛固酮增多症即 Conn 综合征,以及性激素过量导致的男性假性性早熟和女性假两性畸形等。

CT 表现为双侧肾上腺弥漫性增大,但密度和形态仍维持正常。若肾上腺侧支宽度大于 10mm 和/或横断面最大面积大于 150mm^2 即可诊断。结节性肾上腺增生也是皮质增生的一种表现类型,除显示弥漫性增生所具有的双侧肾上腺增大外(图 8-3-25),还于增大肾上腺的边缘见一个或多个小结

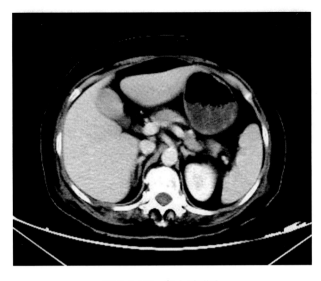

图 8-3-25　肾上腺增生

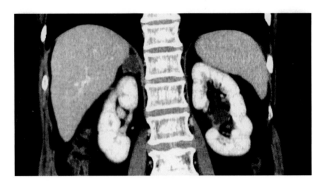

图 8-3-26　肾上腺腺瘤

节影，且通常为双侧性。

2. **肾上腺腺瘤**　肾上腺腺瘤是发生于肾上腺皮质的良性肿瘤，多数具有分泌功能，分泌糖皮质激素（主要为皮质醇）者称为皮质醇腺瘤又称库欣腺瘤；分泌醛固酮者称为醛固酮腺瘤又称 Conn 腺瘤；无分泌功能者为无功能腺瘤，生长缓慢，有恶变可能。Cushing 腺瘤患者满月脸、多血质外貌、向心性肥胖、痤疮、紫纹、高血压、继发性糖尿病和骨质疏松等，实验室检查发现血和尿中 17-羟和 17-酮皮质激素增多。Conn 腺瘤患者临床表现为高血压、肌无力、麻痹、夜尿增加增多，实验室检查：低血钾、高血钠、血浆和尿中醛固酮水平增高，肾素水平下降。

CT 平扫表现为边界清楚、密度均匀的圆形或椭圆形软组织肿块（图 8-3-26），多位于肾上腺内支、外支夹角之间；肿块呈等密度，或密度接近于水。功能性皮质腺瘤的对侧肾上腺萎缩，而无功能性皮脂腺瘤的对侧肾上腺正常。增强扫描肿块呈均质或不均质性一过性强化。

3. **嗜铬细胞瘤**　嗜铬细胞瘤是源于交感神经嗜铬细胞的一种神经内分泌肿瘤，通常产生儿茶酚胺，从而导致继发性高血压。肾上腺髓质是嗜铬细胞瘤的主要发生部位，占全部嗜铬细胞瘤的 90% 左右。肾上腺外嗜铬细胞瘤，也称副神经节瘤，占 10% 左右，常位于腹主动脉旁、后纵隔、颈总动脉旁或膀胱壁。嗜铬细胞瘤也称为 10% 肿瘤，即 10% 肿瘤位于肾上腺之外，10% 为双侧，多发肿瘤，10% 为恶性肿瘤和 10% 为家族性。

CT 平扫表现为肾上腺圆形或椭圆形肿块，3~5cm，边缘锐利、密度不均匀，常发生坏死、囊变、出血等，偶有钙化，增强扫描肿瘤明显不均匀强化（图 8-3-27）。恶性嗜铬细胞瘤，肿块大小 7~10cm，分叶状，边缘不规则，粘连或包埋主动脉、下腔静脉等大血管，腹膜后淋巴结肿大及远处转移。

4. **肾结石**　肾结石是最常见的泌尿系结石，好发于 20~50 岁的男性，单发或多发，单侧或双侧均可发病。好发部位为肾盂、肾盂输尿管连接部和肾盏。输尿管结石一般较小，绝大多数来源于肾结石下移，好发生于生理性狭窄区；发病年龄情况同肾结石。肾与输尿管结石临床症状主要表现为血尿和疼痛。肾结石发作时疼痛为肾绞痛或钝痛；输尿管结石发作时疼痛较肾结石重，常向会阴部放射，且发作后半数会出现肉眼血尿。尿路梗阻时可继发感染和肾积水，出现膀胱刺激症状。结石形成受多种因素影响，常含有多种成分，如草酸钙、尿酸盐、磷酸钙、胱氨酸盐等。我国以磷酸钙和草酸钙为主的混合结石最常见。能谱 CT 物质分离成像可鉴别结石成分，从而指导临床选择合适的治疗方法。

阳性及阴性结石在 CT 上均呈高密度，CT 值在 100HU 以上。CT 可准确显示结石的位置、数目、形态及大小；结石引起的肾盏、肾盂及输尿管扩张（图 8-3-28）；肾脏及输尿管周围炎症与渗出等。多方位 MPR 重建可以显示肾盂、肾盏及输尿管全程，利于发现小结石，避免遗漏。小的肾结石需要与肾窦内动脉壁钙化鉴别。

5. **肾囊肿**　肾囊肿是最常见的泌尿系囊性病变，多由肾小管和集合管发育异常扩张形成，也可为后天性。囊肿单发或多发，大小不等，多为单房，偶见多房。临床上多无症状，常为查体偶然发现。病变较大时可表现为肾区肿块，伴有不同程度的局部不适。

CT 平扫表现为肾实质内单发或多发、大小不等、圆形或类圆形囊性低密度灶，边缘清楚，密度均匀，可向肾轮廓外生长；增强扫描囊肿无强化（图 8-3-29）。囊肿合并感染、出血或钙化时形成复杂性

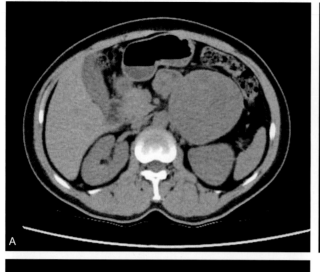

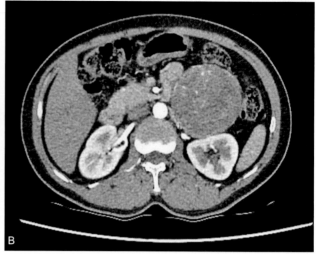

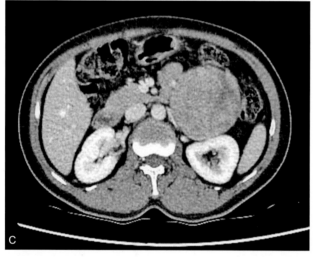

图 8-3-27 嗜铬细胞瘤

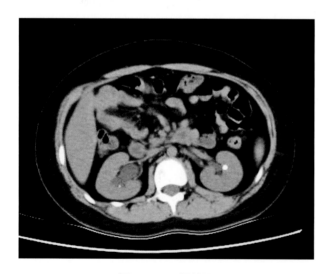

图 8-3-28 肾结石

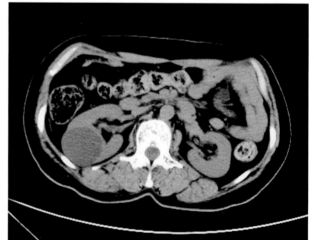

图 8-3-29 肾囊肿

囊肿,CT 检查表现为囊壁增厚,囊腔密度增高,囊壁见点状或条弧状钙化。

6. **肾结核** 肾结核是最常见的泌尿系结核,多由身体其他部位结核分枝杆菌经血源性播散至肾脏引起。肾结核病灶可经尿路和黏膜下层引起输尿管

结核及膀胱结核。本病好发于 20~40 岁,男性多于女性。肾结核早期常无明显临床症状;病变发展累及肾盂肾盏及输尿管可出现腰痛、尿频、尿痛、血尿或脓尿等。晚期肾结核可出现不同程度的纤维化和钙化,造成肾盂肾盏变形狭窄,严重时病变肾脏钙

化广泛,肾功能丧失,即"肾自截"。

肾结核的干酪样坏死灶CT表现为肾实质内边缘模糊的低密度灶;干酪性空洞表现为不规则形液性低密度区(图8-3-30),多与变形的肾盂相连,空洞壁可见不规则钙化影,增强扫描对比剂可进入空洞内。晚期肾脏体积缩小,呈明显多发钙化,增强扫描无明显强化。合并梗阻者表现为肾盂扩张积水,肾皮质菲薄。输尿管结核CT表现为输尿管全程管壁弥漫、不均匀性增厚,轮廓不规则,管腔粗细不均匀,管壁可见点条状钙化斑。

7. 肾血管平滑肌脂肪瘤 肾血管平滑肌脂肪瘤又称肾错构瘤,为良性肿瘤,内含不同比例的脂肪、血管及平滑肌。一般单发,好发于中年女性。临床早期无明显症状,偶尔查体发现;较大者可触及肿块,偶见血尿。

典型肾血管平滑肌脂肪瘤CT表现为肾实质内或突出肾轮廓外的等(血管、平滑肌)、低(脂肪密度)混杂密度肿块,边缘清楚,轮廓光整。增强扫描,病变内血管结构及平滑肌成分明显强化,脂肪组织无强化(图8-3-31)。肿瘤内发现脂肪密度是诊断该病的重要征象。合并出血,其内可见不规则形高密度;肿瘤破裂,出血可延伸至肾外,轮廓不清楚。

8. 肾细胞癌 肾细胞癌是最常见的肾恶性肿瘤(约占85%),好发于40岁以上,男性多于女性。临床主要表现为无痛性肉眼血尿、腹部肿块和疼痛。肾细胞癌主要来源于肾小管上皮细胞,肿瘤大小不一,多伴有出血、坏死、钙化等。组织学上分为透明细胞癌、乳头状癌、嫌色细胞癌、集合管癌和未分类癌等类型,其中透明细胞癌最常见。

肾细胞癌可发生于肾脏任何部位,以上极多见;多为单侧发病,直径小于3cm者为小肾癌。CT平扫表现为肾实质内单发略低密度肿块,小肾癌密度较均匀,边缘规则,呈圆形或类圆形;较大者密度常不均匀,形态不规则,边界不清,内见低密度坏死或囊变区、高密度出血及钙化;肾外周病变常向肾轮廓外膨出。增强扫描,富血供类型(透明细胞癌)肾皮质期明显强化,肾实质期及排泄期强化程度迅速下降(图8-3-32),低于肾皮质;乳头状和嫌色细胞癌呈渐进性强化。CT还可显示肾周脂肪密度增高、肾周筋膜增厚、肾门及腹主动脉周围淋巴结肿大、肾静脉及下腔静脉瘤栓形成等肿瘤肾外侵犯与转移表现。

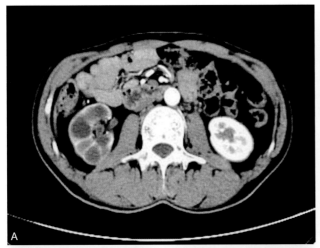

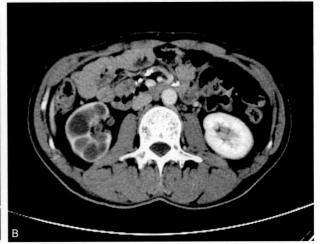

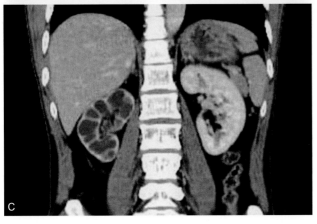

图8-3-30 肾结核

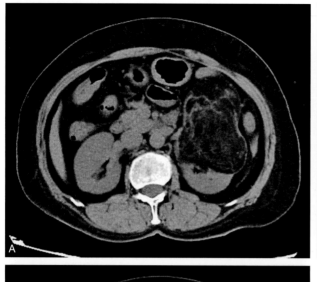

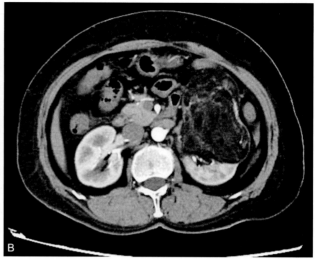

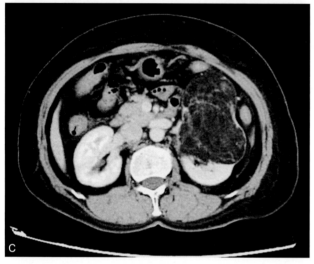

图 8-3-31 肾血管平滑肌脂肪瘤

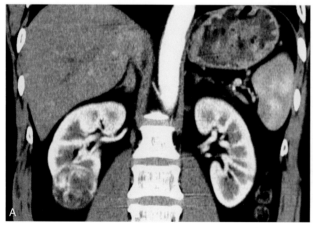

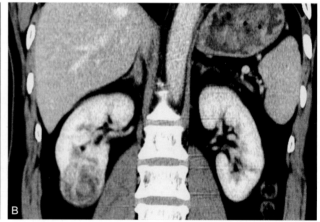

图 8-3-32 肾细胞癌

（三）腹膜后间隙

腹膜后间隙位于后腹部，是指后腹膜（即壁腹膜后部分）与腹横筋膜之间的间隙及其内解剖结构的总称；上起自膈，向下达骨盆上口处，以肾前、后筋膜及侧锥筋膜为界将后腹膜腔分成肾前旁、肾周和肾后旁三个间隙；内有胰腺、十二指肠的大部分、

升结肠、降结肠、肾、肾上腺、输尿管、血管、淋巴结、神经和大量疏松结缔组织等。这里探讨的腹膜后间隙主要为非脏器来源病变。

【适应证】

腹膜后创伤、积血；腹膜后、肠系膜、网膜间隙感染、积液、积气；腹膜、肠系膜、网膜及腹膜腔肿瘤性病变的诊断和鉴别诊断；后腹膜腔肿瘤性病变、后腹膜纤维化、淋巴结（转移、结核、炎症）、淋巴瘤、腹主动脉瘤和腹壁肿瘤、脓肿、血肿、腹壁疝；肠梗阻。

【常见疾病诊断要点】

1. **腹膜后损伤** 腹膜后损伤多为腹部或腰部受到外力撞击而产生的闭合性损伤，常累及实质性脏器如肾脏、胰腺等，以肾脏损伤较多见。肾损伤临床主要表现为外伤后血尿、腰痛、局部压痛，严重者出现休克。肾损伤根据损伤程度不同可分为不同的类型，常见者包括肾被膜下血肿、肾周血肿、肾挫伤及肾撕裂伤。

肾被膜下血肿 CT 平扫表现为与肾实质边缘紧密相连的新月形或双凸状高密度影，邻近肾实质受压变形；增强扫描血肿不强化（图 8-3-33）。肾挫伤 CT 平扫视出血量多少、并存的肾组织水肿及尿液外溢情况不同表现有所不同，可表现为肾影增大、肾实质内高密度、混杂密度或低密度灶。肾撕裂伤 CT 平扫肾实质连续性中断，间隔以血肿和/或外溢的尿液而呈不规则带状高密度或低密度影；增强扫描撕裂的肾组织可以强化，但如撕裂的肾组织完全离断则无强化。

2. **腹膜后感染** 腹膜后感染依病变累及间隙不同而有不同的解剖病理基础和临床表现。肾旁前间隙感染常表现为急性腹痛等急性胰腺炎的症状和体征；肾周间隙和肾旁后间隙的感染可表现为脓毒血症或败血症症状，肾区（肋脊角）可能显示饱满，有叩痛，但不一定有尿路症状。腹膜后感染主要表现是炎症及脓肿。

CT 平扫可见相应的腹膜后间隙内密度增高

呈液体或近似软组织密度，范围较广，常无确切界限。若脓肿形成，脓肿内常见坏死液化，脓肿壁有时可显示不清；脓肿内若有气泡或气液平面，诊断常能成立。常伴肾筋膜增厚（正常时，一般不超过 3mm）。增强脓肿壁环状强化，常可同时显示邻近脏器内的病灶。

3. **腹膜后肿瘤** 腹膜后肿瘤包括原发腹膜后肿瘤和转移瘤。前者是指来源于腹膜后间叶组织（如脂肪、结缔组织、肌肉、淋巴、神经等）的肿瘤，后者指来自全身其他系统脏器肿瘤的转移。恶性淋巴瘤是全身性疾病，可首先或单独累及腹膜后淋巴结，也可为其他部位原发扩散至腹膜后淋巴结（图 8-3-34）。原发腹膜后肿瘤少见，但种类繁多，其中约 85% 为恶性，以间叶组织来源的肉瘤（如脂肪肉瘤、平滑肌肉瘤、纤维肉瘤等）和恶性畸胎瘤等最常见。腹膜后良性肿瘤少见，主要为脂肪瘤、平滑肌瘤、良性畸胎瘤、异位嗜铬细胞瘤、神经纤维瘤、神经鞘瘤、淋巴管瘤等。身体各部位的恶性肿瘤均可转移到腹膜后间隙，以腹膜后脏器、消化系统、盆腔、泌尿和生殖系统的恶性肿瘤转移最多见。转移途径包括经淋巴扩散、血行播散、直接扩散或种植，以淋巴结转移瘤多见。

4. **腹膜后纤维化** 腹膜后纤维化是一种少见病，分特发性和继发性。约 70% 病因不明，为特发性；继发性与恶性肿瘤、外伤、炎症、手术、放射治疗和某些药物的使用有关。多无明显症状；当病变累及输尿管时，可产生尿路梗阻症状；少数病例由于下腔静脉受累可导致下肢水肿或深静脉血栓形成。

CT 可见病变局限于中线及脊柱旁区，多位于肾水平下方，并可扩展到髂总动脉水平。表现为

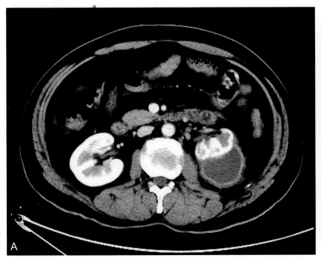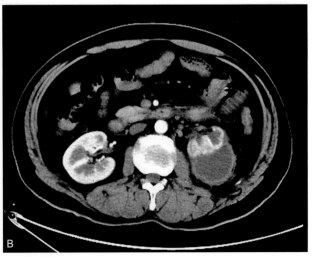

图 8-3-33 肾被膜下血肿

腹膜后边界清楚的片状、板状软组织密度肿块，包绕腹主动脉、下腔静脉和输尿管，且与腹主动脉、下腔静脉甚至髂总动脉分界不清。腹主动脉和下腔静脉可有受压表现，但通常无明显向前移位（图 8-3-35）。同时可见肾积水、上段输尿管扩张和下段输尿管狭窄移位。

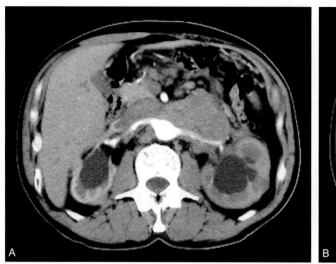
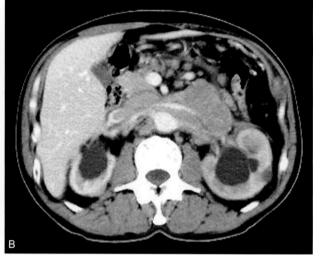

图 8-3-34　腹膜后肿瘤

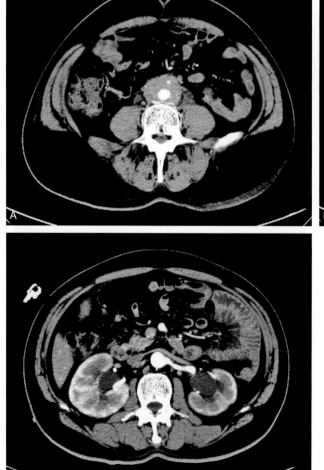
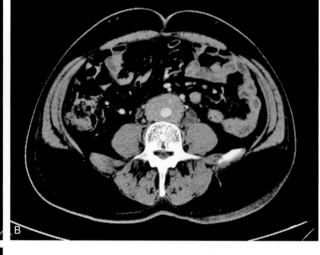

图 8-3-35　腹膜后纤维化

四、盆腔扫描

（一）盆腔平扫和增强扫描

【适应证】

1. **泌尿系统发育异常** 畸形、输尿管异位开口、囊肿等，膀胱结石、肿瘤等。

2. **男性生殖系统疾病** 前列腺肿瘤、增生等的诊断和鉴别诊断。

3. **女性生殖系统** 卵巢囊肿、良恶性肿瘤的诊断与鉴别诊断，子宫良恶性肿瘤的诊断。

4. **盆腔内炎症性病变其他隐匿性病变** 如脓肿、血肿和肿大淋巴结的诊断。

5. **直肠肿瘤的诊断和分期**

6. **手术后随访** 观察有无并发症。

（二）盆腔的断面解剖

1. **男性盆腔**

（1）经第1骶椎上份横断面（图8-3-36）：第1骶椎椎体位于盆部后壁中央，其后为骶管，内容纳骶尾神经。髂骨翼的前面略凹，形成髂窝，为髂肌占据，背外侧面为臀中肌并可见臀大肌出现。在髂腰肌内侧为髂血管、输尿管、腰丛和骶丛，呈前后方向排列。其中髂总动脉已分为髂内外动脉，输尿管于此层面已跨过髂总动脉行于髂内外动脉之间。

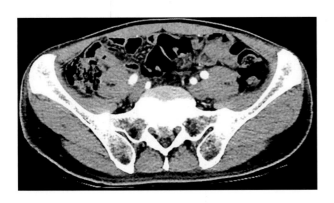

图8-3-36 经第1骶椎上份横断面CT图像

（2）经第3骶椎横断面（图8-3-37）：由第3骶椎构成的小骨盆后壁进一步凹陷，与椎体之间的骶后孔内可见脂肪组织和第3骶神经。骶翼与两侧的髂骨翼之间为骶髂关节。在第3骶椎前方出现梨状肌，参与构成小骨盆的髂腰肌进一步前移，髂内外动静脉和输尿管分别位于髂腰肌和髂骨翼内侧的盆腹膜壁层深面。盆前壁主要由腹直肌构成。盆腔内乙状结肠由左向右转至第3骶椎前方，移行为直肠。

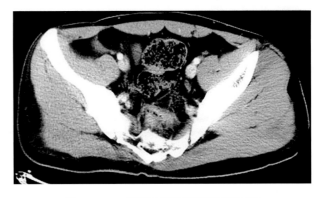

图8-3-37 经第3骶椎横断面CT图像

（3）经髋臼上缘横断面（图8-3-38）：髋臼位于盆壁中部两侧，由耻骨体和坐骨体三者结合构成，呈向外开放的C形，与股骨头形成髋关节。关节前方由外向内依次为髂腰肌、股神经、髂外动脉和髂外静脉，在髂血管前方髋臼精索起始处，即腹股沟腹环处；髋臼内侧有闭孔内肌附着，近前缘有髋臼闭孔血管和闭孔神经；髋臼后方与尾骨之间为坐骨大孔，梨状肌穿越该孔。盆腔前部除了回肠袢外，还出现膀胱体的顶部，其后方与直肠之间为直肠膀胱陷凹。输尿管由此开始离开盆壁汇入膀胱。输尿管盆部经过髂血管、腰骶干和骶髂关节前方，跨过闭孔神经血管内侧，在坐骨棘水平转向前内方，在盆底上方的结缔组织内移行为膀胱底。男性输尿管向前下内经直肠前外侧壁与膀胱后壁之间，输精管的后外侧，并呈直角与之交叉，然后至输精管的内下方，经精囊顶上方，向内下斜穿膀胱壁，最后开口于膀胱三角的外侧角。

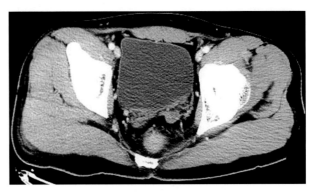

图8-3-38 经髋臼上缘横断面CT图像

（4）经股骨头横断面（图8-3-39）：髋臼由两个三角形骨组成，前为耻骨体，后为坐骨体。股骨头内侧髋臼股骨头凹，为股骨头韧带附着处。髂腰肌位居髋关节前方，与内侧的耻骨肌之间可见股神经、股动脉和股静脉。精索于腹股沟管内、股血管

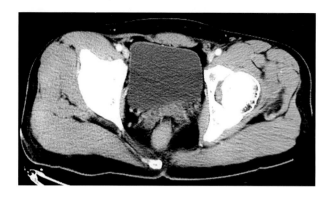

图 8-3-39　经股骨头横断面 CT 图像

的前内侧。盆腔内前为膀胱体部，后为直肠，两者之间为膀胱直肠陷凹，该处为男性直立时腹膜腔的最低点，腹膜腔积液会积聚于此处。膀胱后方出现精囊，内侧为输精管。

（5）经耻骨联合横断面（图 8-3-40）：耻骨联合位于盆前壁中央，其前方为阴茎及两侧的精索。耻骨与其后方的坐骨结节之间为闭孔，该孔被闭孔膜所封闭，其内外侧分别被闭孔内外肌所附着。闭孔内肌内侧为肛提肌。盆腔内可见前列腺及其周围的膀胱前列腺静脉丛，在前列腺断面前部有尿道前列腺部通过。前列腺断面形似板栗，前面与耻骨联合直径为耻骨后间隙，其内有静脉丛通过；后面平坦，紧邻直肠和肛管交界处。尿道前列腺部后壁为尿道嵴。前列腺的大小随年龄增长而变化。盆腔后方为直肠，直肠两侧有肛提肌、闭孔内肌和臀大肌围成的三角形坐骨直肠窝，内充满脂肪组织。

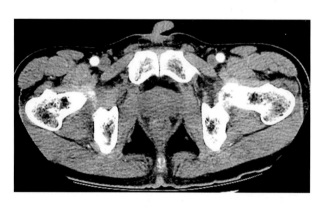

图 8-3-40　经耻骨联合横断面 CT 图像

（6）男性骨盆和会阴正中矢状面（图 8-3-41）：脊柱断面位于后上部。相邻骶椎体断面之间可见窄条状的椎间盘断面。骶管中央有骶神经。断层前缘为腹直肌。肠管断面呈 S 形连续串珠条带状，上段为乙状结肠，下段为直肠。膀胱断面呈圆形，居该层面中央。膀胱后方与直肠之间，夹有输精管与精

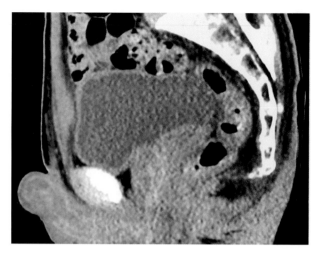

图 8-3-41　男性盆部和会阴正中矢状面 CT 图像

囊。膀胱后下方、精囊下方、直肠断面下端的前方可见椭圆形的前列腺断面，膀胱前上方的骨断面为耻骨。直肠断面下端后下方为肛提肌，居前上方围绕于直肠断面下端周围者，为肛门外括约肌。耻骨断面的前下方可见阴茎海绵体和尿道海绵体的断面。靠近断面前有睾丸和阴囊的断面，再向前有阴茎的弯曲断面。

2. 女性盆腔

（1）经第 3 骶椎下份横断面（图 8-3-42）：正中为略呈三角形的子宫体，子宫两侧为子宫阔韧带和卵巢，但子宫和卵巢的大小、形态及位置与年龄、功能状态及生育史密切相关，变化很大。子宫正后方为直肠，子宫后外侧有输尿管，前方是肠袢，直肠位于椎体右前方，并与乙状结肠相连。回肠集中于断面的右前部。直肠后方是第 3 骶椎。两外侧及后方由臀部肌群和髂骨包围。

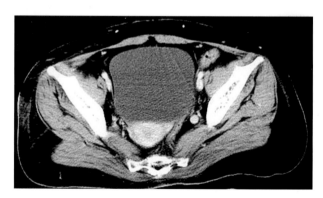

图 8-3-42　经第 3 骶椎下份横断面 CT 图像

（2）经第 5 骶椎上份横断面（图 8-3-43）：子宫体居中，左前方为乙状结肠，右前方为回肠。子宫后方依次为乙状结肠、直肠。子宫两侧可见卵巢断面。输尿管位于子宫断面后外方，其稍外侧有子宫

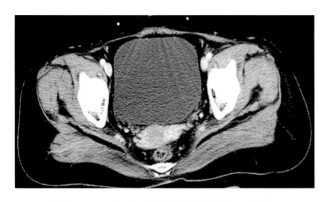

图 8-3-43　经第 5 骶椎上份横断面 CT 图像

动脉和静脉断面。

（3）经髋臼上缘横断面（图 8-3-44）：此层面为女性骨盆第 3 段开始，由前向后被膀胱、子宫和直肠所占据。子宫位于子宫颈阴道部与子宫颈阴道上部之间，内腔即子宫颈管。子宫两侧有细小的子宫阴道静脉丛，后方呈弧形裂隙是阴道穹窿后部。

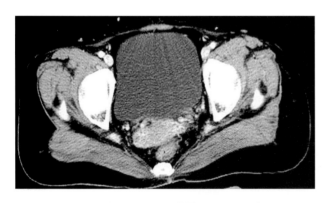

图 8-3-44　经髋臼上缘横断面 CT 图像

（4）经耻骨联合横断面（图 8-3-45）：此层面为女性骨盆第 4 段开始，耻骨联合后方由前向后依次为膀胱、阴道和直肠。在 CT 图像上，正常状态下适度扩张的膀胱壁光滑均匀，其厚度为 2~3mm。膀胱和阴道的周围可见丰富的膀胱静脉丛和阴道静脉丛。直肠已为肛管，呈卵圆形管状结构。两侧肛提肌围成 V 形，绕于脏器的后方和两侧。

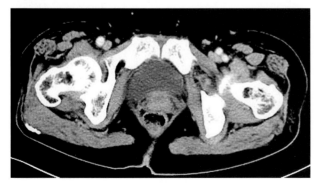

图 8-3-45　经耻骨联合横断面 CT 图像

（5）骨盆和会阴正中矢状面（图 8-3-46）：正中矢状面是显示阴道、子宫颈和子宫体的最佳断面，可见子宫和阴道断面呈纵向细长不规则形，位于膀胱和直肠之间，子宫断面在上。

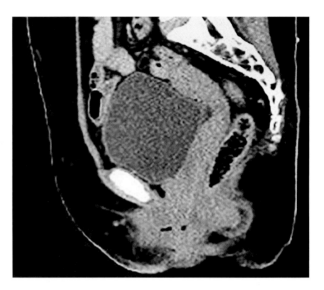

图 8-3-46　骨盆和会阴正中矢状面 CT 图像

（三）常见疾病诊断要点

1. **膀胱结石**　膀胱结石好发于男性，可发生于任何年龄。起源于膀胱的原发性结石好发于儿童，多伴有营养不良；继发性膀胱结石多来源于上尿路结石移位，也见于尿路梗阻、膀胱憩室或异物等。膀胱结石主要症状为排尿疼痛、尿流中断和血尿，继发感染者可出现尿频、尿急、尿痛等膀胱刺激症状；膀胱结石疼痛可放射至阴茎和会阴部。

CT 表现为膀胱腔内高密度致密影（图 8-3-47），可单发或多发；较小者紧贴膀胱壁时需要与膀胱壁息肉鉴别，此时变换体位扫描随体位改变而移动者为结石，位置不变者为息肉。

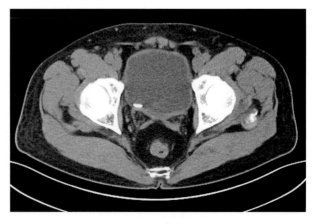

图 8-3-47　膀胱结石
膀胱内高密度结石影。

2. 膀胱癌 膀胱癌好发于 40 岁以上成年男性，绝大多数为上皮性肿瘤，以移行细胞癌最多见，少数为鳞状细胞癌和腺癌。病变好发于膀胱三角区，以无痛性全程血尿为特征，可出现排尿困难；合并感染者伴有膀胱刺激征。膀胱癌转移以淋巴结转移多见，晚期血行转移。

膀胱癌多呈腔内生长，平扫表现为自膀胱壁向腔内突出的软组织密度肿块，形态多样，可为结节状、菜花状或不规则形（图 8-3-48）；病变密度较均匀，较大肿块因坏死而密度不均匀。在低密度尿液衬托下病变边缘清晰；如果膀胱腔内出血量较大，病变边缘显示欠清。增强扫描，肿瘤往往明显强化，坏死区呈低强化；受侵犯膀胱壁显示明显异常强化，部分肿瘤可见黏膜面强化明显的分层强化方式。CT 尿路成像，膀胱癌在对比剂衬托下呈低密度充盈缺损。膀胱癌侵犯转移表现为膀胱壁外肿块、周围脂肪间隙模糊、盆腔积液、淋巴结肿大等。

3. 前列腺增生 前列腺增生是由于前列腺腺体组织和基质组织增生导致前列腺体积增大，常见于中老年男性。临床上表现为尿频、尿急、夜尿及排尿困难，直肠指诊可触及增大的前列腺但无硬结。血清前列腺特异性抗原（PSA）水平略高于正常水平。

CT 上表现为前列腺体积对称性增大，横径大于 5cm，常突入膀胱底部。增大的前列腺密度均匀，边缘清楚（图 8-3-49）。前列腺实质内可见沙砾状、片状高密度钙化灶。增强前列腺增生的中央腺体在早期为不均匀斑片状强化，延迟期趋向于均匀强化。

4. 前列腺癌 前列腺癌是老年男性的常见恶性肿瘤，与前列腺增生有相似的临床症状，如尿频、尿急、尿失禁等。晚期可有膀胱和会阴部疼痛及前列腺癌骨转移引起的骨痛。直肠指诊可触及前列腺硬结。血清前列腺特异性抗原水平增高，且游离抗原与总抗原比值减低。前列腺癌多为腺癌，70% 发生于周围带。进展期前列腺癌可侵犯周围脏器，也可发生淋巴结转移和血行转移，成骨性转移多见，致血清碱性磷酸酶增高。

CT 对早期前列腺癌不敏感，进展期前列腺癌

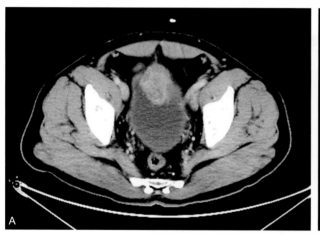
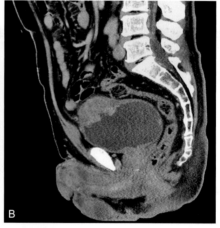

图 8-3-48　膀胱癌

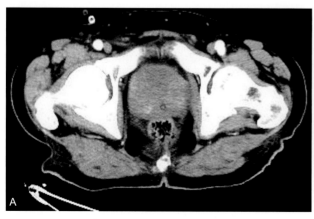
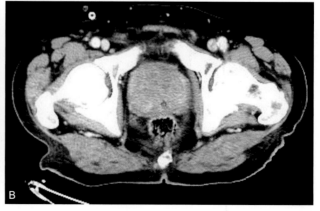

图 8-3-49　前列腺增生

可表现为前列腺不规则增大和分叶状软组织肿块，周围脂肪密度改变和邻近结构侵犯（图8-3-50）；增强检查可显示前列腺癌有早期强化的特点。

5. 子宫肌瘤 子宫肌瘤是子宫最常见的良性肿瘤，临床上表现为月经改变，较大者可引起邻近器官受压，患者表现为疼痛、不孕和盆腔肿块。子宫肌瘤是由漩涡状排列的平滑肌细胞和纤维结缔组织所构成。肌瘤较大血供不足时，可发生多种变性，包括透明样变性、黏液样变性、囊性变、红色变性、脂肪变性及钙化。根据肿瘤的位置，子宫肌瘤可分为浆膜下、壁内和黏膜下三种类型。

CT可显示子宫增大，呈分叶状改变。部分肌瘤的密度与正常子宫肌肉相似不易识别，当肌瘤发生变性时呈较低密度（图8-3-51）。增强后肌瘤强化方式多样。

6. 宫颈癌 宫颈癌是女性生殖系统最常见的恶性肿瘤，多见于中老年，表现为不规则阴道流血、白带增多并血性和脓性分泌物，晚期时发生疼痛。宫颈癌多为鳞状细胞癌，晚期可侵犯邻近器官组织并发生盆腔淋巴结转移和血行转移。

CT表现为宫颈增大，甚至形成肿块，增强可见强化（图8-3-52）。肿瘤分期不同，也可见肿瘤周围边界不清，当伴阴道、膀胱、直肠侵犯时，这些结构密度及强化发生异常。

7. 卵巢囊肿 卵巢囊肿有多种类型，包括滤泡囊肿、黄体囊肿、黄素囊肿和巧克力囊肿，不同囊肿成分不同。

囊肿在CT上通常表现为边缘光滑、壁薄且均一的圆形或椭圆形病变，多呈液性水样密度，不同类型囊肿密度有区别。巧克力囊肿内为子宫内膜异位产生的血肿，密度通常比较高（图8-3-53），合并感染时可表现为壁毛糙增厚。

8. 卵巢囊性肿瘤 卵巢囊性肿瘤包括良性的卵巢囊腺瘤和恶性的卵巢囊腺癌，均可分为浆液性和黏液性两种类型。

CT上黏液性囊腺瘤通常较大，壁较厚，通常为多房性；浆液性者壁薄而均一，可为单房或多房性。囊内密度与囊肿相似。囊腺癌同时具有囊性成分和实性成分，边缘不规则，实性成分增强可见明显强化（图8-3-54）。此外囊腺癌易发生腹膜转移，表现

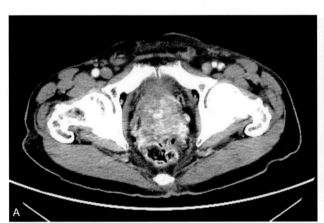
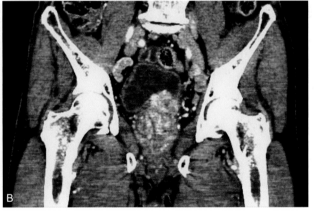

图8-3-50 前列腺癌

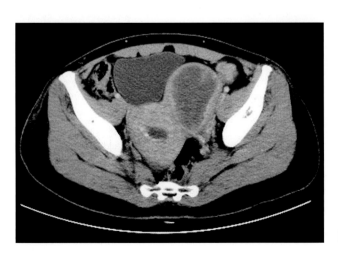

图8-3-51 子宫肌瘤

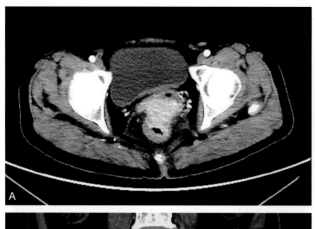
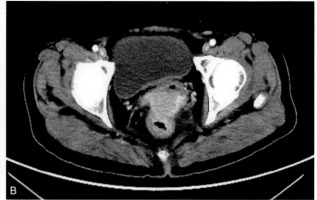
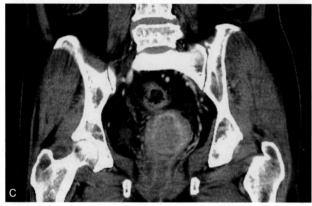

图 8-3-52　宫颈癌

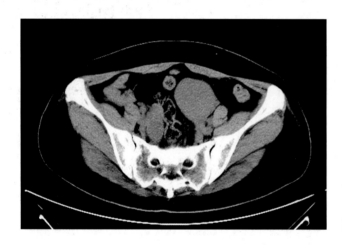

图 8-3-53　卵巢囊肿

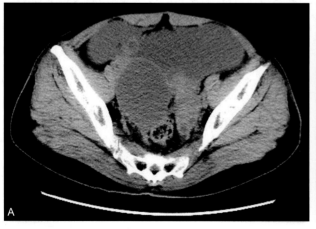
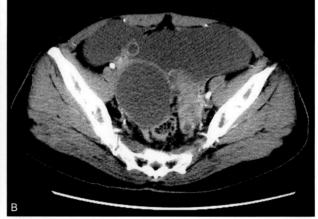

图 8-3-54　卵巢囊腺瘤

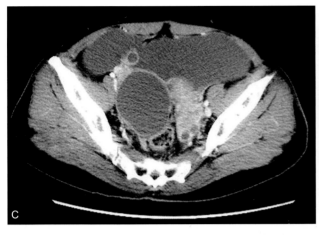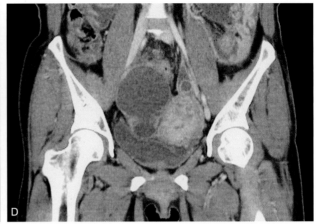

图 8-3-54（续）

腹水及大网膜增厚形成的"网膜饼"，有时还可见腹膜和肠系膜多发结节状肿块，从而确定肿瘤转移情况，有助于临床分期。

第四节 CT 图像质量控制

一、质量控制的内容

（一）诊断学标准

诊断学标准包括解剖学影像标准和物理学影像标准。

1. **解剖学影像标准** 必须满足影像诊断要求：

（1）清晰分辨肝脏、胆囊、脾脏、胰腺、肾上腺及肾脏组织与血管。

（2）清晰分辨胃肠道等空腔脏器与周围脏器及血管的关系。

（3）清晰分辨肾盂输尿管、小肠、结直肠及大网膜组织与血管的关系。

（4）清晰显示脏器周围血管。

2. **物理学影像标准** 是采用客观方法对 CT 图像质量进行测试，可用物理参数来评价，如一致性、线性度、空间分辨力、噪声等。它依赖于 CT 设备的性能和扫描参数。

（二）成像技术条件

CT 检查的成像技术条件包括扫描方式、层厚、层间距、螺距、视野、曝光参数、重建算法、窗宽窗位、机架角度等参数。

（三）临床和相关的性能参数

临床和相关的性能参数包括受检者准备（去除受检部位高密度异物、呼吸训练、禁食、胃肠道准备、防护屏蔽、沟通交流等）、检查技术方法、胶片打印等。这些参数确保 CT 检查正当进行，以合理的辐射剂量提供满足影像诊断的图像。

（四）受检者辐射剂量

关爱患者，在满足影像诊断的前提下尽量降低受检者辐射剂量。

二、图像质量控制方法

（一）检查前准备

受检者应提前清理体表异物避免产生伪影；胃肠道准备应充分；受检者位于扫描野中心；受检者的配合程度：呼吸训练避免呼吸运动伪影等。

（二）增加密度分辨力

采用增加 X 线剂量、增大体素、增加层厚、软组织重建算法等方法可提高密度分辨力。

（三）降低噪声

增加曝光量、增大体素、提高探测器的质量、标准或软组织重建算法等可降低图像噪声。

（四）减少部分容积效应

部分容积效应容易造成疾病漏诊和误诊，薄层扫描可有效减少部分容积效应。

（五）其他

CT 定期维护校准、机房环境温湿度适宜避免设备相关伪影。

（邱建星 张顺源）

第九章　脊柱、四肢CT检查及诊断要点

第一节　脊柱检查注意事项

1. 受检者进入CT室必须换鞋，保持CT室机房内的整洁；告知受检者检查流程，对患者做好耐心的解释工作，包括检查中机器的响声，以消除其紧张情绪并取得受检者配合。

2. 去除被检查部位的金属物品，如钥匙、硬币和含有金属物质的纽扣等，以防止金属伪影的产生。

3. 对于不能合作的患者，如婴幼儿、躁动的患者，须提前给予镇静等措施，以防运动伪影的产生。

4. 要求患者在扫描期间保持体位不动，行颈椎扫描时应避免做吞咽动作。

5. 需要做增强CT的患者，应详细询问有无药物过敏史及有无不宜使用对比剂的身心疾病，根据对比剂使用说明做或不做过敏试验。

6. 在CT扫描过程中应做好患者和陪伴人员的射线防护。

第二节　脊柱相关解剖

一、椎骨

1. 椎骨的一般形态　正常脊柱包括骨性脊椎、椎间盘、韧带及椎管内结构等，CT扫描图像能清楚地显示以上结构。脊椎由椎体、椎弓、椎板、棘突、横突及上下关节突组成，即颈椎、胸椎、腰椎、骶骨、尾骨借韧带、关节及椎间盘连接而成。脊柱外部是致密的骨皮质，内部是蜂窝状的骨松质，椎体自颈椎向下体积逐渐增大。横断面上椎体呈卵圆形或肾形，其后缘略平直或凹陷，矢状面或冠状面椎体呈矩形。在CT的图像上常作椎管矢状径测量。

2. 各椎骨的主要特征

（1）颈椎：椎体较小，横断面呈椭圆形。上、下关节突的关节面几乎呈水平位。第3~7颈椎体上面侧缘向上突起称椎体钩。椎体钩与上位椎体下面的两侧唇缘相接，形成钩椎关节。颈椎孔较大，呈三角形。横突有孔，称横突孔，有椎动脉和椎静脉通过。第6颈椎横突末端前方的结节特别隆起，称颈动脉结节，颈动脉经其前方。

第1颈椎又名寰椎，呈环状，无椎体、棘突和关节突，由前弓、后弓及侧块组成，前弓较短，后面正中有齿关节凹，与枢椎的齿状突相关节。侧块相接前后两弓，上面各有一椭圆形关节面，与枕髁相关节；下面有圆形关节面与枢椎上关节面相关节。后弓较长，上面有横行的椎动脉沟，有椎动脉通过。

第2颈椎又称枢椎，椎体向上伸出齿状突，与寰椎齿状突凹相关节。

第7颈椎又名隆椎，棘突特长，末端不分叉，活体易于触及，常作为计数椎骨序数的标志（图9-2-1）。

（2）胸椎：椎体从上向下逐渐增大，横断面呈心形，其两侧面上、下缘分别由上、下肋凹与肋骨头相关节。横突末端前面，有横突肋凹与肋结节相关节。第1胸椎和第9以下各胸椎的肋凹不典型。关节突的关节面几乎呈冠状面，上关节突的关节面朝向后，下关节突的关节面则朝向前。棘突较长，向后下方倾斜，呈叠瓦状排列。

（3）腰椎：椎体粗壮，横断面呈肾形。椎孔呈卵圆形或三角形。上、下关节突粗大，关节面几乎呈矢状面，棘突宽而短，呈板状，水平伸向后方。各棘突间的间隙较宽（图9-2-2）。

（4）骶骨：由5块骶椎融合，呈三角形，底在上，尖向下，盆面凹陷，上缘中分向前隆凸，称岬。

（5）尾骨：由3~4块退化的尾椎融合而成。上接骶骨，下端游离为尾骨尖。

二、椎间隙

椎间隙指上下椎体间的间隙，由椎间盘（包括

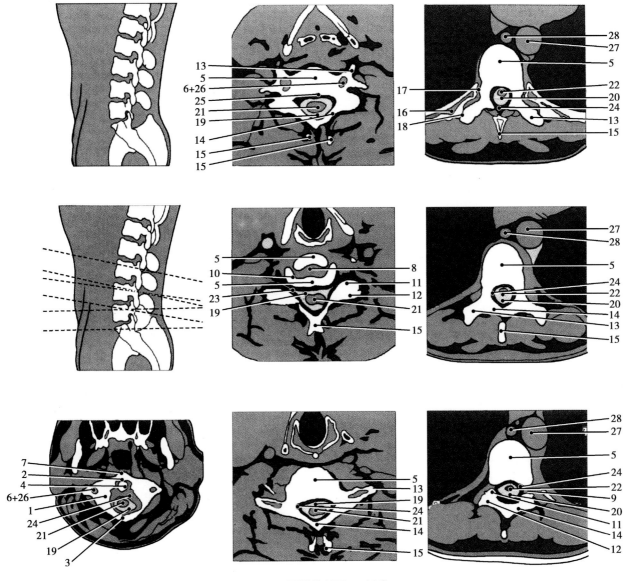

图 9-2-1　颈椎横断面 CT 图像

1. 侧块；2. 寰椎前弓；3. 寰椎后弓；4. 齿突；5. 椎体；6. 横突孔；7. 前结节；8. 椎间盘；9. 神经孔；10. 钩突；11. 上关节突；12. 下关节突；13. 横突；14. 椎板；15. 棘突；16. 肋骨；17. 肋椎关节；18. 肋椎骨横突关节；19. 颈蛛网膜下腔；20. 胸蛛网膜下腔；21. 颈脊髓；22. 胸脊髓；23. 脊神经；24. 硬膜外脂肪；25. 椎静脉丛压痕；26. 椎动脉；27. 降主动脉；28. 食管。

外围的纤维环和中央的髓核）及上下的软骨板充填，自第 2 颈椎至第 1 骶椎每两个椎体间都由椎间盘连接。由于椎间盘的纤维环含有大量的纤维组织，及扫描时与椎体终板相邻层面的部分容积效应，通常 CT 图像上椎间盘的四周密度略高于中央，椎间盘的 CT 值为 50~100HU。

三、椎间关节

椎间关节是由上、下关节突构成，CT 能很好地显示关节骨端和骨性关节面，在 CT 图像上相邻的关节面光滑锐利，骨皮质间有一 2~4mm 的间隙。椎体的前、侧缘有前纵韧带，椎体和椎间盘的后缘

有后纵韧带，一般，正常前、后纵韧带在 CT 图像上不易显示。另外，胸椎的前、后纵韧带较颈椎和腰椎厚，故临床上很少发生胸椎椎间盘突出。

四、脊髓

脊髓位于椎管的中央，由于脊髓周围蛛网膜下腔内脑脊液的衬托可在 CT 图像上显示脊髓的形态和结构，在注射对比剂增强后，可使脊髓的形态显得更加清楚。硬膜和其紧密相连的蛛网膜绕着蛛网膜下腔形成了一管状结构，并连同硬膜外血管、结缔组织等，这些结构的密度大致相等，在 CT 横断面上表现为脑脊液和骨性椎管间的一薄层环状结构。

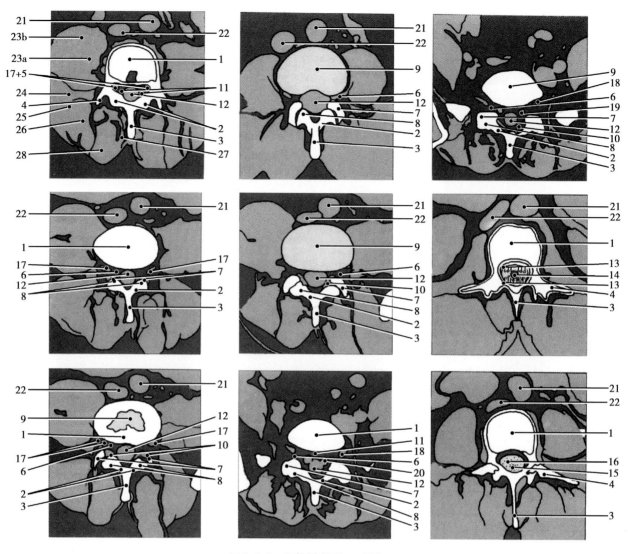

图 9-2-2 腰椎横断面 CT 图像

1. 椎体；2. 椎板；3. 棘突；4. 横突；5. 侧隐窝；6. 神经孔；7. 上关节突；8. 下关节突；9. 椎间盘；10. 黄韧带；11. 硬膜外脂肪；12. 腰椎硬膜囊；13. 腰骶神经根；14. 脊椎圆锥；15. 内终丝；16. 马尾根部；17. L_3 神经根；18. L_5 神经根；19. S_1 神经根；20. S_1 神经根；21. 腹主动脉；22. 下腔静脉；23. 腰大（a）、小（b）肌；24. 腰方肌；25. 竖脊肌；26. 最长肌；27. 棘突间肌；28. 多裂肌。

第三节 脊柱扫描方法

一、颈椎

【适应证】

1. 各种原因引起的椎管狭窄；椎间盘突出、脊柱节段不稳、骨赘形成；椎管内占位性病变。

2. 椎骨外伤和外伤后改变，观察附件骨折、脱位、碎骨片的位置和椎管与脊髓的关系。

3. 椎骨骨病，如结核，良、恶性肿瘤，椎骨转移瘤。

4. 先天性椎管及脊髓异常。

5. 介入治疗和放射治疗定位。

6. 协助进行介入放射检查，如 CT 引导下活检穿刺或抽吸定位，确定进针位置和方向。

【检查体位】

常规螺旋横断扫描，扫描基线与横轴线平行，被检者仰卧于检查床上，两臂下垂置于身体两侧，身体位于检查床中间保持不动，平静呼吸。头先进，并避免吞咽动作（图 9-3-1）。

【扫描范围】

定位像选取侧位，扫描范围为外耳孔至肩部水平（图 9-3-2），或根据病变确定。

【扫描模式及扫描参数】

横断面扫描或者螺旋扫描，管电压通常采用120kVp，婴幼儿可采用低管电压模式，采用自动管电流，参考值：150~300mAs，准直层厚：0.5~0.625mm，sFOV 体部，螺距：0.6~1.0。

【对比剂方案】

对比剂浓度 300~400mgI/ml，对比剂总量 60~

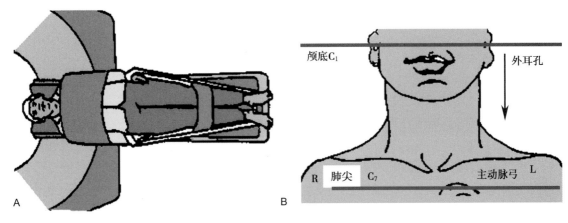

图 9-3-1　颈椎扫描体位

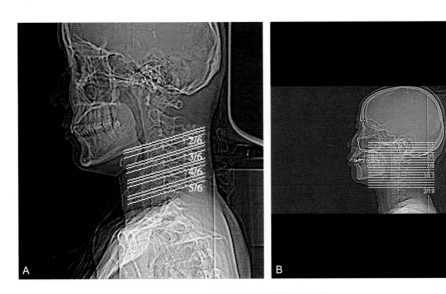

图 9-3-2　颈椎定位像

90ml，或根据体重计算（1.0~1.5ml/kg），对比剂流速：3.0~3.5ml/s。

【窗宽和窗位】

软组织窗：窗宽 250~300HU，窗位 30~60HU。

骨窗：窗宽 2 000~3 000HU，窗位 200~400HU。

【图像重建】

重建参数：重建层厚≤3mm，重建间距≤3mm，dFOV 300~350mm。常规采用标准重建算法，通过软组织窗和骨窗分别观察软组织和骨结构。推荐使用软组织算法和骨算法观察上述结构。图像重组所需薄层图像参数：重建层厚≤1mm，重建间隔≤50% 重建层厚。

【图像重组】

常规采用横断面、矢状面 MPR 重组，层厚≤3mm，必要时补充容积再现三维图像。横断面 MRR 重组平行于椎间隙，上下范围包括相邻椎体终板和椎间孔。矢状面 MPR 重组平行于脊柱正中矢状面，左右范围包括所有颈椎和病变累及椎旁组织。椎体病变时，补充椎体横断面及冠状面 MPR 重组。

【照片要求】

1. 常规照片选择横断面和矢状面 MPR 图像，必要时补充冠状面 MPR 图像。照片须包括定位像和定位线。

2. 常规照软组织窗和骨窗，必要时适当调节窗值，以显示肌肉、血管和脂肪等组织结构。

3. 发现病变时，照片需要标记平扫及增强病灶CT 值。

4. 观察细微病变时，根据情况将病变部位单独放大照片。

5. 根据病变情况补充 VR 图像。

二、胸椎

【适应证】

1. 椎骨外伤和外伤后改变，观察附件骨折、脱位、碎骨片的位置和椎管与脊髓的关系。

2. 椎骨病变,如结核,良、恶性肿瘤,椎骨转移瘤。

3. 先天性椎管及脊髓异常。

4. 介入治疗和放射治疗定位。

5. 协助进行介入放射检查,如CT引导下活检穿刺或抽吸定位,确定进针位置和方向。

【检查体位】

常规螺旋横断扫描,扫描基线与横轴线平行,被检者仰卧于检查床上,双臂上举伸直(图9-3-3)。

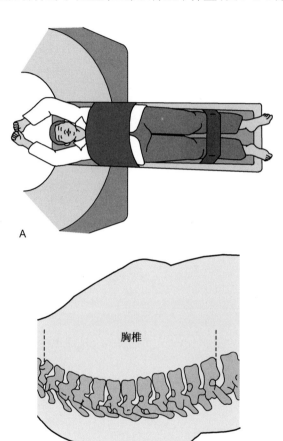

图9-3-3 胸椎扫描体位

【扫描范围】

定位像选取侧位,应显示出骶骨,以便于计数椎体。扫描范围从第7颈椎下缘至第1腰椎下缘,包全所有椎体和附件,或根据病情确定(图9-3-4)。

【扫描模式及扫描参数】

常规采用螺旋扫描模式,固定120kV和自动管电流,参考值:150~300mAs。准直层厚:0.5~0.625mm,sFOV体部,螺距:0.6~1.0。

【对比剂方案】

对比剂浓度300~400mgI/ml,对比剂总量60~90ml,或根据体重计算(1.0~1.5ml/kg),对比剂流速3.0~3.5ml/s。

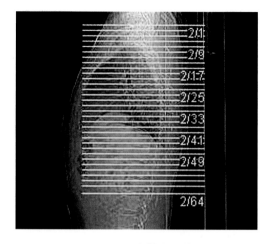

图9-3-4 胸椎定位像

【窗宽和窗位】

软组织窗:窗宽250~300HU,窗位30~60HU。

骨窗:窗宽2 000~3 000HU,窗位200~400HU。

【图像重建】

重建参数:重建层厚≤5mm,重建间距≤5mm,dFOV 300~350mm。常规采用标准重建算法,通过软组织窗和骨窗分别观察软组织和骨结构。推荐使用软组织算法和骨算法观察上述结构。图像重组所需薄层图像参数:重建层厚≤1mm,重建间隔≤50%重建层厚。

【图像重组】

常规采用横断面、矢状面MPR重组,必要时补充冠状面MPR、CPR及容积再现三维图像。横断面MRR重组必须以目标椎体的解剖标准为基准,曲度过大时须分段重组,层厚≤5mm。矢状面MPR重组平行于脊柱正中矢状面,左右范围包括所有胸椎和病变累及椎旁组织,层厚≤3mm。

【照片要求】

1. 常规照片选择横断面和矢状面MPR图像,必要时补充冠状面MPR图像。照片须包括定位像和定位线。

2. 常规照软组织窗和骨窗,必要时适当调节窗值,以显示肌肉、血管和脂肪等组织结构。

3. 发现病变时,照片需要标记平扫及增强病灶CT值。

4. 观察细微病变时,根据情况将病变部位单独放大照片。

5. 根据病变情况补充VR图像。

三、腰椎

【适应证】

1. 各种原因引起的椎管狭窄,椎间盘突出、脊柱节段不稳、骨赘形成；椎管内占位性病变。

2. 椎骨外伤和外伤后改变，观察附件骨折、脱位、碎骨片的位置和椎管及脊髓的关系。

3. 椎骨骨病，如结核，良、恶性肿瘤，椎骨转移瘤。

4. 先天性椎管及脊髓异常。

5. 介入治疗和放射治疗定位。

6. 协助进行介入放射检查，如 CT 引导下活检穿刺或抽吸定位，确定进针位置和方向。

【检查体位】

常规螺旋横断扫描，扫描基线与横轴线平行，被检者仰卧于检查床上，双臂上举伸直（图9-3-5）。

【扫描范围】

定位像选取侧位，应显示出骶骨，以便于计数椎体。扫描范围自第 12 胸椎下缘至骶椎下缘，或根据病情确定（图9-3-6）。

【扫描模式及扫描参数】

常规螺旋横断面扫描或椎间盘层面横断面扫描，固定 120kV 和自动管电流，参考值：150~300mAs，准直层厚：0.5~0.625mm，sFOV 体部，螺距：0.6~1.0。

【对比剂方案】

对比剂浓度 300~400mgI/ml，对比剂总量 60~90ml，或根据体重计算（1.0~1.5ml/kg），对比剂流速 3.0~3.5ml/s。

【窗宽和窗位】

软组织窗：窗宽 250~300HU，窗位 30~60HU。

骨窗：窗宽 2 000~3 000HU，窗位 200~400HU。

【图像重建】

重建参数：重建层厚≤3mm，重建间距≤3mm，dFOV 300~350mm。常规采用标准重建算法，通过软组织窗和骨窗分别观察软组织和骨结构。推荐使用软组织算法和骨算法观察上述结构。图像重组所需薄层图像参数：重建层厚≤1mm，重建间隔≤50% 重建层厚。

【图像重组】

常规采用横断面、矢状面 MPR 重组，必要时补

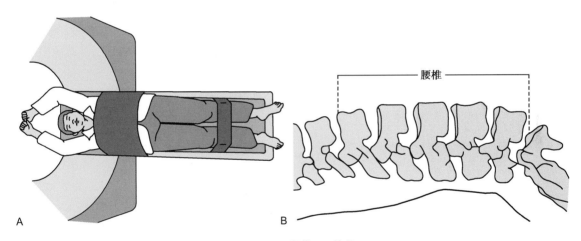

图 9-3-5　腰椎 CT 体位

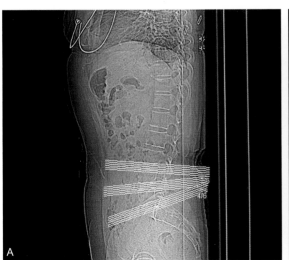
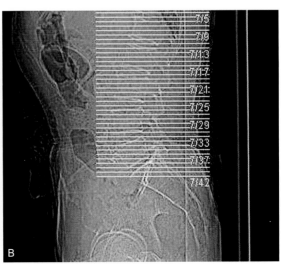

图 9-3-6　腰椎 CT 定位像

充容积再现三维图像。横断面 MRR 重组平行于椎间盘平面,上下范围包括相邻椎体终板和椎间孔,层厚≤3mm。矢状面 MPR 重组平行于脊柱正中矢状面,左右范围包括所有腰椎和病变累及椎旁组织,层厚≤3mm。椎体病变时,补充椎体横断面及冠状面 MPR 重组。

【照片要求】

1. 常规照片选择横断面和矢状面 MPR 图像,必要时补充冠状面 MPR 图像。照片须包括定位像和定位线。

2. 常规照软组织窗和骨窗,必要时适当调节窗值,以显示肌肉、血管和脂肪等组织结构。

3. 发现病变时,照片需要标记平扫及增强病灶 CT 值。

4. 观察细微病变时,根据情况将病变部位单独放大照片。

5. 根据病变情况补充 VR 图像。

四、常见疾病诊断要点

1. **椎间盘膨隆** 在椎体边缘以外可见对称、规则、密度均匀的软组织影,外圈可以有钙化;椎间盘后缘处的内凹变平或轻微突出(图 9-3-7);部分患者因椎间盘退行性改变产生氮气,可出现真空征(图 9-3-8);椎体的边缘可有唇样增生或骨赘形成(图 9-3-9)。

2. **椎间盘突出** 椎间盘向周围呈局限性膨隆,椎间盘外缘曲线的连续性中断,局部突出于椎间盘或椎体外的软组织密度影,边缘光滑;髓核游离片多位于硬膜外,硬膜外脂肪间隙变窄、移位或消失;硬膜囊前缘或侧方受压变形;神经根受压移位;突出的椎间盘可发生钙化(图 9-3-10、图 9-3-11)。

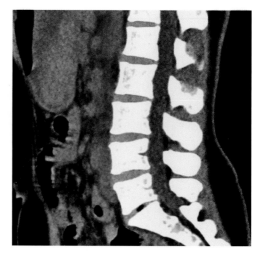

图 9-3-8 椎间盘退行性变
L_5/S_1 椎间盘见真空征。

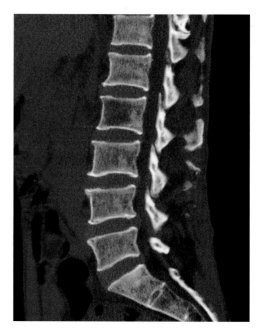

图 9-3-9 腰椎前缘见唇样增生

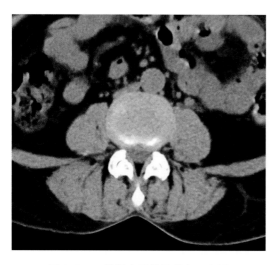

图 9-3-7 椎间盘后缘处的内凹变平

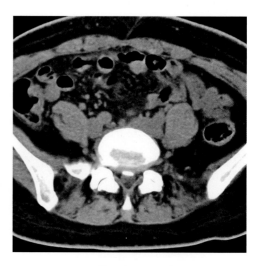

图 9-3-10 椎间盘突出,压迫硬膜囊

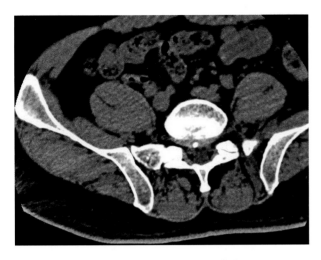

图9-3-11 突出椎间盘可见钙化

不同类型椎间盘突出的CT表现：

（1）后正中型：突出的椎间盘位于硬膜囊的前方正中，硬脊膜囊、脊髓或马尾神经腹侧受压变形、移位。

（2）后外侧型：突出的椎间盘偏于一侧，除压迫硬脊膜囊、脊髓或马尾神经，还常使一侧神经根受压、移位，侧隐窝变窄。

（3）外侧型：椎间盘可突出至侧隐窝、椎间孔内，也可在椎间孔外，主要压迫神经根或神经节以及外方的脊神经。

（4）韧带下型：突出的椎间盘通常局限于椎间盘水平，轮廓完整，常呈弧形。

（5）游离型：椎间盘突出可穿破后纵韧带，髓核与椎间盘本体分离。

（6）硬膜囊内型：显示为硬膜囊内肿物，边缘呈不规则分叶，较为少见。

3. **椎体结核** 以腰椎最多，胸腰段次之，颈椎较少见。儿童以胸椎最多，成人好发于腰椎。依据骨质破坏的部位，可分为椎体结核和附件结核，前者又分为中心型、边缘型和韧带下型。椎体不规则破坏，皮质可不完整，较重时可有椎体压缩及椎旁脓肿形成，密度多不均匀，脓肿内常可见钙化；病程长，晚期可出现椎间盘破坏、椎间隙变窄（图9-3-12、图9-3-13）。

4. **血管瘤** 椎体外形可以正常或稍大；椎体全部或局部密度减低，内有粗大、点状高密度骨小梁影；皮质破坏断裂时可见椎体周围软组织影（图9-3-14、图9-3-15）；增强扫描病灶轻微强化，与肿瘤的多血性不相符。

5. **骨转移瘤** 骨转移瘤分为溶骨性、成骨性和混合性，以溶骨性常见。溶骨性表现为骨质破坏，骨松质或骨皮质的低密度缺损区，边缘较清楚，无

硬化，常伴有局限性软组织肿块（图9-3-16），椎体常呈广泛性破坏，常因承重而被压扁，但椎间隙多保持完整。椎弓根受侵蚀、破坏常见（图9-3-17）。成骨性转移常多发，表现为骨松质内斑片状、结节状或面团状高密度影，密度均匀，边界清楚，骨皮质多完整（图9-3-18、图9-3-19）。乳腺癌、前列腺癌可表现为成骨性转移。

6. **脊椎外伤** 瞬间暴力是引起脊柱骨折及关节脱位等最常见的原因。外伤性椎间盘突出CT表现基本同椎间盘突出，但因外伤性椎间盘突出常突然发生，可造成脊髓损伤、骨折及血肿。

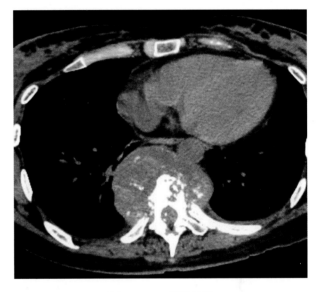

图9-3-12 腰椎结核
椎体不规则破坏，椎旁脓肿形成，脓肿内密度不均匀，可见不规则钙化。

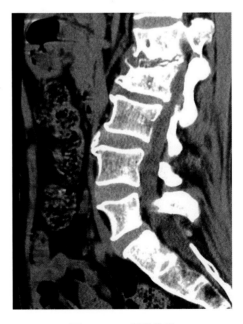

图9-3-13 腰椎结核
椎体及椎间盘破坏，椎间隙明显变窄。

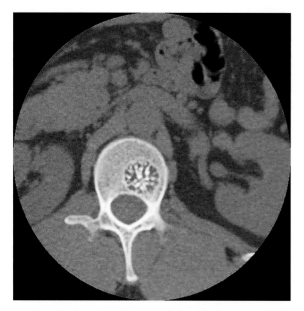

图 9-3-14 椎体血管瘤
骨窗示椎体内类圆形占位，内见粗大、点状高密度骨小梁影。

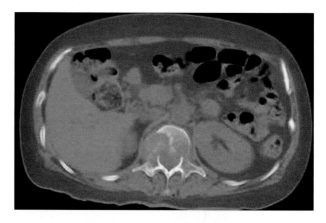

图 9-3-17 椎体溶骨性转移瘤
右侧腰椎转移瘤，椎弓根受侵蚀、破坏。

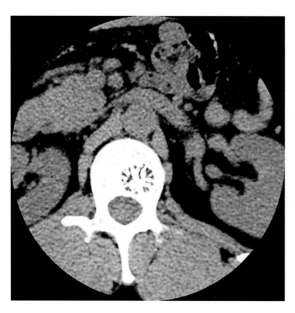

图 9-3-15 椎体血管瘤
软组织窗亦见粗大、点状高密度骨小梁影。

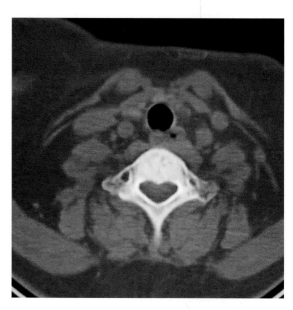

图 9-3-18 椎体成骨性转移
椎体内见斑片状高密度影，密度均匀，骨皮质完整。

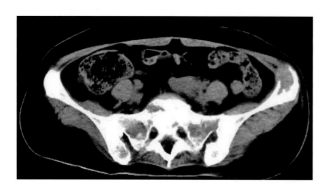

图 9-3-16 髂骨溶骨性转移瘤
左髂骨见软组织影，局部骨质破坏，边缘尚清。

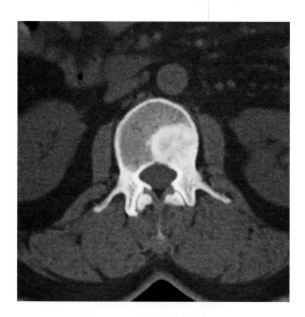

图 9-3-19 椎体成骨性转移
椎体内见类圆形结节状高密度影，边界清，骨皮质完整。

CT 检查可发现一些隐匿骨折，薄层扫描可显示椎体重叠部分的结构细节，因椎管内均为软组织结构，椎管内结构损伤常需做 CT 脊髓造影（CTM）检查。脊椎骨折 CT 检查可明确显示脊椎各部分的骨折、移位和脊髓损伤（图 9-3-20、图 9-3-21）。CT 可清晰显示椎体附件骨折，尤其是寰椎、枢椎损伤引起的半脱位、齿状突移位、骨折及血肿（图 9-3-22）。

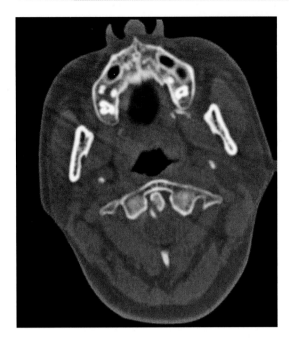

图 9-3-22 齿状突骨折
齿状突骨折并移位。

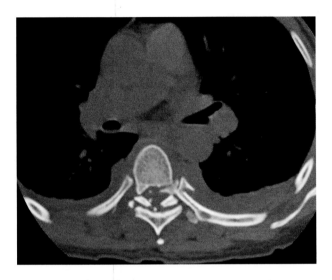

图 9-3-20 胸椎骨折
胸椎见多发骨折线影，椎管内见多发碎骨片影。

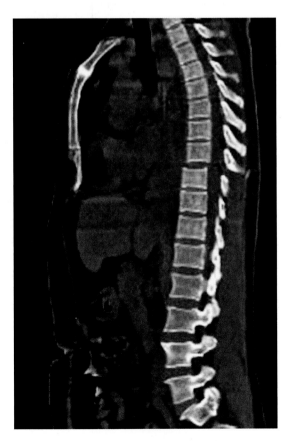

图 9-3-21 胸椎骨折
T_{10} 椎体稍向前移位。

第四节　四肢检查注意事项

1. 被检查者进入 CT 室必须换鞋，保持 CT 室机房内的整洁；告知受检者检查流程，对患者做好耐心的解释工作，包括检查中机器的响声，以消除其紧张情绪并取得受检者配合。

2. 去除被检查部位的金属物品，如钥匙、钱币和含有金属物质的纽扣、手表、手链等，以防止金属伪影的产生。

3. 对于不能合作的患者，如婴幼儿、躁动的患者，须提前给予镇静剂等措施，以防运动伪影的产生。

4. 四肢关节常需双侧同时检查，以便于需要时对照；同时还要求患者在扫描期间保持体位不动。

5. 需要做增强 CT 的患者，应详细询问有无药物过敏史及有无不宜使用对比剂的身心疾病，根据对比剂使用说明做或不做过敏试验。

6. 在 CT 扫描过程中应作好患者和陪伴人员的射线防护。

第五节　四肢相关解剖

骨、关节和软组织的疾病多而复杂，除创伤、炎症、肿瘤外，营养代谢和内分泌疾病、某些先天性及遗传性疾病、地方病和职业病等都可有相应的骨、关节或软组织改变。医学影像学的各种成像手段都能在不同程度上反映上述疾病的病理变化。由于检查方法简便、费用较低,目前X线片仍是骨、关节和软组织疾病的首选检查方法。CT密度分辨力高、无影像的重叠,观察解剖关系较复杂部位的结构、显示骨的病变和软组织改变优于X线片。在X线片的基础上合理地选用CT、MRI、核素和超声并结合临床资料如年龄、性别、病史、症状、体征以及相关的实验室检查等方法,特别是多层螺旋CT的三维重组将大大提高对骨、关节和软组织疾病的诊断和协助制订手术方案的价值。

一、各部位骨关节解剖

(一)手腕部

1. **指骨** 属短管状骨,各有一个骨骺,位于基底部。末节指骨远端扁平宽大,为爪粗隆。

2. **掌骨** 属短管状骨,各有一个骨骺,除第1掌骨的骨骺位于基底部外,其余的均位于远端。第1掌骨最短而第2掌骨最长。

3. **腕骨和腕关节** 腕骨共8块,排成远近两列,但并不在同一平面上,各腕骨的相邻面都有关节软骨覆盖,彼此形成腕骨关节。腕关节包括桡腕关节、腕骨间关节和腕掌关节。

(二)肘部

肘关节由肱桡、肱尺和近端尺桡三个关节组成。肘关节有两个囊内脂肪垫分别位于冠状窝和鹰嘴窝。

(三)肩胛骨

包括锁骨、肩胛骨以及肩锁关节和肩关节。锁骨呈S形;肩胛骨体部呈倒置的三角形。肩锁关节由锁骨的肩峰端和肩胛骨的肩峰构成。肩关节由肱骨头和肩胛盂构成。

(四)足踝部

1. **趾骨** 属短管状骨,各骨只有一个骨骺,位于基底部。

2. **跖骨** 为短管状骨,各骨只有一个骨骺,除第1跖骨骨骺位于基底部外,其余4个跖骨的骨骺位于远端。第1跖骨最粗短,第2跖骨最长。

3. **跗骨** 共有7块,每块有多个骨面。距骨下方与跟骨构成前后距跟关节。跟骨形成足的跟部。

4. **踝关节** 由胫腓骨下端与距骨滑车构成。

(五)膝部

膝关节是人体最大、最复杂关节,由股骨髁、胫骨髁、髌骨、关节内半月板及交叉韧带和几个滑液囊构成。

二、四肢骨关节影像表现

(一)骨干

正常骨膜和骨周围的软组织密度相同。骨皮质为密质骨,密度均匀致密,外缘光整,在肌腱韧带附着处可出现隆起或凹凸不平。骨髓腔常因骨皮质和小梁的遮盖而显示不清,骨髓腔的骨干段可显示为边界不清、较为透亮的带状区。

(二)骨端

骨端的横径大于骨干,骨皮质一般较薄且多光滑锐利,并能见到较清楚的骨小梁,骨松质的影像是由骨小梁和其间的小梁间隙所构成。在以骨窗显示的CT图像上,观察骨皮质和骨小梁,前者表现为致密的线状或带状影,而后者表现为细密的网状影。骨干的骨髓腔因骨髓内的脂肪成分而表现为低密度。

(三)关节

CT能很好地显示关节骨端和骨性关节面,关节软骨常不能显示,在适当的窗宽和窗位时,可见关节囊、周围肌肉和囊内外韧带呈中等密度影。正常关节腔内的少量液体在CT上难以辨认。关节间隙为关节骨端间的低密度影。

(四)软组织

CT不仅能显示软组织结构横断面解剖,而且可分辨密度差别较小的脂肪、肌肉和血管等组织和器官。

第六节 四肢扫描方法

一、肩关节

【适应证】

1. 肩关节的肿瘤或者肿瘤样骨病,了解肩关节及软组织肿块的部位、范围及与周围神经、血管等重要结构的关系。

2. 肩关节感染。

3. 肩关节外伤及脱位等。

【检查体位】

患者仰卧,两臂自然下垂,手心向上置于身体两侧,身体位于检查床中间并保持不动,头先进。检查部位置于扫描野中心(图9-6-1)。

【扫描范围】

定位像选取正位,扫描范围自肩峰上缘至肩胛下缘(图9-6-2),或根据病情确定。

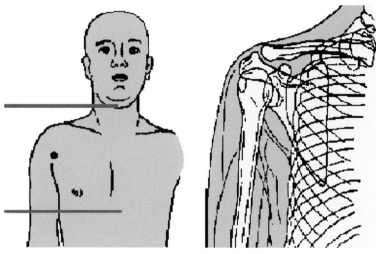

图 9-6-1　肩关节 CT 定位像

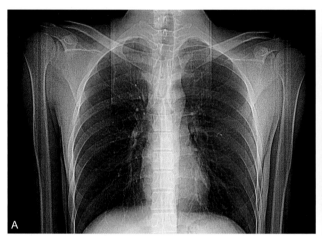
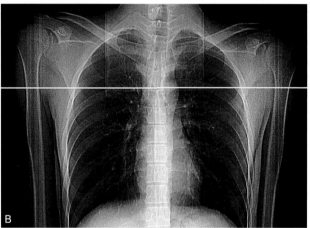

图 9-6-2　肩关节 CT 扫描范围

【扫描模式及扫描参数】

常规螺旋扫描,扫描基线与横轴线平行,固定 120kV 和自动管电流,参考值:150~300mAs,准直层厚 0.5~0.625mm,sFOV 体部,螺距 0.6~1.0。

【对比剂方案】

对比剂浓度 300~400mgI/ml,对比剂总量 60~90ml,或根据体重计算(1.0~1.5ml/kg),对比剂流速 2.0~2.5ml/s。

【窗宽和窗位】

软组织窗:窗宽 250~300HU,窗位 30~60HU。

骨窗:窗宽 2 000~3 000HU,窗位 200~400HU。

【图像重建】

重建参数:重建层厚≤3mm,重建间距≤3mm,dFOV 300~350mm。常规采用标准重建算法,通过软组织窗和骨窗分别观察软组织和骨结构。推荐使用软组织算法和骨算法观察上述结构。图像重组所需薄层图像参数:重建层厚≤1mm,重建间隔≤50% 重建层厚。

【图像重组】

常规采用斜冠状面、斜矢状面 MPR 重组,必要时补充容积再现三维图像。斜冠状面平行于关节盂,斜矢状面平行于冈上肌,层厚≤3mm。

【照片要求】

1. 常规照片选择横断面、斜冠状面、斜矢状面 MPR 图像,照片须包括定位像和定位线。

2. 常规照软组织窗和骨窗,必要时适当调节窗值,以显示肌肉、血管和脂肪等组织结构。

3. 发现病变时,照片需要标记平扫及增强病灶 CT 值。

4. 观察细微病变时,根据情况将病变部位单独放大照片。

5. 根据病变情况补充 VR 图像。

二、肱骨

【适应证】

肱骨肿瘤或者肿瘤样骨病,了解肿块的部位、范围及与周围神经、血管等重要结构的关系；肱骨外伤等。

【检查体位】

患者仰卧位、两臂自然下垂，手心向上置于身体两侧，身体位于检查床中间并保持不动。或俯卧位、手臂伸直上举，肱骨置于扫描架中心。头略向对侧偏斜。头先进。

【扫描范围】

定位像选取正位，扫描范围自肱骨头至肱骨滑车（图 9-6-3），或根据病情确定。

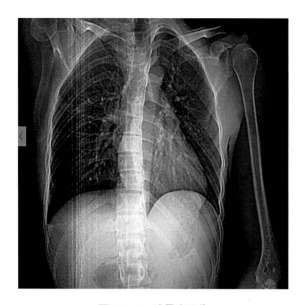

图 9-6-3　肱骨定位像

【扫描模式及扫描参数】

常规螺旋扫描，扫描基线与横轴线平行，固定 120kV 和自动管电流，参考值：80~100mAs，准直层厚 0.5~0.625mm，sFOV 体部，螺距 0.6~1.0。

【对比剂方案】

对比剂浓度 300~400mgI/ml，对比剂总量 60~90ml，或根据体重计算（1.0~1.5ml/kg），对比剂流速 2.0~2.5ml/s。

【窗宽和窗位】

软组织窗：窗宽 250~300HU，窗位 30~60HU。

骨窗：窗宽 2 000~3 000HU，窗位 200~400HU。

【图像重建】

重建参数：重建层厚≤3mm，重建间距≤3mm，dFOV 300~350mm。常规采用标准重建算法，通过软组织窗和骨窗分别观察软组织和骨结构。推荐使用软组织算法和骨算法观察上述结构。图像重组所需薄层图像参数：重建层厚≤1mm，重建间隔≤50% 重建层厚。

【图像重组】

以肱骨的解剖平面进行横断面、冠状面、矢状面 MPR 重组，必要时补充容积再现三维图像。横断面、冠状面、矢状面重组分别平行于尺桡骨解剖标准基准线，横断面≤5mm，冠状面、矢状面≤3mm。

【照片要求】

1. 常规照片选择横断面、冠状面、矢状面 MPR 图像，照片须包括定位像和定位线。

2. 常规照软组织窗和骨窗，必要时适当调节窗值，以显示肌肉、血管和脂肪等组织结构。

3. 发现病变时，照片需要标记平扫及增强病灶 CT 值。

4. 观察细微病变时，根据情况将病变部位单独放大照片。

5. 根据病变情况补充 VR 图像。

三、肘关节

【适应证】

1. 肘关节的肿瘤或者肿瘤样骨病，了解肘关节及软组织肿块的部位、范围及与周围神经、血管等重要结构的关系。

2. 肘骨关节感染。

3. 肘关节外伤及脱位等。

【检查体位】

肘关节检查可采取俯卧、俯卧或侧卧位。对能完全伸直的肘关节，肘关节伸直置于扫描架中心，掌心与肘关节掌侧同向，避免尺桡骨交叉，头偏向一侧，避免紧贴手臂。对于石膏固定不能完全伸直的肘关节，可将肘关节置于体侧，使前臂与扫描平面成角，避免二者平行，以减少沿尺桡骨长轴的射线硬化效应伪影。（图 9-6-4）。

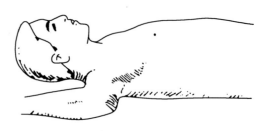

图 9-6-4　肘关节检查体位

【扫描范围】

定位像选取正位，扫描范围自肱骨中段至尺桡骨中段（图 9-6-5），或根据病情确定。

【扫描模式及扫描参数】

常规螺旋扫描，扫描基线与横轴线平行，固定

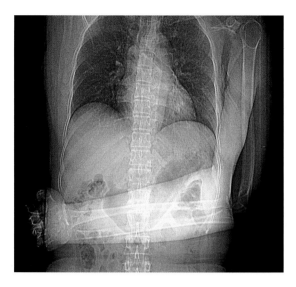

图9-6-5 肘关节定位像

120kV 和自动管电流,参考值:80~100mAs,准直层厚 0.5~0.625mm,sFOV 体部,螺距 0.6~1.0。

【对比剂方案】

对比剂浓度 300~400mgI/ml,对比剂总量 60~90ml,或根据体重计算(1.0~1.5ml/kg),对比剂流速 2.0~2.5ml/s。

【窗宽和窗位】

软组织窗:窗宽 250~300HU,窗位 30~60HU。

骨窗:窗宽 2 000~3 000HU,窗位 200~400HU。

【图像重建】

重建参数:重建层厚≤3mm,重建间距≤3mm,dFOV 300~350mm。常规采用标准重建算法,通过软组织窗和骨窗分别观察软组织和骨结构。推荐使用软组织算法和骨算法观察上述结构。图像重组所需薄层图像参数:重建层厚≤1mm,重建间隔≤50% 重建层厚。

【图像重组】

常规采用横断面、冠状面、矢状面 MPR 重组,必要时补充容积再现三维图像。横断面垂直于肱骨和尺桡骨长轴,层厚≤4mm。冠状面平行于肱骨上髁连线,层厚≤3mm;肘关节严重屈曲时,应对上臂和前臂进行分段重组。矢状面重组垂直于肱骨上髁连线,层厚≤3mm。

【照片要求】

1. 常规照片选择横断面、冠状面、矢状面 MPR 图像,照片须包括定位像和定位线。

2. 常规照软组织窗和骨窗,必要时适当调节窗值,以显示肌肉、血管和脂肪等组织结构。

3. 发现病变时,照片需要标记平扫及增强病灶 CT 值。

4. 观察细微病变时,根据情况将病变部位单独放大照片。

5. 根据病变情况补充 VR 图像。

四、尺桡骨

【适应证】

1. 尺桡骨肿瘤或者肿瘤样骨病;了解肿块的部位、范围及与周围神经、血管等重要结构的关系。

2. 尺桡骨外伤等。

【检查体位】

俯卧,两臂或患侧手臂上举平伸手心向下置于头部侧边,身体置于检查床中间并保持不动,头先进。检查部位置于扫描野中心。

【扫描范围】

定位像选取正位,扫描范围自肘关节上缘至腕关节下缘,或根据病情确定。

【扫描模式及扫描参数】

常规螺旋扫描,扫描基线与横轴线平行,固定 120kV 和自动管电流,参考值:80~100mAs,准直层厚 0.5~0.625mm,sFOV 体部,螺距 0.6~1.0。

【对比剂方案】

对比剂浓度 300~400mgI/ml,对比剂总量 60~90ml,或根据体重计算(1.0~1.5ml/kg),对比剂流速 2.0~2.5ml/s。

【窗宽和窗位】

软组织窗:窗宽 250~300HU,窗位 30~60HU。

骨窗:窗宽 2 000~3 000HU,窗位 200~400HU。

【图像重建】

重建参数:重建层厚≤3mm,重建间距≤3mm,dFOV 300~350mm。常规采用标准重建算法,通过软组织窗和骨窗分别观察软组织和骨结构。推荐使用软组织算法和骨算法观察上述结构。图像重组所需薄层图像参数:重建层厚≤1mm,重建间隔≤50% 重建层厚。

【图像重组】

常规横断面、冠状面、矢状面 MPR 重组,必要时补充容积再现三维图像。冠状面和矢状面重组分别平行于尺桡骨解剖冠状面和矢状面,层厚≤3mm。

【照片要求】

1. 常规照片选择横断面、冠状面、矢状面 MPR 图像,照片须包括定位像和定位线。

2. 常规照软组织窗和骨窗,必要时适当调节窗值,以显示肌肉、血管和脂肪等组织结构。

3. 发现病变时,照片需要标记平扫及增强病灶

CT值。

4. 观察细微病变时,根据情况将病变部位单独放大照片。

5. 根据病变情况补充VR图像。

五、腕关节

【适应证】

1. 腕关节的肿瘤或者肿瘤样骨病,了解腕关节关节及软组织肿块的部位、范围及与周围神经、血管等重要结构的关系。

2. 腕骨关节感染。

3. 腕关节外伤等。

【检查体位】

患者俯卧,两臂或患侧手臂上举平伸手心向下置于头部侧边,身体置于检查床中间并保持不动,头先进。检查部位置于扫描野中心(图9-6-6A)。

【扫描范围】

定位像选取正位,扫描范围从尺桡骨中段至掌骨中段(图9-6-6B),或根据病情确定。

【扫描模式及扫描参数】

常规螺旋扫描,扫描基线与横轴线平行,固定120kV和自动管电流,参考值:80~100mAs,准直层厚0.5~0.625mm,sFOV体部,螺距0.6~1.0。

【对比剂方案】

对比剂浓度300~400mgI/ml,对比剂总量60~90ml,或根据体重计算(1.0~1.5ml/kg),对比剂流速

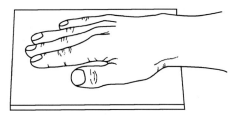

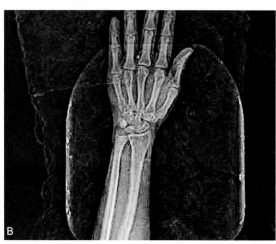

图9-6-6 腕关节扫描体位及定位像

2.0~2.5ml/s。

【窗宽和窗位】

软组织窗:窗宽250~300HU,窗位30~60HU。

骨窗:窗宽2 000~3 000HU,窗位200~400HU。

【图像重建】

重建参数:重建层厚≤3mm,重建间距≤3mm,dFOV 300~350mm。常规采用标准重建算法,通过软组织窗和骨窗分别观察软组织和骨结构。推荐使用软组织算法和骨算法观察上述结构。图像重组所需薄层图像参数:重建层厚≤1mm,重建间隔≤50%重建层厚。

【图像重组】

常规横断面、冠状面、矢状面MPR重组,必要时补充容积再现三维图像。横断面垂直于尺桡骨长轴,冠状面和矢状面重组分别平行于和垂直于尺桡骨茎突连线。层厚≤3mm。

【照片要求】

1. 常规照片选择横断面、冠状面、矢状面MPR图像,照片须包括定位像和定位线。

2. 常规照软组织窗和骨窗,必要时适当调节窗值,以显示肌肉、血管和脂肪等组织结构。

3. 发现病变时,照片需要标记平扫及增强病灶CT值。

4. 观察细微病变时,根据情况将病变部位单独放大照片。

5. 根据病变情况补充VR图像。

六、髋关节

【适应证】

1. 髋关节的肿瘤或者肿瘤样骨病,了解髋关节及软组织肿块的部位、范围及与周围神经、血管等重要结构的关系。

2. 髋关节感染。

3. 髋关节外伤及脱位等。

【检查体位】

患者仰卧,双侧大腿内旋,两足尖并拢,两臂上举,身体位于检查床中间并保持不动,头先进。检查部位置于扫描野中心(图9-6-7)。

【扫描范围】

定位像选取正位,扫描范围自髋臼上缘至耻骨联合下缘(图9-6-8),或根据病情确定。髋关节内固定术后患者,扫描范围需包全内固定物。

【扫描模式及扫描参数】

常规螺旋扫描,扫描基线与横轴线平行,固定

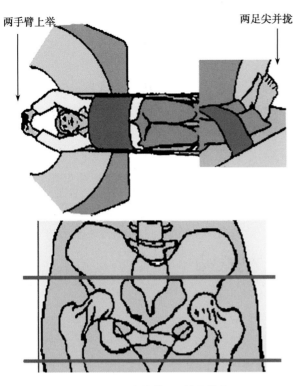

两手臂上举　　　　　　　两足尖并拢

图 9-6-7　髋关节 CT 检查体位

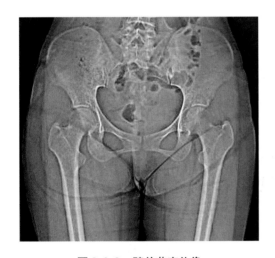

图 9-6-8　髋关节定位像

120kV 和自动管电流,参考值:150~300mAs,准直
层厚 0.5~0.625mm,sFOV 体部,螺距 0.6~1.0。

【对比剂方案】

对比剂浓度 300~400mgI/ml,对比剂总量 60~
90ml,或根据体重计算(1.0~1.5ml/kg),对比剂流速
2.0~2.5ml/s。

【窗宽和窗位】

软组织窗:窗宽 250~300HU,窗位 30~60HU。

骨窗:窗宽 2 000~3 000HU,窗位 200~400HU。

【图像重建】

重建层厚≤3mm,重建间距≤3mm,dFOV 300~
350mm。常规采用标准重建算法,通过软组织窗和

骨窗分别观察软组织和骨结构。推荐使用软组织算
法和骨算法观察上述结构。图像重组所需薄层图像
参数:重建层厚≤1mm,重建间隔≤50% 重建层厚。
对于有金属内固定物的患者,如有条件可采用金属
伪影抑制技术进行图像重建。

【图像重组】

常规横断面、冠状面 MPR 重组,必要时补充斜
矢状面、容积再现三维图像。横断面平行于双侧股
骨头连线,左右对称,层厚≤5mm;冠状面平行于股
骨解剖冠状面,层厚≤3mm;斜矢状面重组在冠状
面上平行于股骨颈长轴,层厚≤3mm。

【照片要求】

1. 常规照片选择横断面、冠状面 MPR 图像,
照片须包括定位像和定位线。

2. 常规照软组织窗和骨窗,必要时适当调节窗
值,以显示肌肉、血管和脂肪等组织结构。

3. 发现病变时,照片需要标记平扫及增强病灶
CT 值。

4. 观察细微病变时,根据情况将病变部位单独
放大照片。

5. 根据病变情况补充 VR 图像。

七、骶髂关节

【适应证】

骶髂关节的肿瘤或者肿瘤样骨病,了解骶髂关
节及软组织肿块的部位、范围及其与周围神经、血
管等重要结构的关系。

骶髂关节外伤、骶髂关节炎、致密性骨炎。

【检查体位】

患者仰卧,双侧大腿内旋,两足尖并拢,两臂上
举,身体位于检查床中间并保持不动,头先进。对
于不能平衡的受检者,可以屈膝或将臀部垫高以进
行检查。检查部位置于扫描野中心,双侧对称。

【扫描范围】

定位像选取正位,扫描范围自 S₁ 上缘至尾骨下
缘(图 9-6-9),或根据病情确定。

【扫描模式及扫描参数】

常规螺旋扫描,扫描基线与横轴线平行,固定
120kV 和自动管电流,参考值:150~300mAs,准直
层厚 0.5~0.625mm,sFOV 体部,螺距 0.6~1.0。

【对比剂方案】

对比剂浓度 300~400mgI/ml,对比剂总量 60~
90ml,或根据体重计算(1.0~1.5ml/kg),对比剂流速
2.0~2.5ml/s。

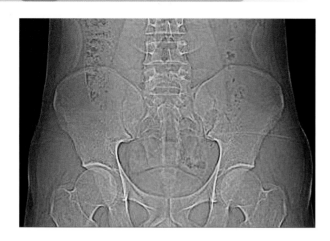

图 9-6-9 骶髂关节定位像

【窗宽和窗位】

软组织窗：窗宽 250~300HU，窗位 30~60HU。

骨窗：窗宽 2 000~3 000HU，窗位 200~400HU。

【图像重建】

重建层厚≤3mm，重建间距≤3mm，dFOV 300~350mm。常规采用标准重建算法，通过软组织窗和骨窗分别观察软组织和骨结构。推荐使用软组织算法和骨算法观察上述结构。图像重组所需薄层图像参数：重建层厚≤1mm，重建间隔≤50% 重建层厚。

【图像重组】

常规采用斜横断面和斜冠状面重组图像。斜横断面图像平行于骶骨解剖横断面，层厚≤3mm；斜冠状面图像平行于骶管解剖冠状面，层厚≤3mm。

【照片要求】

1. 常规照片选择斜横断面和斜冠状面 MPR 图像，照片须包括定位像和定位线。

2. 常规照软组织窗和骨窗，必要时适当调节窗值，以显示肌肉、血管和脂肪等组织结构。

3. 发现病变时，照片需要标记平扫及增强病灶 CT 值。

4. 观察细微病变时，根据情况将病变部位单独放大照片。

5. 根据病变情况补充 VR 图像。

八、股骨

【适应证】

股骨肿瘤或者肿瘤样骨病，了解肿块的部位、范围及与周围神经、血管等重要结构的关系；股骨骨折、股骨头坏死等。

【检查体位】

患者仰卧，双侧大腿内旋，两足尖并拢，两臂上举，身体位于检查床中间并保持不动，头先进。检查部位置于扫描野中心。

【扫描范围】

定位像选取正位，扫描范围自髋关节上缘至膝关节下缘（图 9-6-10），或根据病情确定。

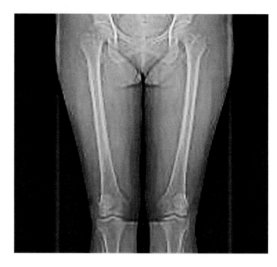

图 9-6-10 股骨定位像

【扫描模式及扫描参数】

常规螺旋扫描，扫描基线与横轴线平行，固定 120kV 和自动管电流，参考值：150~300mAs，准直层厚 0.5~0.625mm，sFOV 体部，螺距 0.6~1.0。

【对比剂方案】

对比剂浓度 300~400mgI/ml，对比剂总量 60~90ml，或根据体重计算（1.0~1.5ml/kg），对比剂流速 2.0~2.5ml/s。

【窗宽和窗位】

软组织窗：窗宽 250~300HU，窗位 30~60HU。

骨窗：窗宽 2 000~3 000HU，窗位 200~400HU。

【图像重建】

重建层厚≤5mm，重建间距≤5mm，dFOV 300~350mm。常规采用标准重建算法，通过软组织窗和骨窗分别观察软组织和骨结构。推荐使用软组织算法和骨算法观察上述结构。图像重组所需薄层图像参数：重建层厚≤1mm，重建间隔≤50% 重建层厚。

【图像重组】

常规采用横断面、矢状面和冠状面重组图像，必要时补充容积再现等三维图像。重组平面须以股骨的解剖标准面为基准。层厚 3~5mm，或依病变大小而定。

【照片要求】

1. 常规照片选择横断面、矢状面、冠状面 MPR

图像,照片须包括定位像和定位线。

2. 常规照软组织窗和骨窗,必要时适当调节窗值,以显示肌肉、血管和脂肪等组织结构。

3. 发现病变时,照片需要标记平扫及增强病灶CT值。

4. 观察细微病变时,根据情况将病变部位单独放大照片。

5. 根据病变情况补充VR图像。

九、膝关节

【适应证】

膝关节骨肿瘤或者肿瘤样骨病,了解肿块的部位、范围及与周围神经、血管等重要结构的关系;膝关节退行性变,膝关节骨折、髌骨脱位等。

【检查体位】

患者仰卧,两腿伸直并拢,足先进(双侧同时扫描)(图9-6-11)。

【扫描范围】

定位像选取正位,扫描范围自股骨下段至胫腓骨上段(图9-6-12),或根据病情确定。

【扫描模式及扫描参数】

常规螺旋扫描,扫描基线与横轴线平行,固定120kV和自动管电流,参考值:150~300mAs,准直层厚0.5~0.625mm,sFOV体部,螺距0.6~1.0。

【对比剂方案】

对比剂浓度300~400mgI/ml,对比剂总量60~90ml,或根据体重计算(1.0~1.5ml/kg),对比剂流速2.0~2.5ml/s。

【窗宽和窗位】

软组织窗:窗宽250~300HU,窗位30~60HU。

骨窗:窗宽2 000~3 000HU,窗位200~400HU。

【图像重建】

重建层厚≤5mm,重建间距≤5mm,dFOV 300~350mm。常规采用标准重建算法,通过软组织窗和骨

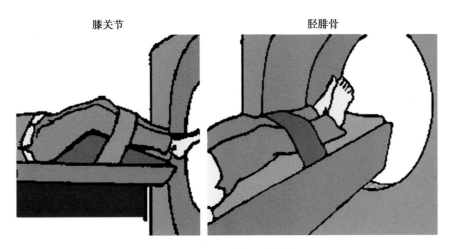

膝关节　　　　　　　　　胫腓骨

图9-6-11　膝关节CT检查体位

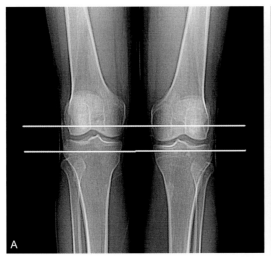
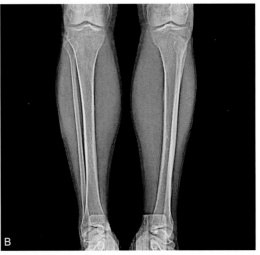

A　　　　　　　　　　　　B

图9-6-12　膝关节CT检查定位像

窗分别观察软组织和骨结构。推荐使用软组织算法和骨算法观察上述结构。图像重组所需薄层图像参数：重建层厚≤1mm，重建间隔≤50%重建层厚。

【图像重组】

常规采用横断面、矢状面、冠状面重组图像，必要时补充曲面、容积再现等三维图像。横断面平行于胫骨平台所在平面，层厚≤5mm。矢状面垂直于股骨内外髁连线，层厚≤3mm。冠状面平行于股骨内外髁连线，层厚≤3mm。

【照片要求】

1. 常规照片选择横断面、矢状面、冠状面MPR图像，照片须包括定位像和定位线。

2. 常规照软组织窗和骨窗，必要时适当调节窗值，以显示肌肉、血管和脂肪等组织结构。

3. 发现病变时，照片需要标记平扫及增强病灶CT值。

4. 观察细微病变时，根据情况将病变部位单独放大照片。

5. 根据病变情况补充VR图像。

十、胫腓骨

【适应证】

胫腓骨骨肿瘤或者肿瘤样骨病，了解肿块的部位、范围及与周围神经、血管等重要结构的关系；胫腓骨骨折等。

【检查体位】

患者仰卧，两腿伸直并拢，身体位于检查床中间并保持不动，足先进（双侧同时扫描或只扫描单侧）。

【扫描范围】

定位像选取正位，扫描范围自膝关节上缘至踝关节下缘（图9-6-13），或根据病情确定。

【扫描模式及扫描参数】

常规螺旋扫描，扫描基线与横轴线平行，固定120kV和自动管电流，参考值：150~300mAs，准直层厚0.5~0.625mm，sFOV体部，螺距0.6~1.0。

【对比剂方案】

对比剂浓度300~400mgI/ml，对比剂总量60~90ml，或根据体重计算（1.0~1.5ml/kg），对比剂流速2.0~2.5ml/s。

【窗宽和窗位】

软组织窗：窗宽250~300HU，窗位30~60HU。

骨窗：窗宽2 000~3 000HU，窗位200~400HU。

【图像重建】

重建层厚≤5mm，重建间距≤5mm，dFOV 300~

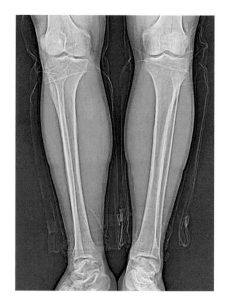

图9-6-13　胫腓骨定位像

350mm。常规采用标准重建算法，通过软组织窗和骨窗分别观察软组织和骨结构。推荐使用软组织算法和骨算法观察上述结构。图像重组所需薄层图像参数：重建层厚≤1mm，重建间隔≤50%重建层厚。

【图像重组】

常规横轴面和冠状面重组图像，必要时补充矢状面、容积再现等三维图像。横断面平行于胫腓骨长轴，层厚≤5mm；冠状面平行于股骨内外髁连线，层厚≤3mm；矢状面平行于胫腓骨长轴，层厚≤3mm。

【照片要求】

1. 常规照片选择横断面和冠状面MPR图像，照片须包括定位像和定位线。

2. 常规照软组织窗和骨窗，必要时适当调节窗值，以显示肌肉、血管和脂肪等组织结构。

3. 发现病变时，照片需要标记平扫及增强病灶CT值。

4. 观察细微病变时，根据情况将病变部位单独放大照片。

5. 根据病变情况补充VR图像。

十一、踝关节

【适应证】

踝关节骨肿瘤或者肿瘤样骨病，了解肿块的部位、范围及与周围神经、血管等重要结构的关系；踝关节骨折，踝关节内固定术后评价等。

【检查体位】

患者仰卧或端坐于检查床上，两腿伸直并拢平放于检查床，足先进（双侧同时扫描或单侧扫描）（图9-6-14）。

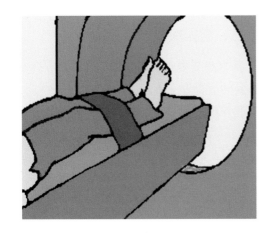

足

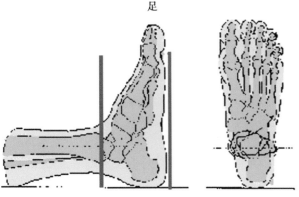

图 9-6-14 踝关节 CT 体位

【扫描范围】

定位像选取正位，扫描范围自胫腓骨下缘至踝关节下缘（图 9-6-15），或根据病情确定。

【扫描模式及扫描参数】

常规螺旋扫描，扫描基线与横轴线平行，固定 120kV 和自动管电流，参考值：150~300mAs，准直层厚 0.5~0.625mm，sFOV 体部，螺距 0.6~1.0。

【对比剂方案】

对比剂浓度 300~400mgI/ml，对比剂总量 60~

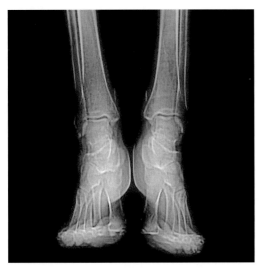

图 9-6-15 踝关节 CT 定位像

90ml，或根据体重计算（1.0~1.5ml/kg），对比剂流速 2.0~2.5ml/s。

【窗宽和窗位】

软组织窗：窗宽 250~300HU，窗位 30~60HU。

骨窗：窗宽 2 000~3 000HU，窗位 200~400HU。

【图像重建】

重建层厚≤5mm，重建间距≤5mm，dFOV 300~350mm。常规采用标准重建算法，通过软组织窗和骨窗分别观察软组织和骨结构。推荐使用软组织算法和骨算法观察上述结构。图像重组所需薄层图像参数：重建层厚≤1mm，重建间隔≤50% 重建层厚。

【图像重组】

常规采用横断面、矢状面、冠状面重组图像，必要时补充矢状面、容积再现等三维图像。横断面重组图像平行于胫距关节水平面，层厚≤5mm。矢状面、冠状面图像分别垂直于、平行于踝关节内外踝连线，层厚≤3mm。

【照片要求】

1. 常规照片选择横断面、矢状面、冠状面 MPR 图像，照片须包括定位像和定位线。

2. 常规照软组织窗和骨窗，必要时适当调节窗值，以显示肌肉、血管和脂肪等组织结构。

3. 发现病变时，照片需要标记平扫及增强病灶 CT 值。

4. 观察细微病变时，根据情况将病变部位单独放大照片。

5. 根据病变情况补充 VR 图像。

十二、足部

【适应证】

足部骨肿瘤或者肿瘤样骨病，了解肿块的部位、范围及与周围神经、血管等重要结构的关系；足部骨折等。

【检查体位】

患者端坐于检查床上，膝部弯曲（大于 120°）两脚靠拢平放于检查床上，足先进（双侧同时扫描）。

【扫描范围】

定位像选取正位，扫描范围自胫腓骨中段至足跟下缘（图 9-6-16），或根据病情确定。

【扫描模式及扫描参数】

常规螺旋扫描，固定 120kV 和自动管电流，参考值 150~300mAs，准直层厚 0.5~0.625mm，sFOV 体部，螺距 0.6~1.0。

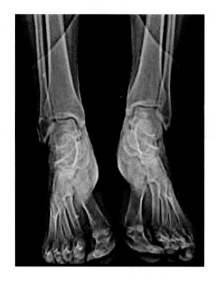

图 9-6-16　足定位像

【对比剂方案】

对比剂浓度 300~400mgI/ml，对比剂总量 60~90ml，或根据体重计算（1.0~1.5ml/kg），对比剂流速 2.0~2.5ml/s。

【窗宽和窗位】

软组织窗：窗宽 250~300HU，窗位 30~60HU。

骨窗：窗宽 2 000~3 000HU，窗位 200~400HU。

【图像重建】

重建层厚≤3mm，重建间距≤3mm，dFOV 300~350mm。常规采用标准重建算法，通过软组织窗和骨窗分别观察软组织和骨结构。推荐使用软组织算法和骨算法观察上述结构。图像重组所需薄层图像参数：重建层厚≤1mm，重建间隔≤50% 重建层厚。

【图像重组】

常规采用足病变骨横断面、矢状面和冠状面重组图像，必要时补充曲面、容积再现等三维图像。层厚≤3mm。横断面重组图像垂直于足部长轴，层厚≤4mm。矢状面平行于足部解剖矢状面，层厚≤3mm。冠状面平行于足部解剖冠状面，层厚≤3mm。

【照片要求】

1. 常规照片选择横断面、矢状面、冠状面 MPR 图像，照片须包括定位像和定位线。

2. 常规照软组织窗和骨窗，必要时适当调节窗值，以显示肌肉、血管和脂肪等组织结构。

3. 发现病变时，照片需要标记平扫及增强病灶 CT 值。

4. 观察细微病变时，根据情况将病变部位单独放大照片。

5. 根据病变情况补充 VR 图像。

十三、常见疾病诊断要点

1. **基本病变要点**　一般而言，骨关节病变各种基本病变的影像学表现对定性诊断多无特征意义。综合以下各观察要点，有助于对疾病提出合理的诊断意见。

（1）病变部位：各种疾病在一定程度上有其好发部位。如强直性脊柱炎易侵犯骶髂关节、椎间小关节和髋关节；而类风湿关节炎易侵犯手、足小关节。

（2）病变范围：有的病变常较局限，如结核和良性肿瘤；而有的病变则较弥漫，如急性化脓性骨髓炎和某些恶性骨肿瘤。

（3）病变边缘：清楚锐利的多提示为良性或慢性过程，如良性骨肿瘤和慢性骨感染；边缘模糊不清的多提示恶性或急性过程，如恶性骨肿瘤和急性骨感染。

（4）病变特征性表现：骨肉瘤可在骨破坏区和软组织肿块内出现肿瘤骨；软骨类肿瘤内可见小点状、环形或半环形钙化影。

（5）病变数目：化脓性关节炎和关节结核多是单关节发病，而类风湿关节炎常常多关节受累。原发性骨肿瘤多是单发；而骨转移瘤和骨髓瘤常为多发。

（6）临床情况：如患者的年龄、性别、病程长短和缓急的程度、实验室检查结果以及既往治疗情况等。

2. **骨、关节与软组织损伤**　影像学检查是骨与关节创伤的临床诊断和观察的主要手段。X 线片仍然是诊断、观察骨折，并指导临床治疗的简便有效而常用的方法，MRI、CT 和超声可从不同的方面弥补 X 线片不能直接显示软组织的细微结构和影像重叠等不足。

骨折是指骨的连续性中断，包括骨小梁和骨皮质的断裂。根据作用力的方式和骨本身的情况骨折可分为创伤性骨折、疲劳骨折和病理性骨折。儿童可以发生骨骺骨折。CT 是 X 线片的重要补充，可发现 X 线片上不能发现的隐匿骨折。对于结构复杂和有骨性重叠部位的骨折，CT 比 X 线片能更精确显示骨折及其移位情况。对于脊柱骨折，CT 则可充分显示脊椎骨折、骨折类型、骨折片移位程度、椎管变形与狭窄以及椎管内骨碎片或椎管内血肿等（图 9-6-17、图 9-6-18），对脊髓外伤情况作出判断。但当骨折线与 CT 扫描平面平行时，可能漏掉骨折，因此不能单凭 CT 就排除骨折，一定要结合 X

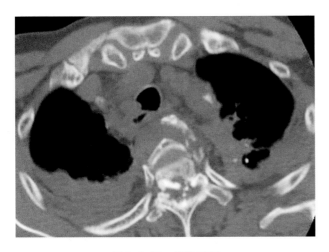

图9-6-17 椎体骨折

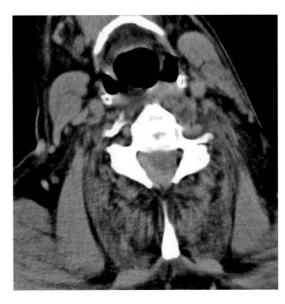

图9-6-18 椎体骨折

线片。不易观察骨折的整体情况也是其缺点,但三维重建可以全面、直观、多方位地了解骨折情况(图9-6-19),多层CT MPR成像对临床怀疑骨折而X线片检查阴性的骨折病例能明确作出诊断;多向调整MPR可提高对细微骨折的检出率。MPR还能显示周围软组织血肿和关节内积血。骨盆骶骨多发骨折行曲面重建(CPR),使曲面内的所有骨折线完整地显示在一个平面上。如果CT扫描范围过大、扫描时间过长则可能造成运动伪影,在平扫和三维重建图像中出现假象,直接影响诊断。

3. 膝关节半月板损伤 膝关节内有两个半月形纤维软骨板,称为半月板。横断面呈外厚内薄、下平上斜并略凹的三角形。对膝关节有稳定和缓冲作用。半月板随关节活动而移动。当关节于屈曲位做骤然旋转动作时,可发生半月板撕裂。裂口可发生在半月板各处,可呈横行、纵行或斜行。撕裂可继发于盘状半月板或囊肿的基础上。其临床主要表现为:关节活动疼痛,弹响和绞索症状。查体麦氏征阳性、肌肉萎缩。CT表现:高分辨力CT可见半月板有裂缝,呈低密度的横、纵或斜行条状影,边界一般较清晰。

4. 骨缺血性坏死 骨缺血性坏死是骨组织失去血运的结果。儿童时期发生于骨骺或骨突部分的缺血性坏死又称骨软骨炎。发病机制尚不明确,解剖结构上的先天缺陷、血管病变、骨营养不良、内分泌疾病和创伤等,均可成为致病因素。患者的职业、劳动时的体位等亦与发病有关。病理上,早期改变为缺血所致的骨细胞坏死、骨陷窝空虚。随病程进展,周围正常骨内肉芽组织增生,并沿骨小梁间隙向死骨内伸展,于坏死骨小梁表面形成新骨,又可将坏死骨组织部分吸收。坏死骨可发生骨折和塌陷。晚期,坏死区可重建为正常骨结构,关节常

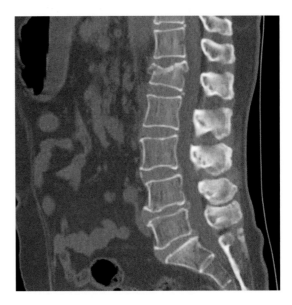

图9-6-19 矢状面显示腰椎压缩性骨折

因骨端变形和软骨变性而发生退行性改变。

不同部位的骨缺血性坏死的影像学特点各有不同,但有其共同的影像学表现。在X线和CT图像上,可见坏死骨密度增高、塌陷、分节、碎裂或死骨与正常骨分离以及坏死骨内出现透光区(图9-6-20)。

股骨头缺血性坏死好发于30~60岁男性,超过一半以上患者最终双侧受累。临床上,发病及进展缓慢,可有外伤史。局部多有不同程度的疼痛、肿胀、跛行、活动受限以及肌痉挛和萎缩。部分患者亦可无任何症状。

X线:坏死早期,股骨头内出现斑片状密度增高区,局部骨小梁结构变模糊,以股骨头前上方多见,随着病变发展,相对密度增高区周围出现弯曲走行的更高密度硬化边,两者之间可有低密度带。

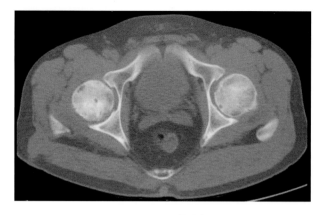

图 9-6-20　股骨头坏死
双侧股骨头见多发透光区。

病变继续进展，病变骨强度下降，继续负重可造成邻近关节软骨下骨反复微骨折，继续承重，股骨头软骨下骨塌陷。骨小梁的断裂嵌插及骨质修复，股骨头密度变得更致密，而髋关节间隙并无变窄（图 9-6-21）。关节软骨下骨塌陷引起关节软骨受力不均匀而受损退变，则髋关节间隙变窄，继而出现典型骨关节炎表现，是本病终末表现（图 9-6-22）。

CT 显示股骨头缺血性坏死较 X 线片敏感。早期表现为股骨头簇状、条带状和斑片状高密度硬化

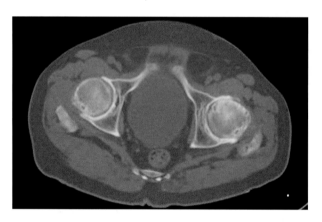

图 9-6-21　股骨头坏死早期表现
双侧股骨头见多发透亮影，髋关节间隙正常。

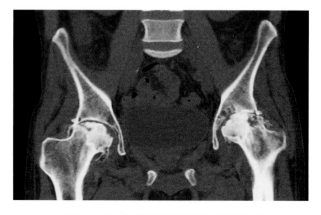

图 9-6-22　左侧股骨头坏死终末期表现
髋关节间隙变窄。

边。条带状硬化粗细不均，多呈扇形或地图形，其内正常骨小梁结构模糊或消失，可呈磨玻璃样改变，周围多有高密度硬化条带构成的边缘。随病程进展，股骨头前上部高密度硬化边周围和边缘部出现条带状或类圆形低密度区，内外软组织密度。少数类圆形低密度区可见气体影。低密度区包绕的高密度硬化区随病程进展可逐渐变小，或呈高低混杂密度改变（图 9-6-23、图 9-6-24）。

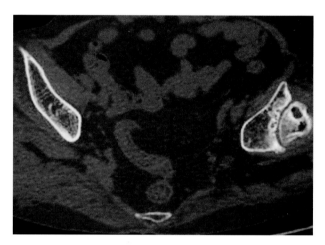

图 9-6-23　股骨头坏死 CT 表现
低密度坏死区包绕的高密度硬化区见少许气体影。

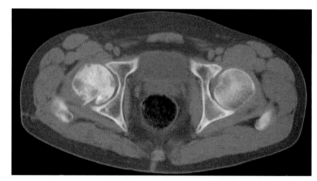

图 9-6-24　股骨头坏死 CT 表现
坏死区呈高低混杂密度影。

股骨头骨骺缺血坏死又称 Legg-Perthes 病，是较常见的儿童骨软骨炎。发病与儿童期股骨头骨骺血供较单一有关，外伤是主要致病因素。好发于 3~14 岁的男孩，尤以 5~9 岁最多见。多单侧受累，亦可两侧先后发病。主要症状为髋部疼痛、乏力和跛行，可有间歇性缓解。本病进展缓慢，从发病至完全恢复大致需要 1~3 年。X 线：早期 X 线征象以骨质硬化及骨发育迟缓为主。股骨头骨骺骨化中心较小，密度均匀增高，骨纹消失。因损伤，关节囊肿胀和滑膜增厚，股骨头向前外侧移位。骺软骨相对较厚，致使关节间隙增宽。股骨头骨骺前上方因承重面受压变扁，并出现骨折线和节裂。股骨头骨骺

边缘部可出现新月形透光区（新月征）。干骺端改变包括股骨颈粗短、骨质疏松、骺线不规则增宽、邻骺线骨质内囊样缺损区。进展期骨骺更为扁平并呈不均匀性密度增高，坏死骨质节裂成多数小致密骨块，有时出现多发大小不等的囊样透光区。骺线不规则增宽，干骺部粗短，局限性骨质疏松和囊样变更明显，关节间隙增宽或正常。晚期若临床治疗及时，股骨头骨骺大小、密度及结构可逐渐恢复正常，如治疗延迟或不当，常可遗留股骨头蕈样畸形、股骨颈粗短、髋内翻和髋关节半脱位。发生退行性关节病而出现骨质增生和关节间隙变窄。3~14 岁儿童 X 线片上出现髋关节间隙增宽和股骨头外移应高度怀疑本病。X 线上出现骨骺密度升高或同时出现扁平、节裂或囊变，而关节间隙增宽亦应作出诊断。MRI 有助于早期诊断。

本病主要应与髋关节结核相鉴别，后者骨破坏周围较少有硬化带，邻关节骨质疏松广泛，早期即有关节间隙狭窄，无明显骺板和干骺增宽。

5. 骨肿瘤 骨肿瘤通常分为原发性和继发性两大类，继发性骨肿瘤包括恶性肿瘤的骨转移和骨良性病变的恶变。肿瘤样病变是指临床、病理和影像学表现与骨肿瘤相似而并非真性肿瘤，但也具有骨肿瘤的某些特征的一类疾病，如复发和恶变。影像检查在骨肿瘤诊断中占重要地位，它可以显示肿瘤的大小、发生部位、周围骨质和软组织的改变；对有些病例还能判断其良、恶性，原发性或转移性，对临床治疗有很大帮助。但由于骨肿瘤临床、病理和影像学表现复杂多样，大多数病例在临床表现和影像学表现方面缺乏特征性，有的病例甚至单凭病理学检查诊断也有一定的困难，因此影像学、临床和病理相结合是诊断骨肿瘤的正确途径。

骨肿瘤和瘤样病变的 X 线检查须包括病变区邻近的正常骨及软组织的正、侧位片。为了早期诊断和鉴别诊断可行 CT、MRI 检查。

（1）骨肿瘤的图像后处理方法：做螺旋 CT 容积扫描行多平面重组（MPR）、最大密度投影（MIP）、表面阴影（SSD）、容积再现（VRT）4 种后处理，每一种重建图像均显示骨肿瘤，其中 MPR 准确显示了肿瘤骨的骨破坏、骨膜的改变、骨破坏的范围及肿瘤对周围软组织的侵犯情况，MIP 及 SSD 和容积再现能立体显示骨改变；SSD 和容积再现在增强的基础上可以显示肿瘤的供血动脉、静脉和肿瘤血管。4 种后处理图像结合横断层面图像能从不同方向准确显示肿瘤骨的骨破坏、骨膜反应类型、

肿瘤的范围及肿瘤对周围组织的侵犯（图 9-6-25~图 9-6-28）。

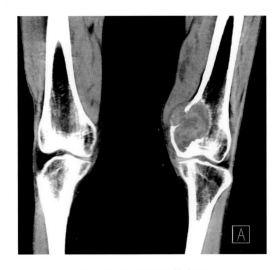

图 9-6-25　左侧股骨占位

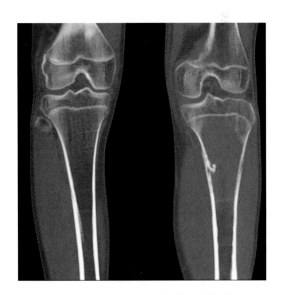

图 9-6-26　冠状面示左侧股骨下段骨膜反应

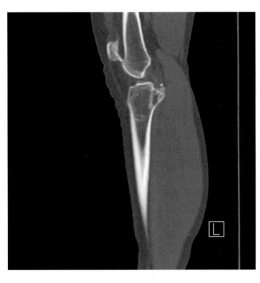

图 9-6-27　矢状面示左侧腓骨上段片状低密度骨质破坏影

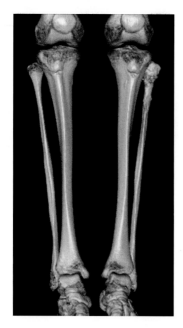

图 9-6-28　容积再现成像

容积再现示左侧腓骨上段骨质破坏。

（2）影像学检查在早期骨肿瘤诊断中的应用：骨肿瘤的早期，正确诊断和及时治疗是提高生存率的关键。影像学检查在骨肿瘤诊断中的作用如下：判断骨病变是否为肿瘤，如属肿瘤，是良性还是恶性，属原发性还是转移性肿瘤；肿瘤的侵犯范围；推断肿瘤的组织学类型等。

（3）骨肿瘤影像诊断要点：在观察骨肿瘤的影像时，应注意发病部位、病变数目、骨质改变、骨膜增生和周围软组织变化等，这些均对诊断有帮助。

1）发病部位：不同肿瘤有其一定的好发部位，对鉴别诊断有一定的帮助。如骨巨细胞瘤好发生于长骨骨端，偏心生长；骨肉瘤好发于长骨干骺端；而骨髓瘤好发于扁骨和异形骨。

2）病变数目：原发性骨肿瘤多为单发，而骨髓瘤和转移性骨肿瘤常为多发。

3）骨质改变：骨质改变常见的变化是骨质破坏。良性骨肿瘤多引起膨胀性、压迫性骨质破坏，界限清楚、锐利，破坏区邻近的骨皮质多完整连续（图 9-6-29）。恶性骨肿瘤则多为浸润性骨质破坏，边缘不整、界限不清，少见膨胀，骨皮质早期出现筛孔状、虫蚀状破坏和缺损；肿瘤易穿破骨皮质进入周围软组织形成肿块影。

有些恶性骨肿瘤还可引起骨质增生。一种是生长较缓慢的骨肿瘤可引起邻近骨组织的成骨反应，可见骨破坏区周围有骨质增生带，多见于良性和低度恶性的骨肿瘤；另一种是肿瘤自身的成骨，即肿瘤骨形成，这种骨质增生可呈毛玻璃状、斑片

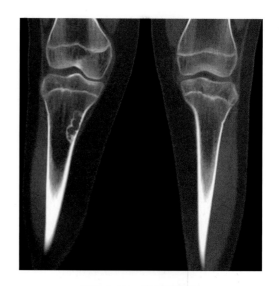

图 9-6-29　良性骨肿瘤

良性骨肿瘤呈膨胀性生长，界限清楚，破坏区邻近的骨皮质连续。

状、放射针状或骨皮质硬化（图 9-6-30）。

4）骨膜增生：良性骨肿瘤常无骨膜增生，即使出现，也表现为均匀、致密、清晰，并常与骨皮质愈合。恶性骨肿瘤常有不同形式的骨膜增生，骨膜新生骨还可被肿瘤破坏，仅边缘保留增生的骨膜，形成 Codman 三角（图 9-6-31）。

5）周围软组织变化：良性骨肿瘤多无软组织肿胀，仅见软组织被肿瘤推移。恶性骨肿瘤常侵入软组织并形成软组织肿块影，与邻近软组织界限不清（图 9-6-32）。

（4）骨肿瘤的临床诊断：骨肿瘤的诊断还需结合临床资料，如发病率、发病年龄、症状和体征及实验室检查结果等，这些资料对骨肿瘤的定性诊断有参考价值。

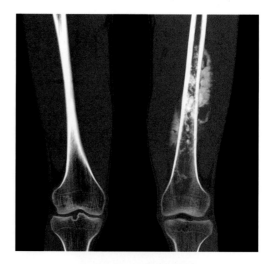

图 9-6-30　恶性骨肿瘤

肿瘤自身成骨，呈毛玻璃状、斑片状。

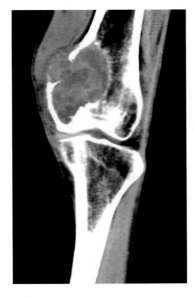

图 9-6-31　骨膜增生形成 Codman 三角

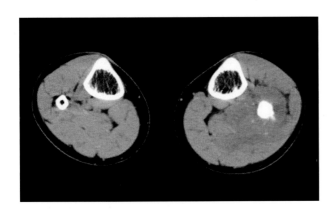

图 9-6-32　恶性骨肿瘤侵犯横断面软组织

1）发病率：良性骨肿瘤中骨软骨瘤多见；恶性骨肿瘤常以转移瘤多见；原发性恶性骨肿瘤以骨肉瘤为多见。

2）发病年龄：年龄的分布在多数骨肿瘤的患者中有相对的规律性，尤其是恶性肿瘤年龄更有参考价值。婴儿期成神经细胞瘤的骨转移较常见，少年以尤因肉瘤多见，骨肉瘤、骨瘤、骨软骨瘤和成软骨细胞瘤好发于青年，而转移瘤、骨髓瘤和软骨肉瘤多见于 40 岁以上的人群。

3）症状和体征：良性骨肿瘤发展缓慢，一般无全身症状，局部体征也不明显；恶性肿瘤常有边缘不清的肿块，疼痛常是首发症状，而且夜间疼痛尤著，肿块表面可有红、热和静脉曲张，晚期常有明显的全身症状或出现恶病质。

4）实验室检查：良性骨肿瘤实验室检查均正常，恶性肿瘤则常有改变，如：尤因肉瘤患者血白细胞增高，骨肉瘤患者碱性磷酸酶增高，骨髓瘤及骨转移瘤患者可有贫血、血尿酸增高以及血钙、磷增

高，骨髓瘤患者血中常出现异常免疫球蛋白，骨髓穿刺涂片可见骨髓瘤细胞，尿中可出现凝溶蛋白。

通过观察、分析，常有可能判断肿瘤的良、恶性，对某些肿瘤还可推断其组织来源。表 9-6-1 是良性和恶性骨肿瘤的 CT、X 线表现特点，供鉴别诊断时参考。

表 9-6-1　良性和恶性骨肿瘤的 CT、X 线表现特点

项目	良性	恶性
生长情况	生长缓慢，不侵及邻近组织，可引起其压迫移位，无转移	生长迅速，易侵及邻近组织、器官，可有转移
局部骨质	呈膨胀性骨质破坏，变化与正常骨界限清晰，边缘锐利，骨皮质变薄，保持其连续性	呈浸润性骨破坏，病变区与正常骨界限模糊，边缘不整
骨膜增生	一般无骨膜增生	骨膜新生骨多不成熟，并可被肿瘤侵犯破坏
周围软组织变化	多无肿胀或肿块影，如有肿块则边缘清晰	长入软组织形成肿块，与周围软组织分界不清

第七节　CT 图像质量控制

CT 图像质量控制实际上是对 CT 检查全流程的质控管理，做好软硬件平台、受检者和操作者三个要素的前期准备及良好配合，才能获得优质的 CT 图像质量。脊柱、四肢 CT 检查的图像质量控制也应该从上述三要素入手。软硬件平台包括 CT 设备正常开机；X 线管预热；空气校正；足够的存储空间及顺畅的数据传输路径；胶片打印机正常；定期进行 CT 设备稳定性检测等。受检者的配合程度是影响 CT 图像质量的重要因素，包括受检者应提前清理体表异物避免产生伪影；受检部位置于扫描野中心；根据检查部位及患者耐受情况选择仰卧、侧卧或俯卧体位，选择上臂体侧或上举摆放，选择头侧或足侧进床；提前进行制动训练，婴幼儿及神志不清人员予以镇静。操作者专业知识和人文素养是决定 CT 检查质量的关键因素，包括掌握基本诊断、设备性能、"查对"制度、个性化参数设置、与患者良好沟通、心肺复苏等应急抢救技能以及危急值范围等。

脊柱、四肢 CT 图像质量控制的基本要求包括：检查部位是否符合临床诊断需求；图像上有无设备故障、受检者体表异物及金属内固定造成的伪影；

图像采集和重建参数是否符合影像诊断的需求；是否预置合适的窗宽和窗位；图像标识，保护受检者、设备、医院，以及图像采集、重建参数等信息是否完整显示；增强检查期相是否达到临床诊断要求。

脊柱、四肢 CT 的图像质量的评价主要包括：骨皮质边缘锐利度、骨小梁清晰度；椎间盘、椎间孔、黄韧带、硬膜囊及小关节结构显示；软组织层次是否清晰；伪影；噪声等。脊柱、四肢 CT 的图像质量的客观评价常用指标包括感兴趣区（骨质或软组织）的 CT 值、SD 值、信号噪声比（signal to noise ratio，SNR）、对比度噪声比（contrast-to-noise ratio，CNR）。

（张　艳　任　宏）

第十章　心脏、大血管 CT 检查及诊断要点

第一节　CTA 成像技术概述

一、CTA 检查常规流程

1. 巡诊医生审阅 CT 申请单、相关临床病历及影像学资料，确保辐射检查的正当性。

2. 了解受检者身体有无特殊不适、有无药物过敏史及其他对比剂应用禁忌证（签署对比剂应用的知情同意书）、是否属于对比剂急性肾损伤（contrast-induced pnephropathy, CIN）高危风险的患者以及肾毒性药物服用情况（应停用 48 小时后再行 CTA 检查）。

3. 急危重、老年体弱及婴幼儿患者应有家属陪同。

4. 待检者应提前到候诊区休息，观看 CT 检查宣教片，了解检查程序，消除紧张情绪以便配合好检查，必要时可服用镇静剂。

5. 拟行 ECG 门控心脏/冠状动脉 CT 检查者需提前测量心率/心律；心率/心律的具体要求随设备性能而异，64 排 CT 要求心率≤70 次/min 且心律齐，64 排以上 CT 要求心率≤100 次/min 并较平稳，心率过快或心律不齐者，应用前瞻性大螺距门控特殊序列或于检查前 0~7 天在临床医生指导下服用 β 受体拮抗剂类药物进行调整。

6. 在待检区域内去除外衣和体外金属异物。

7. 进入准备室由护士建立外周静脉（肘正中静脉）通道（冠状动脉搭桥术后复查在内乳动脉桥对侧上肢进行静脉穿刺，怀疑头臂动脉病变者应在病变对侧上肢或下肢进行静脉穿刺）。

8. 陪同患者进入 CT 扫描室间进行检查。

二、对比剂过敏反应的处理

1. 对比剂注射过程中发生过敏反应须立即停止注射及检查，维持静脉通路，患者取平卧位头偏向一侧，必要时吸氧，立即通知值班医生到现场进行评估及处理，记录对比剂的名称、批号，保留药品报告并送至药剂科。

2. 病情较轻者遵医嘱对症处理，住院患者应通知病房由管床医生将其接回病房继续观察；门诊患者应密切观察病情，待病情缓解并经值班医生评估患者安全后方可离开。

3. 过敏性休克等重度反应者须就地立即抢救，保持静脉通畅，遵医嘱对症给药，立即联系急诊室、麻醉科和二线医生，如发生呼吸心搏骤停，即刻行心肺复苏术，密切观察患者情况，监测生命体征及变化并记录，做好对比剂不良反应上报工作。

三、对比剂外渗的处理

1. 当对比剂外渗应立即停止注射，评估外渗程度。

2. 轻度外渗，无需特殊处理，嘱患者抬高患肢，注意观察，若外渗加重，及时就诊。

3. 对比剂中重度外渗者，抬高患肢，早期使用硫酸镁、黏多糖软膏或地塞米松外敷，严重者，在上述外用药物基础上口服地塞米松治疗。

如外渗发生 2~4 小时出现疼痛、水肿、溃疡或皮肤坏死，建议立即进行外科会诊及其他可能的干预方式。如出现骨-室筋膜综合征，应立即进行筋膜切开术。

4. 做好对比剂外渗宣教及患者心理护理，缓解患者的不良情绪，减轻患者的心理压力。

5. 做好外渗记录，进行随访。

四、CTA 检查后相关事宜

1. 检查结束，保留静脉通道，患者在留观室观察 30 分钟，无不适方可拔针离开，若有不适及时告知当班医护人员及时处理。

2. 检查后根据需要进行图像三维后处理、拍摄胶片、刻录光盘并进行资料归档。

3. 嘱患者多饮水尽快将对比剂排出体外。

第二节 颅脑动静脉CTA检查

一、检查前准备

同普通头颅平扫和增强扫描。

二、扫描方式

常规采用非心电门控螺旋扫描。宽体探测器CT机型可采用非心电门控容积轴扫描。

三、扫描范围

横断面以眶耳线（orbitomeatal line, OML）为基线，范围自舌骨水平至颅顶。

四、扫描参数

CT机型不同略有差异。一般为100~120kV，100~200mA，0.28~0.35周/s。FOV为200mm。探测器阵列宽度0.625mm或最小。螺旋扫描螺距在不同机型差异较大，ROI监测层面位于扫描的起始层。容积扫描床不动，监测层面位于z轴扫描范围的中心。重建层厚0.625mm以下、重建间隔为层厚的50%~70%。对比剂用量0.8~1ml/kg；流速4~5ml/s；注射对比剂前后同速分别注射20ml生理盐水，用于观察留置针是否位于血管内及减少对比剂的浪费。

五、检查流程及扫描方法

患者仰卧于检查床，头进位。

（1）团注追踪法：步骤为定位相→确定扫描范围→调整扫描参数→确定监测层面和监测点→同时启动监测扫描和高压注射器注药→监测点达到预设值→自动触发扫描。

（2）对比剂团注测试法：步骤不同点为团注15~20ml测量监测点对比剂达峰时间→根据达峰时间设定扫描和延迟时间，其余与团注追踪法相同。

六、重建算法和窗技术

重建算法主要有软组织算法、脑组织算法和骨算法。

软组织窗：窗宽350~450HU，窗位35~50HU，用于观察血管。

脑组织窗：窗宽80~100HU，窗位30~40HU，用于观察脑组织（外伤时需适当增加窗宽）。

骨窗：窗宽1 500~4 000HU，窗位400~700HU，用于观察颅骨。

七、注意事项

颅内动脉CTA成像的关键点有：

（1）相对纯的动脉期成像，主要用于观察动脉。

（2）动静脉均显影，用于观察动静脉异常情况。

（3）相对纯的动脉期成像时，为减少静脉污染，对比剂流速5~5.5ml/s，适当加大螺距，延迟和扫描时间相对短或采用对比剂团注测试法（图10-2-1、图10-2-2）。

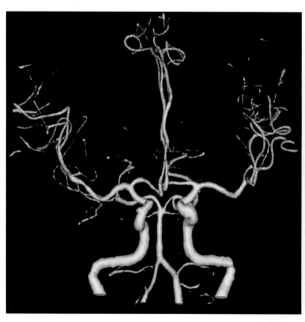
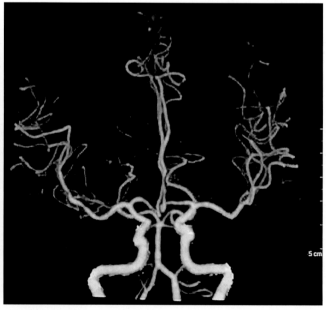

图10-2-1 颅脑动脉CTA

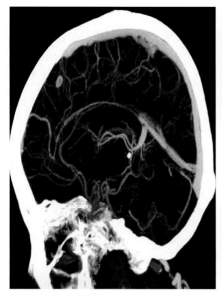 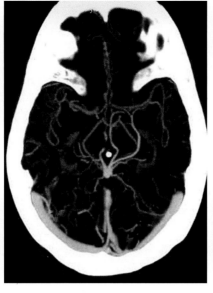 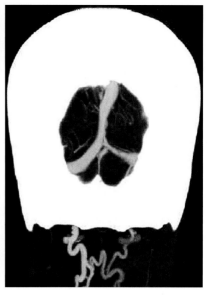

图 10-2-2　颅脑静脉 CTA

第三节　颈部动静脉 CTA 检查

一、颈部动脉检查方法

扫描范围自主动脉弓至颈动脉分叉，方向为足-头。患者仰卧位，人体正中矢状面与检查床中心平行，双臂置于胸前或身体两侧。扫描期间患者须保持体位静止不动，不做吞咽动作，避免运动伪影影响成像质量。不能配合的患者、幽闭恐惧症及婴幼儿采用药物镇静。头颈静脉回流速度快，为了减少静脉干扰，触发后 2 秒即可启动扫描，无需呼吸指令。采用双筒高压注射器注射，1~1.2ml/kg，5~5.5ml/s；对比剂注射前后分别同速注射生理盐水各 20ml（图 10-3-1）。目的及益处前面章节已介绍。

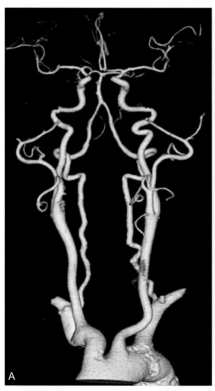 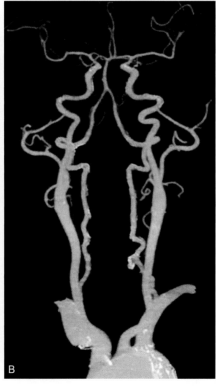 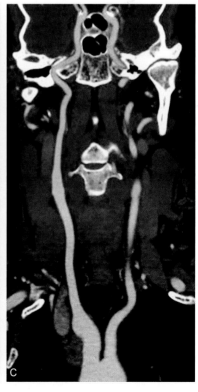

图 10-3-1　头颈 CTA
A. VR；B. MIP；C. CPR。

二、颈部静脉检查方法

1. 检查前准备 同普通头颅平扫和增强扫描。

2. 检查目的 CTA具有良好的空间分辨力，且无血流相关伪影，有较高的灵敏度和特异度。清晰显示静脉窦、颅内静脉、细小静脉窦以及深静脉分支情况，观察静脉窦与静脉有无异常和栓塞的发生。

3. 扫描参数及技术要点

（1）范围：自后颅窝底部（寰椎下缘）向上螺旋扫描至颅顶。

（2）扫描延迟时间：通过高压注射器自肘正中静脉团注非离子型等渗碘对比剂，对比剂浓度350~370mgI/ml，注射流率4~5ml/s，1~1.2ml/kg，依据静脉窦充盈最高峰计算扫描延迟时间。

4. 图像后处理 原始图像重建层厚0.6~1mm，采用软组织窗。根据静脉窦大致走行进行横断面、矢状面、冠状面、多平面、最大密度、容积再现重建等（图10-3-2）。

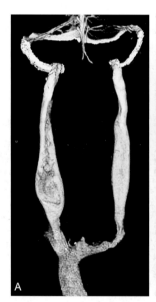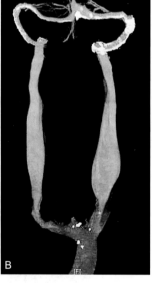

图 10-3-2 头颈静脉CT血管成像
A. VR；B. MIP。

第四节 冠状动脉检查方法

一、冠状动脉CT钙化积分扫描及计算

（一）冠状动脉CT钙化积分扫描方法

冠状动脉钙化出现在冠状动脉疾病的早期阶段，是动脉粥样硬化斑块中的钙盐沉着。定义为冠状动脉管壁上CT值>130HU的斑块。钙化积分（calcium score，CaSc）对判断患者是否患动脉粥样硬化有帮助，如果冠状动脉疾病存在，CaSc将明确病变的范围。

钙化积分扫描是一种低辐射、简单的技术。由于对图像质量的要求不像CT血管成像（CTA）那样高，所以可以使用低辐射剂量扫描。运用前瞻门控（较窄的曝光时间窗）、大螺距扫描、厚层扫描技术可以有效降低患者接受的电离辐射。具体方法为采用2.5~3mm层厚，自主肺动脉下缘向下连续扫描，无间距，每幅图像在RR间期的80%触发。如果患者心率快（大于80次/min）建议RR间期的40%触发。钙化积分的扫描范围（FOV）应包括心脏及邻近肺组织，通过观察心脏及心包影像来评价心腔大小、瓣膜钙化以及冠状动脉钙化。

（二）冠状动脉CT钙化积分计算方法

扫描结束后将图像传至图像后处理工作站。计算机自动识别的钙化斑块定义归类于冠状动脉血管分支，主要包括左主干（LM）、前降支（LAD）、回旋支（LCX）和右冠状动脉（RCA），即可得到各支冠状动脉的病灶数目、钙化体积、质量和Agatston积分；各3级血管分支的钙化计入相应的2级血管，如对角支的钙化归入前降支，钝缘支钙化归入左回旋支。所有各分支血管钙化积分的总和即是该患者的总钙化积分。

Agatston积分是以钙化密度测量为基础，其可重复性为±15%~20%。钙化的密度被设计成为一种加权因子（密度积分），这是一种阶梯状的形式而不是线性或连续的。如图10-4-1所示，差别不明显的CT值（hounsfield unit，HU）可以产生明显不同的密度积分。因为Agatston积分是由动脉壁钙化的因子和面积共同决定的，即使钙化积分的CT值非常接近，由于密度积分的不同而得到的钙化积分会存在较大的差异。

例如，规定200HU的CT值表示密度积分为1，

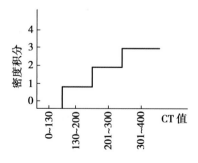

图 10-4-1 CT值和钙化密度积分之间
阶梯状的关系共同决定 Agatston 积分
Agatston 积分 = 亨氏单位 × 面积。

而 201HU 的 CT 值表示密度积分为 2。那么，如果钙化面积是 5 个像素，200HU 的 CT 值将得到 5 分的 Agatston 积分（由 1 个密度积分和 5 个钙化像素区域相乘得到），而因为密度积分增加到 2 201HU 的 CT 值（与上述 CT 值 200HU 无明显差异）得到的 Agatston 积分却是 10 分（2 个密度积分和 5 个钙化像素区域相乘得到）。

其他测量冠状动脉钙化积分的方法包括钙化容积积分和钙化质量。钙化容积积分重复性较高，但容易受到部分容积效应的影响。钙化质量测量准确，但是需要特殊的设备，实际测量存在困难。目前，临床使用的还是 Agatston 积分算法为主。

二、冠状动脉 CT 血管成像扫描

（一）适应证

1. 先天性冠状动脉变异和畸形。
2. 冠状动脉狭窄、闭塞及扩张性病变。
3. 冠状动脉搭桥术前手术方案制订及术后桥血管通畅程度的评价。
4. 冠状动脉内支架术后通畅情况随访。
5. 心脏占位性病变的诊断。
6. 心包疾病的诊断。
7. 心功能分析、心脏瓣膜形态及功能评价。

（二）扫描前准备

1. **对比剂方案设定** 注射方式为双筒双流三时相注射，注射参数根据设备性能及心率/心律设置：浓度 350~370mgI/ml；第一时相注射对比剂 50~75ml；第二时相注射对比剂/生理盐水混合液 30ml，混合比例为 3∶7；第三时相注射生理盐水 30ml；注射速度均为 4~6ml/s。第一时相保证左心系统及冠状动脉的对比剂充盈及强化效果；第二时相对比剂盐水混合注射保证右心系统得到有效均匀增强，同时减少或抑制上腔静脉射线硬化效应伪影；第三时相有效利用对比剂实际用量及减少浪费。另外还需要根据患者体重、心率、心功能、曝光条件、扫描时间等具体调整流率和总量。

扫描延迟时间采用团注跟踪法：监测层面 ROI 设于升主动脉或降主动脉，阈值 60~120HU，对比剂注射后 10 秒开始启动扫描监测层面，待 ROI 内 CT 值超过阈值后自动或手动触发扫描并播放呼吸屏气指令，待 4~10 秒后开始曝光。

2. 窦性心律且心率稳定者利于获取最佳成像效果，具体心率/心律要求随 CT 设备而异；双源 CT 机型心率≤100 次/min；64 层 CT 机型心率≤70 次/min；16 层及以下 CT 机型心率≤60 次/min。

3. 提前告知患者检查的全过程，注射对比剂及生理盐水时的感觉和反应等，进行反复屏气训练，并消除紧张情绪（必要时可吸氧）。屏气成功与否直接与图像质量密切相关；屏气要领未掌握好是检查失败最常见的主要原因之一。吸气末屏气（吸气幅度是最大吸气能力的 50%~75%）且每次保持一致。观察并记录患者屏气后的心率变化和幅度。患者心率降低若超 10 次/min，如果采用回顾性心电门控，需手工选择合适的螺距，避免因螺距与床速不一致产生条带状伪影。

4. 按要求放置心电电极并连接导线，观察患者的 ECG 信号和心率，确认屏气状态下 R 波信号能够被准确识别并且清晰显示；如果 ECG 信号不够清晰或干扰，建议电极片位置换到平整的皮肤表面，用酒精擦拭皮肤表面，并涂抹导电膏增强导电性；再排除患者衣物或床单造成的静电干扰。

（三）扫描方法和参数设置

1. **检查体位** 脱掉外衣并去除胸部金属饰物，仰卧于检查床上并处于舒适放松状态，双臂上举，环抱于头侧，静脉穿刺侧肘部尽量伸直，避免留置针弯曲脱落等保证注射通畅，以免对比剂外渗影响检查（图 10-4-2）；体轴中心线偏左侧，根据体厚调整床面高度和身体位置使心脏位于扫描机架的几何中心。

2. **扫描范围** 自气管隆凸下 1cm 至心脏膈面下方，可参照冠状动脉钙化积分图像设置；冠状动脉异位起源、冠状动脉搭桥术后复查及胸痛三联征上缘应相应扩大扫描范围，冠状动脉瘘患者应包全瘘管下缘。

3. **CTA 扫描模式与参数设置** 遵循 ALARA 原则，根据设备性能和受检者心率/心律情况，在保证影像诊断质量的前提下优先选用低辐射剂量的扫描模式，视患者生理病理情况进行个性化扫描参数调整。根据《心脏冠状动脉 CT 血管成像技术规范化应用中国指南》推荐，首选前瞻轴扫，曝光脉冲设置为 35%~75%。回顾性心电门控采集方式，采集图像时打开管电流调制软件，高剂量曝光范围设置在 35%~75%。目前，能够完成 CTA 的机型种类繁多，不同厂家扫描参数也不尽相同。

4. **扫描延迟时间的确定**

（1）团注试验法：以实际注射速率，团注 10~20ml 对比剂后加注 10~20ml 生理盐水，注射后 7~10 秒开始低剂量监测扫描，扫描层面设在主动脉

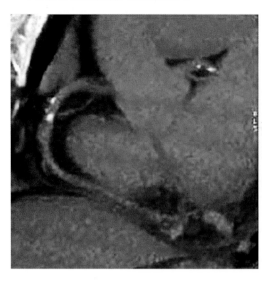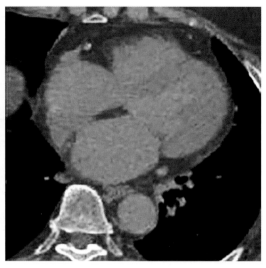

图 10-4-2 对比剂外渗后,检查失败

窦上方,所测峰值时间与扫描延迟时间之和加 3~5 秒,为冠状动脉 CTA 容积扫描的延迟时间。

（2）团注跟踪法:监测层面同上,ROI 设于升主动脉或降主动脉,阈值 60~120HU,对比剂注射后 7~10 秒开始监测扫描,待 ROI 内 CT 值到达或超过阈值后自动或手动触发行 CTA 容积扫描。

5. 辐射剂量控制 检查中降低辐射剂量主要依靠管电流调节、降低管电压及管电流、前瞻性心电门控大螺距采集技术、前置滤线器、迭代重建及人工智能深度学习等技术。降低辐射剂量的策略应相互结合,根据患者的心率、心律、体重指数和 CT 机型选择合适的扫描方案,进行剂量优化。

行 CT 增强检查后,观察有无对比剂过敏反应,等 15~30 分钟,如无不适方可离开。

（四）检查注意事项

1. **检查时做好与患者的沟通工作** 嘱患者行 CTA 检查前在身体情况允许的情况下大量饮水。因为血管内体液的损耗将增加对比剂诱导的肾毒性。为避免或减少心动过速,建议检查前 12 小时忌饮咖啡因或酒精类饮品等。建议患者服用控制心率的药物,降低期前收缩的发生率。设备的时间分辨力是检查成功的关键。CTA 检查中时间分辨力不同,扫描时心率最佳状态是慢而规律。操作者事先与患者做好沟通及有效配合。当患者紧张和焦虑时可使心率比安静时高出 15 次/min。

2. **做好对比剂团注时间和扫描时间的匹配** 最佳的扫描延迟时间有助于整个心室和升主动脉保持强化效果一致(>350HU)。扫描时间过晚时,可引起冠状静脉显影并与冠状动脉部分重叠,影响冠状动脉的显影和评价,导致冠状动脉的远端显影较

差。扫描过早,升主动脉对比剂浓度较肺动脉低,冠状动脉显影差。搭桥术后的患者,扫描范围大,所需扫描时间长,需要增加对比剂用量,以延长对比剂注射时间,保证整个扫描过程中感兴趣区强化效果一致有效(图 10-4-3)。

3. **确定合适的心电图电极位置** 位置合适可避免心电图电极所导致的高密度伪影而影响冠状动脉的观测及采集足够的心电信号。若患者屏气后心电信号消失或杂乱可导致 CTA 失败。心电图电极信号异常与患者皮肤接触不良、皮肤干燥、过度紧张引发的胸壁肌肉颤动有关。检查者与患者进行有效的沟通可以消除紧张心理,用酒精擦拭、涂抹耦合剂后重新贴上电极片并反复调试直到心电信号恢复正常。

4. **不同体重患者的检查** 心脏 CTA 检查,X 线穿透主要为胸部。脂肪主要集中于下腹部(如梨形身材)的男性患者和相同体重指数(BMI)的胸部肥大乳房的女性患者,在同样扫描条件下所得到的图像截然不同。所以,体重指数(BMI)不能作为绝对的指标,在设计扫描方案时,需要参考患者脂肪的分布情况。如患者体型过大,将其心脏置于 X 线束聚焦的机架中心,为提高信噪比,需增加管电流,关闭剂量调控功能,增加各个心动周期的 X 线能量,以保证多个时相均可用于分析。使用高浓度的对比剂和增加注射速率可有效提高冠状动脉的强化效果。在检查时心率应控制在 60~80 次/min,减少量子噪声,可使用牺牲时间分辨力来增加密度分辨力的方法来提高图像质量(图 10-4-4)。

5. **合理的图像重建** 冠状动脉扫描完成后,得到的原始数据可用于重新使用和重建图像。常用选择扫描野(selected FOV,sFOV)为 25cm。sFOV 是

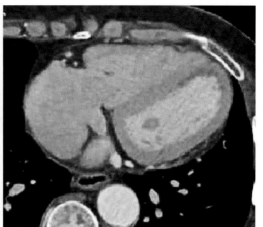

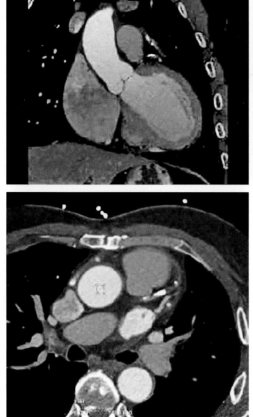

图 10-4-3　搭桥术后患者

主动脉根部 CT 值：361HU，左心室心尖部 CT 值：194HU。扫描时间迟滞于对比剂注射时间，使桥血管远端与冠状动脉的吻合口显示不佳

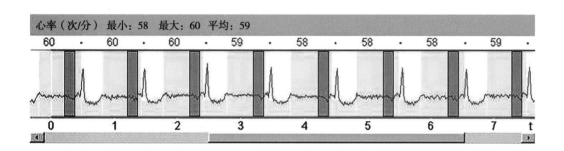

时间分辨力降低到165毫秒,主动脉根部噪声指数为11.2。由于成像时间窗的放宽，提高了图像的信噪比，对于体重指数比较大的患者来说，这是获得高质量诊断图像的有效方法

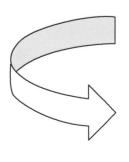

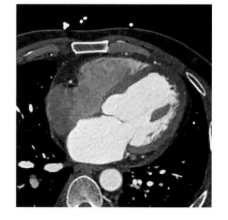

图 10-4-4　提高密度分辨力

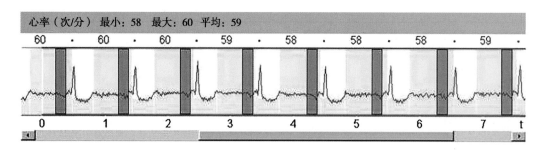

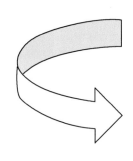

时间分辨力为83毫秒，主动脉根部噪声指数为22.5。但现代CT技术在面对大体重患者的时候还有些力不从心，降低患者心率以提高空间分辨力还是切实可行的办法

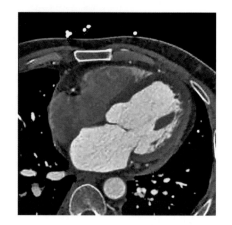

图 10-4-4（续）

指在人体内所选定的成像范围,用于重建并传送至工作站。也就是说,是从所扫描的整个原始数据中选出的要被重建的那块数据。矩阵大小除以 sFOV 即是满足显示此幅图像所需的像素数目。所选 sFOV 越小,矩阵大图像尺寸越大。增加图像上每毫米的体素数目可以提高图像的空间分辨力,这样可以使每个体素的信息或数据达到最大化。因此,缩小 FOV,分辨力自然会随之增加。在只关注冠状动脉的情况下,可以选取一个刚好只能包括心脏的 sFOV。大部分心脏所适用的 sFOV 为 15~17cm,仅仅包裹心脏并稍稍高于肺动脉分叉部。如果感兴趣区只是冠状动脉的一部分,可以进一步缩小 sFOV。

6. 滤波卷积核的选择　卷积滤波分为三种类型,目的是提高 x 轴和 y 轴的图像质量。第一种为正常滤波核(normal kernel),对中央和周围的体素予以同样的滤波加权。第二种为柔和滤波核(soft kernel),对周围体素予以更多的滤波加权,得到较柔和、噪声更少的图像,同时牺牲了更多的边缘细节。第三种为锐化滤波核(sharp kernel),对周围体素的滤波加权很少,是噪声最大的滤波,能获得更好的细节图像。这种滤波最适用于支架和带有银夹的桥血管或明显钙化的图像重建(图 10-4-5)。

7. 重建时间窗的选择　后门控螺旋可针对每一支冠状动脉回顾性地选择最佳重建时间窗。扫描完成后快速观察右冠状动脉中段,代表心脏运动的最大幅度。如果此支冠状动脉未见运动伪影,那么这个时相属于最佳时相。因为各支冠状动脉走行方向不一,在心动周期中各个 R-R 时相中随心脏运动的方向及程度各异,各支冠状动脉可能在不同的时相处于相对静止期。可以用原始数据在心动周期中的不同时相进行重建,寻找心脏冠状动脉运动的相对静止期。

8. 心电编辑的应用　在日常的扫描工作中,总会碰到心律不齐或者有房性或室性期前收缩的患者,对于这类患者,应该选择不同心动周期内,运动幅度一致的图像数据进行重建。心电编辑是在后处理图像过程中一个重要的手段(图 10-4-6)。

心律不齐患者的处理:对于偶发期前收缩,扫描模式建议使用前瞻轴扫,曝光采集可以跳过期前收缩心率。总体采集时间延长,对比剂注射方案在扫描前调整好,延长注射时间,增加对比剂用量。无法采用前瞻门控者,后门控扫描完成后进行心电编辑处理,运用 R 波移除、插入、移动等方式进行补救重建。对于期前收缩的患者,心电编辑时相建议利用收缩期的绝对时间窗随心率变化不大的特点,使用绝对毫秒收缩期(300ms ± 10ms)进行收缩期重建,以减少错层伪影。

宽体 CT 设备(256 排为例)可用于心律不齐和屏气不佳的患者。单心跳成像杜绝了因为多心跳

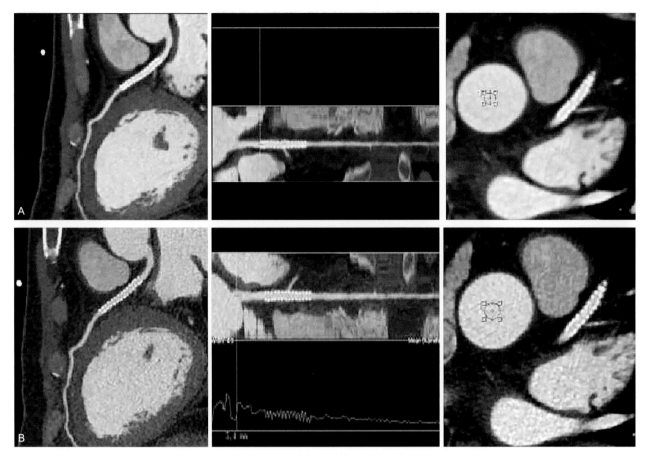

图 10-4-5　滤波卷积核的选择

A.患者支架后复查,重建卷积核为柔和滤波核,噪声少(主动脉根部 SD 为 15),边缘细节少;B.重建卷积核为锐化卷积核,对周围的滤波加权很少,噪声较大(主动脉根部 SD 为 33),图像细节显示好。

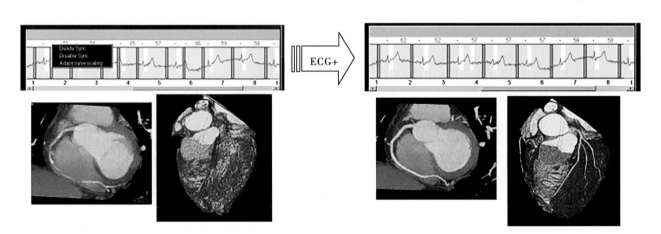

图 10-4-6　心电编辑的应用

扫描时间出现心律失常,R 波识别错误,通过删除错误识别的 R 波,再次重建,得到满足诊断要求的图像。

采集数据不匹配造成的图像错层,提高了检查成功率。双源 Flash,前瞻性心电触发、大螺距、速度快、辐射剂量低、对比剂用量少。心律规则,心率 <70 次/min,60 次/min 左右最佳。原理是利用了低心率时,舒张末期冠状动脉低速运动平台期(相对静止期)时间长的特点。扫描起始期相 60%,成像时间大约 0.3 秒,一个心动周期成像。有时尽管心率平稳正常但 RCA 出现伪影,可能与该血管和 xy 平面平行走行或移动度大有关。

还可用于高心率、无法屏气者,心律不齐,室性期前收缩、二联律、房颤等情况。慢性房颤患者采用两次 Flash 扫描,对比剂增加 20~30ml,优点是大大减少了辐射剂量,缺点不能心电编辑、单一图像(同一期相),无法进行心功能分析。

9. 合并其他特殊病变的扫描

（1）室壁瘤和黏液瘤（图10-4-7）：采用回顾性心电门控。重建多期相的图像观察室壁瘤或黏液瘤的运动情况。

（2）肿瘤：临床上怀疑肿瘤的患者，扫描时需要追加延时扫描，观察肿瘤的供血情况。

（3）冠状动脉异位起源、冠状动脉搭桥术后复查及胸痛三联征检查时上缘应相应扩大扫描范围，怀疑冠状动脉异位起源或者冠状动脉-肺动脉漏（图10-4-8，见文末彩图）起自肺动脉平面者，冠状动脉搭桥术后复查起自锁骨下缘平面，胸痛三联征起自主动脉弓平面。

三、冠状静脉CT血管成像扫描

冠状静脉CT血管成像弥补了导管法冠状静脉窦造影的缺点，快速、安全、无创，减少透视曝光时间和对比剂用量，还可提供冠状静脉系统的三维解剖影像。但若为重度心衰、服用β受体拮抗剂受限、严重心律不齐且呼吸困难患者，冠状静脉CT血管成像的影像质量受影响。

临床拟行心脏再同步化治疗（两心室起搏）患者术前评价心脏静脉解剖需要行CT增强检查。扫描前准备，扫描模式和参数设置同冠状动脉检查。

对比剂相关参数：

1. 对比剂注射方式及注射参数 采用双筒单流注射，第一时相注射对比剂，70ml左右，第二时相注射生理盐水30~40ml，注射流率4~5ml/s。

2. 扫描延迟时间 冠状静脉充盈期比冠状动脉灌注高峰晚5~7秒。心功能正常患者，可采用团注试验法测量冠状动脉CTA的增强峰值时间再增加5~7秒为冠状静脉扫描的延迟时间；心功能较差的患者则采用团注跟踪法，监测层面设于冠状静脉窦层面，ROI设于该层面的降主动脉内，对比剂注射后10~15秒（根据心功能状态）开始低剂量监测扫描，冠状静脉窦开始顺行显影或降主动脉峰值期后5~10秒自动或手动触发冠状静脉CTA扫描。

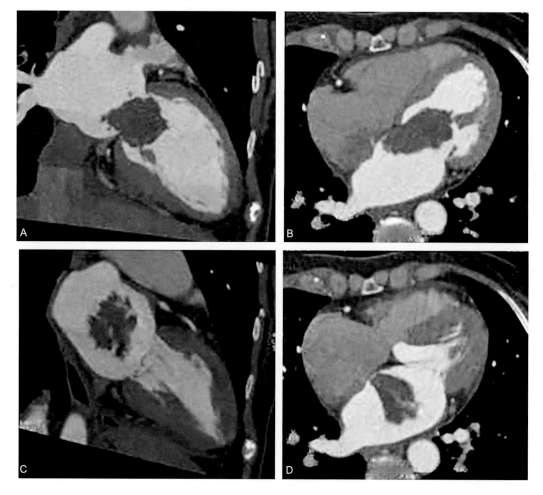

图10-4-7 合并特殊病变的扫描
显示左房内大小为30mm×35mm不规则团块影与房间隔相连，舒张期跨过二尖瓣口，诊断为左房黏液瘤。A、B.舒张期（73%）；C、D.收缩期（38%）。

通过对冠状静脉解剖的评价，可以预先确定左心室电极的置入方式并评估左心室电极（lead）刺激到横膈的可能性，还可了解下缘冠状窦瓣情况，避免损伤冠状窦（图 10-4-9，见文末彩图）。

第五节　主动脉与外周动脉检查

一、适应证

1. 各种类型主动脉瘤诊断与鉴别诊断。

2. 先天性主动脉发育异常的诊断与鉴别诊断。

3. 主动脉及分支狭窄闭塞性疾病的诊断与鉴别诊断。

4. 大动脉炎、川崎病和马方综合征的诊断与鉴别诊断。

5. 主-肺动脉异常疾病的诊断与鉴别诊断。

6. 外伤累及主动脉系统的急诊 CT 检查。

7. 主动脉疾病手术或介入治疗术后疗效评估与复查。

二、检查方案

1. **检查体位**　患者仰卧，双臂上举；大动脉炎伴上肢无脉的患者可将患侧前臂紧贴躯干，了解肱动脉侧支供血情况。

2. **扫描范围**　一般从胸廓入口至髂内、外动脉分叉远心端水平，大动脉炎和川崎病患者应包括头臂动脉，怀疑腹主动脉瘤拟行血管内支架介入治疗患者向远心端延至股动脉上段水平，外伤患者视病情而定。

3. **扫描模式的选择**　心电门控和非心电门控两种。检查升主动脉利用心电门控触发扫描，以消除心脏跳动和主动脉搏动伪影；主动脉全程采用非心电门控的连续容积增强扫描。

（1）心电门控扫描：可有效抑制心脏搏动伪影，对升主动脉的观察较为有利，但缺点是传统门控扫描层厚薄、螺距小、扫描时间长、辐射剂量大且受患者心率影响大，若患者有期前收缩等心律不齐时，无法保证图像质量。心电门控分为回顾性心电门控和前瞻性心电门控，若只需要去除心脏及主动脉根部搏动伪影，则可采取前瞻性心电门控选择收缩末期成像；若需要观察患者心功能、主动脉瓣的开放关闭、室壁瘤的运动情况等则需要回顾性心电门控扫描。前瞻性心电门控相比于回顾性心电门控最大的优点是辐射剂量大幅度降低。

（2）非心电门控扫描：即为螺旋扫描。螺距选择较大，主要为了缩短整体检查时间。和心电门控相比，辐射剂量低，扫描时间短，适用于不太被关注的主动脉根部病变的主动脉检查。

（3）主动脉与其他部位联合扫描：该技术最早应用在经导管主动脉瓣植入（TAVI）手术，充分利用了 CT 设备硬件技术的进步——扫描速度越来越快、扫描时间大大缩短的特点，实现冠状动脉主动脉联合扫描。以具有 Flash 模式的双源 CT 为例，一次注射对比剂，心电门控冠状动脉检查后立即采用大螺距扫描模式（Flash 模式）进行主动脉图像的采集，可获得主动脉根窦部精细解剖、冠状动脉及主动脉全程信息。将原来冠状动脉和主动脉两次检查简化为一次检查，减少了对比剂的注入总量和辐射剂量，极大地方便了患者。怀疑主动脉 A 型夹层及拟行 TAVI 治疗术前的患者已常规开展该项检查。联合扫描实现了一次注射对比剂完成多个部位的联合成像。

（4）胸痛三联征扫描方案：以宽体探测器 CT（准直宽度 256 排乘以 0.625mm）为例。以下三种方案均为一次注射对比剂，实现胸痛三联成像。

方案 1：心电门控一次采像，两个 16cm 轴扫模式，肺动脉、冠状动脉、主动脉同时成像。需要对比剂注射时间长总量相对大，保证从肺动脉期到主动脉期都有对比剂充盈。

方案 2：两次采集图像，第一次非门控螺旋扫描肺动脉成像，采用肺动脉感兴趣区触发扫描；第二次心电门控两个 16cm 轴扫，在肺动脉图像采集结束 8~10 秒后，采集冠状动脉和主动脉图像，原理是利用对比剂在肺循环和体循环的时间差。提前行小剂量团注测试，时间计算更精确。

方案 3：在方案 2 的第二步，首先采用 16cm 轴扫完冠状动脉后，再采用螺旋扫描模式快速追扫大范围主动脉期成像。

三、扫描延迟时间的确定

通常用三种方法保证图像采集和对比剂增强的同步化：

1. **固定延迟时间法**　凭经验法设定固定的延迟时间进行增强扫描。本法操作简单，易于掌握。外周静脉有留置针的患者，延迟时间设置为 20 秒；大动脉术后患者如有中心静脉留置管的，延迟时间设置为 15 秒。对所有的患者均采用相同的延迟时间，存在着显而易见的缺陷。此种方法未考虑患者的心功能情况,心功能差的患者,对比剂在大动脉的峰值时间常常延后不易把握。

2. **试验性团注法**(test bolus) 注射小剂量的对比剂15ml,注射速率4ml/s。然后每隔1~2秒采集一幅图像,共采集20~30幅图像,在每幅图像上测主动脉的CT值,计算出主动脉的时间密度曲线,曲线峰值对应的时间即为对比剂到达峰值的时间,由此可确定延迟时间。

3. **团注追踪法**(bolus tracking) 直接监测靶血管的CT值,当其到达设定的域值后触发扫描。监测扫描的间期为1~3秒,即每隔1~3秒重复扫描一次监测层面,以监测感兴趣区的强化CT值,当其到达100~150HU(根据不同机型设置阈值不同)后自动或人工触发正式扫描。

主动脉常规扫描参数参考见表10-5-1。

表 10-5-1 主动脉常规扫描参数参考(以 Force 机型为例)

扫描部位	主动脉	扫描范围	胸廓入口至耻骨联合	扫描方向	头-足
对比剂浓度(mgI/100ml)	320~370	对比剂总量	55ml 对比剂 +30ml 生理盐水	对比剂及生理盐水速度	4.5ml/s
团注时间	对比剂追踪,智能监测	扫描延迟	监测降主动脉,阈值100HU,曝光延迟 10s	注射方案(两期注射)	1 期对比剂 2 期生理盐水

参数	扫描模式:主动脉增强
管电压	CARE kV
参考 mAs	N
转速	0.5s
螺距	1.2
剂量调制	CARE Dose4D
准直	192×0.6mm
层厚	0.75mm
重建增量	0.5mm
卷积核及迭代强度	Bv36/ADMIRE 3

四、其他检查注意事项

1. 对比剂注入流率总量及静脉通路的选择 怀疑左锁骨下动脉狭窄的患者,静脉留置针选择右侧上肢静脉,减少和避免左锁骨下静脉射线硬化效应伪影干扰,影响诊断。心力衰竭、心功能差、

肾功能不全的患者,注意控制对比剂总量,以免加重患者心脏或肾脏排泄负担。心率快、主动脉瓣大量反流的患者对比剂流速要快,提高主动脉对比剂团注浓度,避免CT值过低影响图像质量。

2. 注意延迟扫描 主动脉CTA成像过程中,由于扫描范围大,不但要关注血管强化的效果,还要兼顾肝脏、肺、纵隔等有无异常强化,如发现肿瘤等异常占位,在CTA完成后,立即行多期相及适当的延迟扫描,为诊断和临床提供尽可能丰富的影像信息。腹主动脉瘤患者,如果瘤腔非常大,可能在CTA成像时充盈不均,或对比剂停留在瘤体造成髂动脉强化效果不佳。这时,需要在CTA完成后立即追扫腹主动脉进行二次成像。在夹层患者的夹层动脉瘤破口较小时,CTA扫描可能仅显示动脉瘤真腔,假腔未显影,此时可立即在相应血管区域进行重复扫描,以鉴别血管壁内血肿和动脉瘤假腔。

3. 夹层患者,ROI忌放在假腔,如误放假腔,选择手动触发。

4. 重建FOV时,需要包全胸廓及腹部;图像后处理重建层厚使用最薄层厚。

5. 减少对夹层患者的影响,移动患者小心,嘱患者不要用力(包括移动及屏气),防止夹层破裂。

五、提高检查质量的方法

1. 明确检查目的,了解病史和临床需求,技师根据临床要求认真核对申请单,制订检查方案如扫描范围,对比剂种类及用量,是否延迟扫描,是否使用心电门控等。

2. 如果怀疑主动脉根部及瓣膜病变建议进行胸主动脉成像,检查时使用心电门控。

3. 受检患者保持体位不动,屏气规范,良好的心态等可提高成像质量。

4. 穿刺部位(留置针通道)原则上选择健侧。怀疑左锁骨下动脉狭窄的患者,静脉留置针采取右侧上肢静脉,反之亦然。

5. 心动过速、主动脉瓣大量反流患者,需要提高对比剂注射速率,使主动脉对比剂浓度增加,减少或避免强化效果不佳影响图像质量。

六、图像后处理

主动脉疾病种类多,图像后处理需要根据不同的疾病作针对性的处理。

1. **主动脉夹层** 后处理需要显示夹层的部

位、累及的范围、真假腔、是否累及冠状动脉等；术后支架、桥血管一定要显示完整，注意吻合口，VR显示较为直观，MIP 显示细节更突出（图 10-5-1~图 10-5-7）。

2. **主动脉瘤**　后处理需要显示瘤体的部位、大小、形状、范围、有无血肿和破溃口（图 10-5-8、图 10-5-9）。

3. **主动脉壁内血肿**　后处理一般采用 MIP 和 MPR 的形式，VR 显示不明显（图 10-5-10）。

4. **主动脉狭窄**　后处理显示狭窄的部位、狭窄程度，VR 显示直观（图 10-5-11、图 10-5-12）。

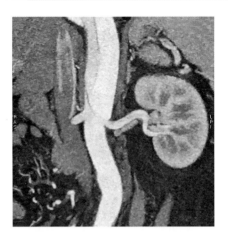

图 10-5-3　显示主动脉夹层破口位置

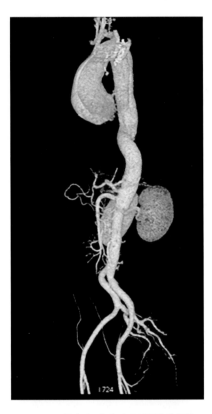

图 10-5-1　明确主动脉夹层累及范围（VR）

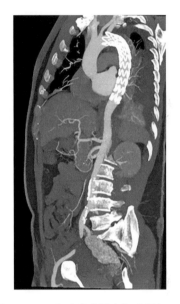

图 10-5-4　主动脉夹层支架术后（MIP）

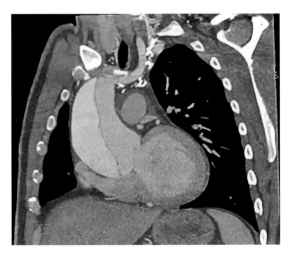

图 10-5-2　判断夹层是否累及冠状动脉

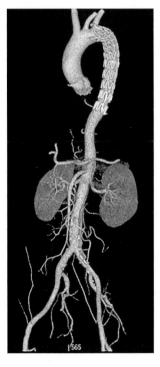

图 10-5-5　主动脉夹层支架术后（VR）

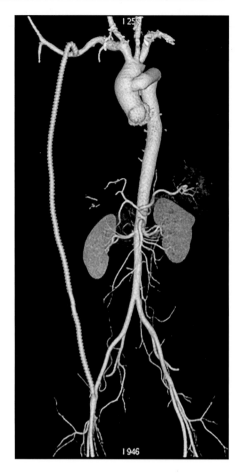

图 10-5-6　主动脉夹层搭桥术后桥血管显影（VR）

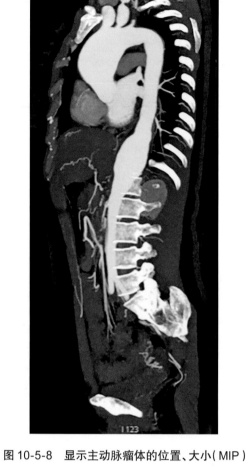

图 10-5-8　显示主动脉瘤体的位置、大小（MIP）

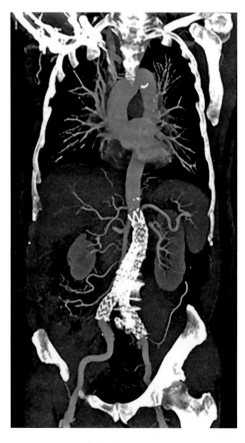

图 10-5-7　腹主动脉瘤支架术后（MIP）

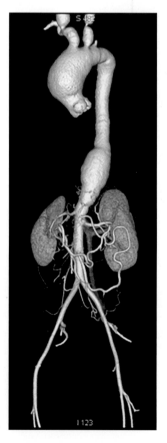

图 10-5-9　显示主动脉瘤体的位置、大小（VR）

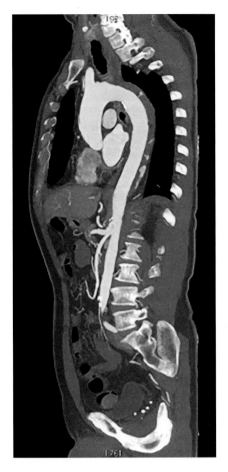

图 10-5-10　主动脉壁内血肿（MIP）

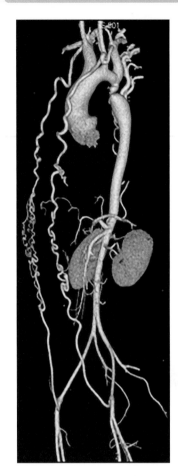

图 10-5-12　主动脉狭窄引起双侧乳内动脉增粗（VR）

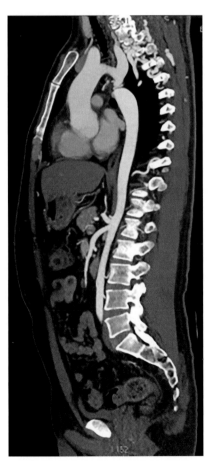

图 10-5-11　主动脉狭窄 MIP 图像

5. TAVI　术前三维常规处理冠状动脉和主动脉，显示主动脉根窦部的病变和钙化情况，为医生测量提供帮助，术后需要显示支架的位置、形态（图 10-5-13、图 10-5-14，见文末彩图）。

第六节　肺动脉检查

一、适应证

1. 肺动脉血栓栓塞的诊断与复查。
2. 先天性肺动脉发育异常的诊断与鉴别诊断。
3. 原发性或原因不明的肺动脉高压的诊断与鉴别诊断。
4. 肺血管疾病的诊断与鉴别诊断。
5. 纵隔肿瘤和大血管病变的诊断与鉴别诊断。

二、检查前准备

除做好心脏大血管相关成像准备外，还应根据申请单要求，掌握是否有肺动脉高压，心功能衰竭情况，胸片提示是否有占位以及患者身高体重等信息，由医生和技师确定扫描参数和高压注射器对比剂的注射方案。注射方案：双期注射，第一期对比剂 20~30ml，流率 3~4ml/s；第二期 40~50ml，生理盐水前后各 30ml，流率 4~5ml/s。

三、常规扫描技术

1. **检查体位**　见本章第五节相关内容。

2. **扫描范围**　自肺尖至膈肌。

3. **扫描模式**　见本章第五节相关内容。

4. **监测层面**　设定上腔静脉入右房层面，ROI定为上腔静脉，触发阈值为 50HU。

同时启动高压注射器的注射和CT操作监测程序，监测层面每两秒钟扫描一幅，余同主动脉与外周动脉检查。

实行双期扫描，第一期为肺动脉期，第二期为主动脉期。双期扫描的目的：①由于肺动脉循环时间较快，双期扫描保证了对比剂团注时间与肺动脉CT数据采集时间的吻合；②主动脉期可观测左心系统及主动脉的病变；③假如对比剂充盈不均造成肺动脉部分节段难以诊断，第二期可得到对比验证，明确是栓塞还是假象。（图 10-6-1）

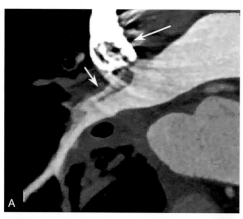

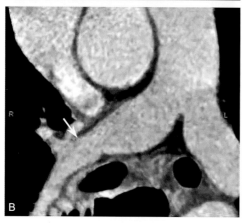

图 10-6-1　右肺动脉曲面重组图像

A. 肺动脉期；B. 主动脉期。肺动脉期有充盈缺损（短白箭），主动脉期对比剂充盈良好（短白箭），排除血栓。肺动脉期白长箭示意为上腔静脉高密度对比剂形成的射线硬化效应伪影。

5. 成像影响因素

（1）心功能：受检患者心功能直接影响检查效果，要特别加以注意。正常心功能的患者肺动脉循环时间为 10~14 秒，而对于右心功能衰竭的患者，由于循环时间变长，应适当的延长注药时间 5~8 秒或更长，以使对比剂团注时间和 CT 图像采集时间窗相吻合。提高对比剂的注射流率，增加肺动脉血管腔内碘的浓度，可以提高检查成功率。

（2）肺动脉高压：引起肺动脉高压的病因很多，但是造成肺循环的后果是相似的。肺动脉高压时肺循环时间延长，右心排血受限。检查中需要适当延长触发时间。

（3）三尖瓣病变（关闭不全）：影响右心排血量，循环时延长，对比剂浓度被稀释，CTPA 成功率及图像质量大大降低。检查中需要选择高浓度对比剂或者提高对比剂注射流率。

（4）患者屏气的影响：如果患者用力屏气，会造成对比剂中断伪影，即腔静脉有高亮对比剂，左心系统有增强，然而右心系统及肺动脉充盈显影不佳，这种情况常见于体重大、年轻力壮患者。检查前，注意训练患者轻轻屏住呼吸即可，缓解患者紧张情绪。

（5）触发曝光时间的选择：对于心率快的患者，循环时间快，需要触发时间比正常心率患者早 2~3 秒。对于肺动脉高压患者，触发时间不宜太早，以免肺动脉末端充盈不佳，影响诊断。

（6）对于在检查中发现有心脏占位的患者，建议回扫，以明确占位性质。

四、特殊扫描技术

特殊肺动脉成像包括动态灌注成像，肺动脉能谱成像和双能量肺灌注成像。

肺血流灌注成像原理类似于心肌血流灌注，分为动态灌注成像和静态灌注成像。动态灌注成像静脉注射对比剂后对选定的层面进行连续多次扫描，获得该层面的每一像素的时间密度曲线（time-density curve，TDC），根据该曲线利用不同的数学模型计算出血流量（blood flow，BF）、血容量（blood volume，BV）、对比剂的平均通过时间（mean transit time，MTT）、对比剂峰值时间（time to peak，TTP）、表面通透性（permeability surface，PS）等参数，以此来评价肺组织的灌注形态与改变。在心血管领域，肺血流动态灌注应用并不普遍。这里着重介绍能量成像。能量成像包括能谱成像和双能量成像,属于静态灌注成像。图像数据采集时间设置在肺动脉期。

(一)肺动脉能谱成像

能谱扫描模式,经过数据处理后,可以获得单能量肺CTA及碘基物质成像,记录肺实质灌注、准确测量碘分布及含量,可定性分析,评价生理状态及病理状态下肺实质血流动力学变化,为诊断提供功能学信息。能谱增强扫描,管电压采用高低能量(80kV和140kV)瞬时(0.5毫秒)切换,得到101级单能图像。不同单能图像上物质因为能级不同,CT值存在差异可以做出能谱曲线,帮助分析物质成分(图10-6-2,见文末彩图)。

(二)双能量肺灌注成像

CT双能量肺灌注成像技术是CT双能量成像技术独有的,可通过一次扫描获得常规肺动脉成像的同时,对肺的灌注情况进行成像和定量评估,从而可评估病变对肺灌注的影响。CT双能量肺灌注技术利用的是双能量(高低不同管电压)对被扫描物质的密度差异较单一能量(单一管电压)有更加敏感的特性,对肺内对比剂的分布进行识别和彩色编码,从而反映出肺内不同区域灌注的差异,而这种差异是可以定量评估的。肺灌注定量分析可更准确地评估肺灌注异常的程度。

双能量肺灌注优势:双能量肺增强检查仅通过一次曝光扫描得到常规的CT密度图像信息,同时可获得肺的灌注信息(图10-6-3,见文末彩图),可提示肺组织的受累情况、肺功能的改变及小病灶的存在;还能够对血管进行选择性色彩编码,显示可能发生栓塞的肺血管,尤其是细小的肺血管;辐射剂量和常规单源CT相同或更低。

(三)常规肺灌注与肺能量灌注比较

两者均属于功能成像。常规肺灌注成像属于动态多次采集数据,能量成像属于静态单次采集数据。

常规肺灌注成像可通过灌注参数图,对肺组织和病灶进行定量和半定量评价,但范围有限,不能包括全肺,也不能直接显示栓子的部位和大小。

能量成像(能谱和双能量成像)成像范围包含全肺,既能够显示肺动脉管腔形态,也可以显示栓塞引起的灌注缺损区,以伪彩图的形式直观显示,能够提供栓塞后肺组织的微循环改变。能量灌注成像可以结合CTPA所显示的肺动脉狭窄及梗阻作出诊断。研究表明,灌注扫描对于检出亚分段的栓塞,提高CTPA诊断灵敏度有重要价值,与核素对照研究高度相关($r=0.884$)。

(四)常规肺动脉扫描参数

常规肺动脉扫描参数见表10-6-1～表10-6-3。

表 10-6-1　肺动脉增强

扫描部位	肺动脉	扫描范围	胸廓入口至膈肌	扫描方向	头-足
对比剂浓度(mgI/100ml)	320-370	对比剂总量	50ml对比剂+30ml生理盐水	对比剂及生理盐水速度	5ml/s
团注时间	对比剂追踪,智能监测	扫描延迟	监测主肺动脉,阈值80HU,曝光延迟4s	注射方案(两期注射)	1期对比剂 2期生理盐水

扫描模式:肺平扫+肺动脉期+主动脉期

扫描参数	平扫	肺动脉期	主动脉期
管电压	CARE kV	CARE kV	CARE kV
参考mAs	95mAs	230mAs	230mAs
转速	0.5s	0.25s	0.25s
螺距	1.4	3.2	3.2
剂量调制	CARE Dose4D	CARE Dose4D	CARE Dose4D
准直	192×0.6mm	192×0.6mm	192×0.6mm
重建层厚	5mm/1mm	5mm/1mm	5mm/1mm
重建增量	5mm/1mm	5mm/1mm	5mm/1mm
卷积核及迭代强度	Br40/BI57/ADMIRE 3	Bv36/ADMIRE 3	Bv36/ADMIRE 3

表 10-6-2 双能量肺灌注扫描方案

扫描部位	肺	扫描范围	胸廓入口至膈肌	扫描方向	头-足
对比剂浓度（mgI/100ml）	320~370	对比剂总量	45ml 对比剂 +30ml 生理盐水	对比剂及生理盐水速度	5ml/s
团注时间	团注测试主肺动脉的峰值时间	扫描延迟	团注测试时间（一般为 12~14s）	注射方案（两期注射）	1 期对比剂 2 期生理盐水

扫描模式：肺平扫 + 肺动脉期 + 主动脉期

扫描参数	平扫	肺动脉期（双能量）	主动脉期（双能量）
管电压	CARE kV	80kV/Sn150kV	80kV/Sn150kV
参考 mAs	95mAs	190mAs	190mAs
转速	0.5s	0.25s	0.25s
螺距	1.4	0.55	0.55
剂量调制	CARE Dose4D	CARE Dose4D	CARE Dose4D
准直	192 × 0.6mm	192 × 0.6mm	192 × 0.6mm
层厚	1mm	1mm	1mm
重建增量	0.7mm	0.7mm	0.7mm
卷积核及迭代强度	Br40/Bl57/ADMIRE 3	Qr36/ADMIRE 3	Qr36/ADMIRE 3

表 10-6-3 胸痛三联征扫描方案

扫描部位	肺动脉 + 心脏 + 胸主动脉	扫描范围	胸廓入口至膈肌	扫描方向	头-足
对比剂浓度（mgI/100ml）	320~370	对比剂总量	60ml 对比剂 +30ml 混合液（50%∶50%）+30ml 生理盐水	对比剂及盐水速度	4.5ml/s
团注时间	对比剂追踪，智能监测	扫描延迟	监测升主动脉，阈值 100HU，曝光延迟 5s	注射方案（三期注射）	1 期对比剂 2 期混合液 3 期生理盐水

扫描模式	心电门控回顾
期相	35%~75% 高剂量曝光区
管电压	CARE kV
参考 mAs	230mAs
转速	0.25s
螺距	Auto
剂量调制	ECG 心电毫安调制
准直	192 × 0.6mm
层厚	0.75mm
重建增量	0.5mm
卷积核及迭代强度	Bv36/ADMIRE 3

第七节 左房-肺静脉检查

左心房肺静脉 CTA 主要适用于房颤消融术前后的评价。射频消融术前可以评价肺静脉的位置、径线和变异情况，CTA 的灵敏度最高，而心脏内超声常常低估肺静脉开口。约 40% 的患者有肺静脉的解剖变异。40%~60% 房颤患者的消融部位为左上肺静脉。CTA 还被用于左心房测量、排除左心房血栓及占位性病变、了解房间隔情况及肺静脉与食管之间的解剖关系，有助于电生理术者确定在手术过程中出现肺静脉食管瘘的风险。用于评价冠状动脉的图像也可被用于观察左心房、左心耳和肺静脉（图 10-7-1）。

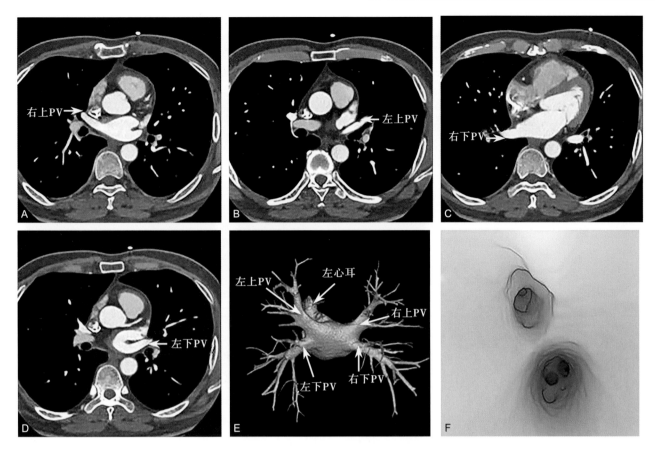

图 10-7-1　左心房和各分支肺静脉以及仿真内镜成像术下的静脉开口

一、适应证

1. 临床拟行房颤射频消融术术前评价肺静脉解剖。

2. 先天性肺静脉变异和狭窄性疾病的诊断与鉴别诊断。

3. 左心房血栓的诊断与鉴别诊断。

4. 左心房占位性病变的诊断与鉴别诊断。

5. 房颤射频消融术后复查。

二、扫描前准备

1. 对患者进行屏气训练，平静吸气后屏气数秒。

2. 如采用心电门控方式扫描贴置心电电极及体位等同冠状动脉CTA。

三、扫描方法和参数设置

1. **扫描基线**　主动脉弓水平。

2. **扫描范围**　第一期从主动脉弓至心脏膈面，或根据具体情况设置；第二期包括左心耳即可。

3. **扫描模式与参数设置**　常规采用非心电门控螺旋扫描。如患者在扫描期间未出现房颤，可采用心电门控技术消除心脏的搏动伪影，可进行左房

功能分析。采集一个全期相的心脏左房，可分析收缩期和舒张期以及其他期相患者左房的变化情况。扫描方法可参照冠状动脉扫描的方法。心电门控技术对患者心率要求较高，且由于是小螺距过采集技术，可增加患者所接受的辐射剂量。

4. **延期扫描**　左心耳往往因血流湍流造成对比剂灌注不均，出现暂时性局部充盈缺损征象，易误诊为左心耳血栓，为鉴别两者，可在左心耳区域进行第一期成像后延期30秒再次扫描；如仍然充盈缺损则再延期扫描观测对比剂是否混合均匀（扫描参数见表10-7-1）。

四、对比剂的应用

1. **对比剂注射方式及注射参数**　单筒单流注射。浓度350~370mgI/ml，用量50~70ml，注射速率3~5ml/s。

2. **延迟时间**　采用团注跟踪技术，监测层面设于左心房中部，触发阈值60~100HU，待ROI内CT值达到或超过阈值后自动或手动触发扫描；延期扫描非常重要，用于鉴别左心耳血栓和因血流湍流造成的对比剂灌注不均及左心耳出现的暂时性局部充盈缺损的假阳性征象。

表 10-7-1　左房肺静脉常规扫描参数参考

	SIEMENS Drive CT	扫描要求及重建参数 GE Revolution	PHILIPS ict
扫描模式	非心电门控螺旋扫描	非心电门控螺旋扫描	非心电门控螺旋扫描
kV	CARE kV	100~120	100~120
mA/rot	CareDose4D，参考 mAs/rot320	Auto，Noise Index：15	Auto，Dose Right Index：16
旋转时间/s	0.28~0.6	0.28	0.27
准直宽度/mm	128×0.6mm	256×0.625mm	128×0.625mm
螺距	—	0.992	0.617
FOV/mm	300~380	300~380	300~380
重建层厚/mm	0.75	0.625	0.67
重建增量/mm	0.5	0.5	0.5
重建算法（卷积核）	I30f/ADMIRE 3	Stnd/ASiR-V 50%	Smooth（A）/iDose 5
窗宽、窗位	800~1 000、300~500	800~1 000、300~500	800~1 000、300~500

五、成像影响因素

1. **心功能**　受检患者心功能直接影响检查效果，心功能不全者，由于循环时间变长，影响对比剂团注时间和强化效果及 CT 图像采集时间窗相的吻合，则应当适当调整曝光延时、适当提高对比剂的注射流率及增加左房-肺静脉碘浓度，可以提高检查成功率。

2. **肺循环高压**　多种病因可以引起肺动脉高压及肺静脉高压（如二尖瓣狭窄），造成肺循环时间延长，CT 检查时机掌握不好均会影响左房-肺静脉成像及图像质量。

第八节　腔静脉检查

一、上腔静脉

上腔静脉系是收集头颈、上肢和胸背部等处的静脉血回流至心脏的管道。上腔静脉是一条粗而短的静脉干，在右侧第 1 胸肋关节的后方由左、右无名（头臂）静脉汇合而成。沿升主动脉的右侧垂直下降，至右侧第 3 胸肋关节下缘高度注入右心房上部。上腔静脉全长约 7cm，无瓣膜，略向右凸。前面隔胸腺或脂肪组织和右胸膜的一部分与胸前壁相邻。后方为右肺根。左侧紧贴升主动脉，右侧有右胸膜的一部分和膈神经。在注入右心房之前有奇静脉注入其内。其下段位于纤维性心包内，前面和两侧被心包的浆膜层所覆盖。临床上常见有上腔静脉综合征，是一组由于通过上腔静脉回流到右心房的血流部分或完全受阻相互影响所致的综合征。

上腔静脉常规成像方法：

1. **直接法**　对比剂与生理盐水按照 1：1 比例稀释后上肢静脉注射后进行成像，注意选用低管电压，提高碘信号的提取率。

2. **间接法**　对比剂常规流率 5ml/s 注入，总量 60~80ml，延迟 50 秒左右采集图像。减少和避免射线硬化效应伪影，采集对比剂经过体循环后的静脉回流期相（图 10-8-1）。

二、下腔静脉

下腔静脉是下肢和腹部脏器静脉回流到右心房的主要管道。发育正常的下腔静脉分四段：肝段、肾上段、肾段和肾下段。下腔静脉的形成包括有复杂的连接和多种胚胎期静脉的退化过程，包括卵黄静脉、成对的后主静脉、下主静脉和上主静脉。卵黄静脉形成下腔静脉的肝段。下腔静脉的肾上段由未退化的右侧下主静脉的一段组成。下腔静脉肾段由右侧的下主静脉和上主静脉连接而成。右下主静脉的一部分以肾下段下腔静脉永存。胚胎期静脉也形成奇静脉、半奇静脉和髂总静脉。CT 增强可发现下腔静脉先天变异、下腔静脉的缺如、下腔静脉畸形、左侧下腔静脉、下腔静脉异常延续、肿瘤累及下腔静脉等。

下腔静脉成像方法有直接法和间接法，直接法将在后面章节介绍。

1. **间接法（经验法）**　为静脉注入对比剂 70~90ml，延迟 60~70 秒后采像显示肾段和肾上段下腔静脉，肾下段下腔静脉会显示对比剂混杂伪

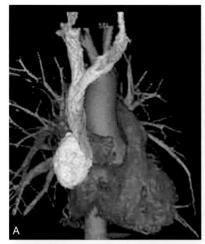
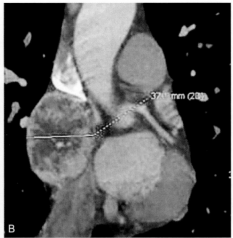
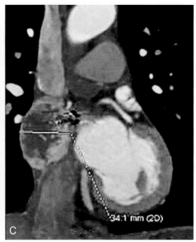
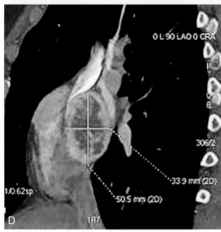
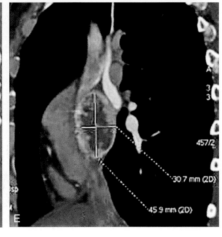

图 10-8-1 心包腔内占位性病变

病变位于右心房右后方，富血供，上腔静脉入口处受压变窄。A. 上腔静脉 VR 图像；B、C. 术前术后冠状面重建图像，术前后相比肿瘤左右径缩小；D、E. 术前术后矢状面重建图像。术前后相比，肿瘤前后及上下径缩小，坏死区域扩大。术后肿瘤体积缩小、上腔静脉压迫缓解。

影；70~90 秒可以使下腔静脉呈现均一的强化。

2. **单点触发法** 阈值为 150HU，触发延迟时间为 18~20 秒，检测平面为第 4 腰椎下缘平肾静脉水平。

3. **测试性团注法** 350~400mgI/15~20ml，根据时间密度曲线计算下腔静脉肾门水平处峰值时间，作为高压注药后扫描开始的延迟时间的参考。

能谱成像重建出的单能量低电压图像对下腔静脉的成像也有所帮助。

第九节 门静脉检查

肝门静脉系统是肝的功能血管集合的统称，由肠系膜上静脉与脾静脉在胰头和胰体交界处的后方汇合而成。肝门静脉与下腔静脉之间有四个交通支：腹膜后交通支、前腹壁交通支、直肠下端肛管交通支、胃底食管下端交通支。胃底食管下端交通支是肝门静脉与下腔静脉之间的主要交通支。无论肝内或肝外的门静脉阻塞，均可引起血液逆流，导致门静脉高压症。胃底食管下端交通支在门静脉高压下，出现明显的静脉曲张。

肝门静脉及下腔静脉最常见的疾病是门静脉血栓（portal vein thrombosis，PVT），它可能与全身或局部感染如化脓性门静脉炎、胆囊炎、邻近部位的淋巴结炎、胰腺炎和肝脓肿等有关。PVT 可发生于 10% 的肝硬化患者并常并发于肝细胞癌病例，还可发生于妊娠（特别是子痫患者）和引起门静脉淤血的患者，如肝静脉阻塞、慢性心力衰竭、缩窄性心包炎。胰腺、胃或其他部位肿瘤侵袭门静脉时也可引起 PVT。与 Budd-Chiari 综合征相似，有血栓形成倾向的血液学情况及肝胆手术或脾脏切除术后也可导致 PVT。另外门静脉系统的疾病还可见于先天性异常，如闭锁、结节状再生性增生等。

一、检查前准备

行消化道钡剂造影者一周后再行检查或提前做腹部透视，明确腹部钡剂位置，急需检查者可行清洁灌肠或口服缓泻药物处理。其他同上腹部增强检查。

二、扫描体位

患者取仰卧位。

三、扫描范围

自膈顶至耻骨联合，扫面方向为头→足或者相反位。

四、扫描参数

扫描参数见表 10-9-1，开启 CarekV、CareDose4D 技术降低辐射剂量。

五、对比剂参数

350~400mgI/ml，经肘静脉注射。成人用量按 1~1.5ml/kg 体重计算，儿童用量按 1.5~2ml/kg。

六、成像方法

1. **经验法** 48~55 秒，心功能不全患者适当延迟 2~5 秒。

2. **单点触发法** 将 150HU 测试点放置在肝门静脉层面中心，自动启动扫描。

3. **测试性团注法** 一次性注射对比剂 20ml，绘出门静脉的时间密度曲线，计算公式：门静脉密度峰值时间 +16s= 延迟扫描时间。

表 10-9-1 门静脉扫描参数

扫描条件	参数范围
管电压（CarekV）	80~120kV
管电流（CareDose4D）	180~270mA
旋转时间	0.35~0.5s/周
探测器准直器	128×0.6mm
扫描螺距	0.75~1.2

七、图像后处理

图像后处理应根据病变做针对性处理，提供满足临床需求的图像。肝门静脉及腔静脉成像的目的在于明确是否伴有栓塞、阻塞、受压及变异的病因存在及影响范围。通过 VR 图可立体直观显示完整范围的血管形态、走行以及病变的位置（图 10-9-1，见文末彩图）；通过 MIP 可以较为真实地反映血管内的充盈缺损、异常改变等，是处理肝门静脉及腔静脉的主要方式（图 10-9-2）。CPR 重组能够清晰显示门静脉高压后各种侧支循环的形成（图 10-9-3）。

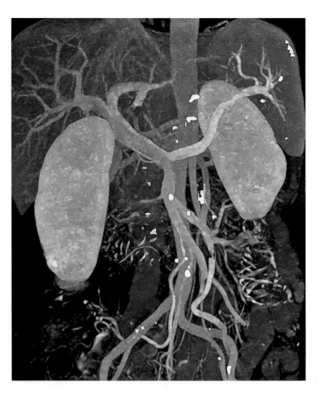

图 10-9-2 门静脉 MIP

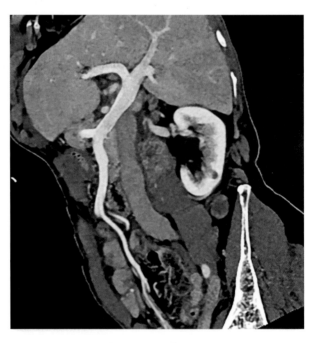

图 10-9-3 门静脉 CPR

第十节 四肢血管检查

一、上肢血管

（一）上肢动脉

双侧上肢动脉都是锁骨下动脉的延续。左锁骨下动脉起自主动脉弓，右侧起自无名动脉。锁骨下动脉向上出胸廓上口并沿第 1 肋骨上缘向外下方走行，至第 1 肋骨外侧缘改名为腋动脉。锁骨下动脉自近至远分别发出椎动脉、胸廓内动脉、甲状颈干、肋颈干和腋动脉。（图 10-10-1）

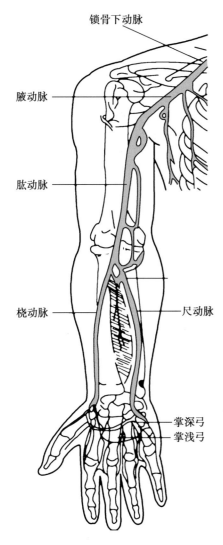

图 10-10-1 上肢动脉解剖图

腋动脉：腋动脉位于腋窝深部，系从第 1 肋外侧缘至肱骨外科颈之间的动脉段，出腋窝后称为肱动脉。腋动脉主要分支有胸肩峰动脉、胸外侧动脉、肩胛下动脉等。

肱动脉于肱骨前内侧走行至肘窝中点分为桡动脉和尺动脉两大支，分别沿桡骨和尺骨走行并发出分支，最后在腕部，桡动脉末端与尺动脉的掌深支构成掌深弓，尺动脉末端与桡动脉的掌浅支构成掌浅弓，再由深、浅两弓分出掌心动脉、掌背动脉和掌指动脉。

【检查方法和技术】

上肢动脉检查方法和技术见表 10-10-1。

（二）上肢静脉

1. **血管解剖** 上肢的浅静脉变异较大，深静脉的分支、走行与同名动脉伴行。深、浅静脉均有静脉瓣。头静脉自前臂的背侧桡侧转入前臂掌侧，经上臂在锁骨下进入腋静脉或锁骨下静脉。贵要静脉沿前臂后面尺侧上行再沿上臂内侧走行，进入肱静脉或腋静脉。肘正中静脉连接头静脉和贵要静脉，接受前臂正中静脉。

2. **成像方法** 四肢静脉成像方法为间接法和直接法。

（1）间接法：是通过静脉注射较大剂量的对比剂经过肺循环、体循环后再得到静脉血管影像，该方法对比剂经过肺循环再到体循环后对比剂被稀释利用率较低，静脉成像显影效果不佳。

（2）直接法：是通过肢体双侧静脉直接注射小剂量对比剂与生理盐水的混合液后进行静脉成像，可双侧同时显影进行对比分析，该方法对比剂没有经过双循环，利用率高，静脉显影效果好，本章节主要介绍直接法四肢静脉血管成像。

【适应证】

1. 上肢静脉栓塞。

2. 上肢静脉损伤。

3. 上肢动静脉血管瘘。

4. 上肢肿瘤累及血管。

5. 上肢静脉血管相关的疾病等。

【禁忌证】

同增强检查患者。

【检查方法和技术】

上肢静脉 CTA 检查参数见表 10-10-2。

【图像后处理】

将原始数据传送至后处理工作站，获取多平面重建（multiplanar reconstruction，MPR）、曲面重建（curve planar reconstruction，CPR）（图 10-10-3）、最大密度投影（maximum intensity projection，MIP）（图 10-10-4）和容积再现（volume rendering，VR）（图 10-10-5，见文末彩图）。

VR 可直观、三维、大范围显示血管的立体形态，观察血管的走行、病变及变异，更好地显示静脉血管的形态和结构。CT 常规为横断面图像，MPR 是最常用的技术，可以提供冠状面、矢状面等不同方位、不同角度的厚及薄层图像为明确诊断提供有力帮助，既提高图像的空间分辨力，还可以观察较小的细节、病变及查找病因。MIP 观察血管走行、静脉血栓范围、周围实质性结节及肿瘤对静脉的压迫。MPR、CPR 和 MIP 联合使用可了解血管壁、血管腔的情况以及与周围邻近组织的关系。

表 10-10-1　上肢动脉 CTA 检查参数

	扫描要求及重建参数	二次重建/备注
扫描设备	≥16 层螺旋 CT	
患者准备	① 去除胸腹部及上肢的金属物品 ② 建立对侧外周静脉通道（肘正中静脉）穿刺或其他静脉通道	
检查体位	仰卧，双臂上举或置于身体两旁，双上肢并拢对称，解剖体位	
静脉对比剂	浓度：300~400mgI/ml 注射速率：4~5ml/s 成人用量：50~70ml 婴幼儿根据体重（kg）计算	
扫描延迟	延迟时间 8~10 秒，扫描时长 10~15 秒 团注跟踪技术，ROI 设于降主动脉段腔内层面，阈值 80~120HU：自动或手动触发扫描 上肢动脉重度狭窄或闭塞性病变需适当增加对比剂用量或者采用先高后低的双期速率方式延长对比剂注射时间及扫描时间使侧支血管的灌注充盈	
呼吸方式	平静呼吸	
定位像	正位	
扫描范围	心底至靶血管远端或腕关节（指尖），外伤患者根据病情确定	
扫描方式	非心电门控螺旋扫描	
kV	采用 CarekV 80~120	
mA/rot	采用 CareDose4D 100~350	
旋转时间/s	0.7~1	
探测器覆盖范围	20~60mm/圈	
层数 × 准直/mm	64×0.625；128×0.625（视机型而定）	
螺距	0.984~1.735	0.984~1.735
FOV/mm	300~380	300~380
重建层厚/mm	≤5.0	≤1
重建增量/mm	2.5~3.5	50%~70%
重建算法（卷积核）	软组织/标准	软组织/标准
窗宽、窗位	软组织窗	窗位 35~50、窗宽 300~400
图像后处理		MPR、CPR、VRT、MIP、薄层 MIP（STS-MIP）或 CTVE
注意事项	防止对比剂过敏反应，检查结束留观 15~30 分钟	

表 10-10-2　上肢静脉 CTA 检查参数

	扫描要求及重建参数	二次重建/备注
扫描设备	≥16 层螺旋 CT	
患者准备	去除相应检查部位的金属物品，检查中患者制动	
检查体位	仰卧位，头或足进位。双臂伸直上举或置于身体两侧，解剖体位	
护理准备	双侧前上臂静脉穿刺 Y 形管连接高压注射器，建立静脉通路	
技师准备	根据检查申请单的要求及患者病情、体重等，制订对应扫描方案，取得患者的合作，对非检查区域做辐射防护	

续表

扫描要求及重建参数		二次重建/备注
静脉对比剂	300~350mgI/ml 原液 25~35ml 和生理盐水按照 1:4 或 5 的比例稀释成混合液 注射速率每侧 2.0~3.0ml/s 注射混合液前后分别注射 40ml 生理盐水，流率与对比剂注射相同，用于 观察留置针是否在血管内及减少对比剂的浪费 婴幼儿根据体重（kg）计算	
扫描延迟	经验延迟 10~15 秒扫描，比对剂混合液总量 90~150ml，总扫描时间 15~20 秒	
呼吸方式	平静吸气	
定位像	正位	
扫描范围	自心底至靶血管远端或腕关节（指尖），外伤患者根据病情确定（图 10-10-2）	
扫描方式	非心电门控螺旋扫描	
kV	采用 CarekV 80~120kV	
mA/rot	采用 CareDose4D 150~250mA/rot	
旋转时间/s	0.7~1	
探测器覆盖范围	20~60mm/圈	
层数 × 准直/mm	64×0.625；128×0.625（视机型而定）	
螺距	0.984~1.735	0.984~1.735
FOV/mm	350~380	300~380
重建层厚/mm	≤5.0	≤1
重建增量/mm	2.5~3.5	50%~70%
重建算法（卷积核）	软组织/标准	软组织/标准
窗宽、窗位	软组织窗	窗位 35~50、窗宽 300~400
图像后处理		MPR、CPR、VR、MIP 等
注意事项	同上肢动脉	

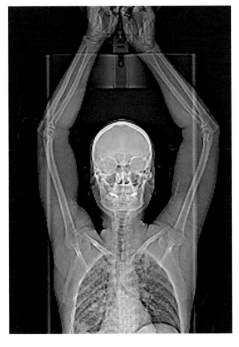

图 10-10-2　上肢静脉定位像
确定扫描野上下和左右范围

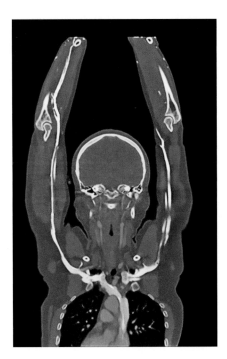

图 10-10-3　上肢静脉成像 CPR

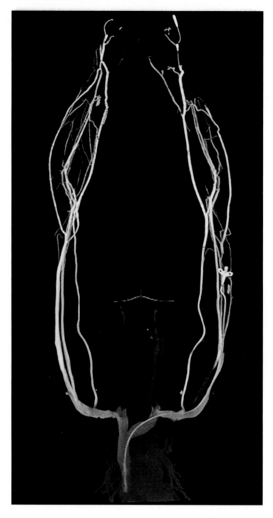

图 10-10-4 上肢静脉 MIP

二、下肢血管

（一）下肢动脉

髂外动脉出腹股沟续为股动脉，分支动脉有股深动脉（旋髂浅动脉、旋股外动脉、穿支动脉等），股动脉在腘窝处改名为腘动脉，主要分支有膝上、中、下动脉、胫前动脉和胫后动脉。胫前动脉下行延续为足背动脉，末端形成足背动脉弓和足底深支；胫后动脉为腘动脉的直接延续，主要分支有腓动脉、胫骨滋养动脉、足底外侧动脉等。其中，足底外侧动脉与胫前动脉的足底支吻合成足底动脉弓。（图 10-10-6）

【适应证】

1. 下肢动脉狭窄闭塞性疾病。

2. 主动脉瘤累及下肢动脉。

3. 下肢动脉支架置入术后或外科手术后评估。

4. 外伤累及下肢动脉急诊 CT 检查。

【检查方法和技术】

下肢动脉 CTA 检查参数见表 10-10-3。

三维重建影像可清晰显示下肢动脉的解剖形态及病变的部位、大小及范围、管壁厚度、钙化、动脉管腔内的血栓情况，对外科手术和介入治疗有重要参考价值。VRT 可直观显示下肢动脉及分支，带骨骼的 CTA（图 10-10-8）影像可明确病变与下肢骨的关系，便于外科或介入手术的定位，去骨 CTA（图 10-10-9）

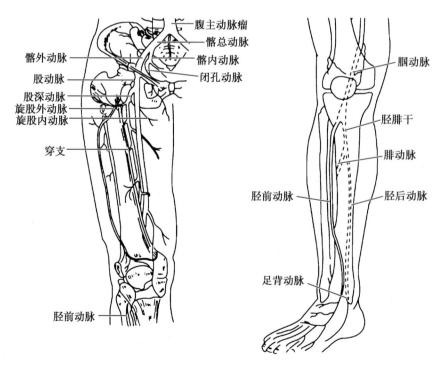

图 10-10-6 下肢动脉示意图

表 10-10-3 下肢动脉 CTA 检查参数

扫描要求及重建参数		二次重建/备注
扫描设备	≥16层螺旋CT	
患者准备	① 去除腹部及下肢的金属物品 ② 建立外周静脉通道(肘正中静脉)穿刺或其他通道	
检查体位	仰卧,双臂上举或胸前交叉,双下肢并拢并对称,脚尖稍内旋	
静脉对比剂	浓度 300~400mgI/ml 双期注射:第一、二期速率 4~5ml/s; 2~3ml/s 成人用量 70~90ml 婴幼儿根据体重(kg)计算	
扫描延迟	1. 测试法,对比剂 20ml,计算到足背动脉时间 2. 团注跟踪技术,延迟时间 8~10 秒,扫描时长 40~50 秒; ROI 置于腹主动脉下段腔内层面(图 10-10-7),阈值 80~120HU:自动或手动触发扫描 下肢动脉重度狭窄或闭塞性病变需适当增加对比剂用量,采用先高后低的双期速率方式延长对比剂注射及扫描时间使侧支血管灌注充盈良好,扫描后血管因为循环时间慢充盈不佳,立即回扫	
呼吸方式	平静呼吸	
定位像	正位	
扫描范围	肾动脉上方至靶血管远端或踝关节(足尖)(图 10-10-8),必要时须包括腹主动脉或主动脉全程;外伤患者视病情确定	
扫描方式	非心电门控螺旋扫描	
kV	采用 CarekV 80~120	
mA/rot	采用 CareDose4D 100~350	
旋转时间/s	0.5~0.6	
探测器覆盖范围	20~60mm/圈	
层数 × 准直/mm	64 × 0.625; 128 × 0.625(视机型而定)	
螺距	0.984~1.735	0.984~1.735
FOV/mm	300~380	300~380
重建层厚/mm	≤5.0	≤1
重建增量/mm	2.5~3.5	50%~70%
重建算法(卷积核)	软组织/标准	软组织/标准
窗宽、窗位	软组织窗	窗位 35~50、窗宽 300~400
图像后处理		MPR、CPR、VRT、MIP、薄层 MIP(STS-MIP)或 CTVE
注意事项	防止对比剂过敏反应,检查结束留观 15~30 分钟	

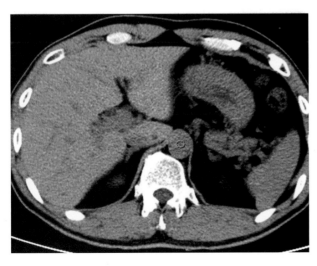

图 10-10-7 CTA 下肢动脉监测 ROI 层面

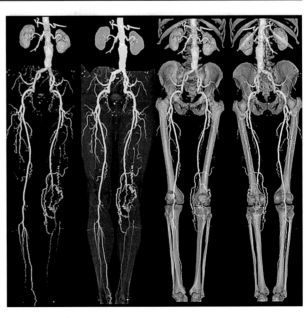

图 10-10-8 下肢动脉扫描范围及 VRT

影像有利于观察细微的血管病变；MIP 可显示血管管腔及管壁钙化情况（图 10-10-10）；MPR 和 CPR 可从不同角度截面观察动脉管腔和管壁的情况（图 10-10-11），了解腔内血栓形态及管腔狭窄程度；CTVE 用于观察动脉腔内或血管内支架的内部形态。

【常见疾病诊断要点】

下肢体动脉狭窄栓塞性病变可引起肢体严重缺血，甚至坏死。下肢动脉 CTA 可直观显示下肢动脉及分支的血管形态，不同的病变可表现为动脉管腔扩张、狭窄、闭塞、中断等形态变化，可显示管腔内附壁血栓或斑块形成的充盈缺损及管壁的不规则增厚、钙化，并可了解侧支供血情况，明确判断病变部位和范围及分支血管受累情况，为临床治疗和术后随访提供准确的参考依据。

（二）下肢静脉

下肢静脉主要有浅静脉、深静脉和交通静脉。浅静脉位于皮下组织和深筋膜外，深静脉与同名动脉伴行，深、浅静脉之间有交通静脉连接。浅静脉主要由小隐静脉和大隐静脉构成：小隐静脉起自足背外侧缘静脉，沿外踝后方上行，在膝关节注入腘静脉；

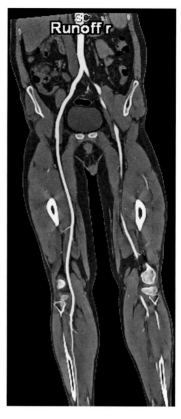

图 10-10-11 下肢动脉 CPR

大隐静脉起自足背内侧缘静脉，沿大腿内侧上行注入股静脉。下肢静脉均有静脉瓣（图 10-10-12）。

下肢深静脉血栓（deep venous thrombosis，DVT）是常见的周围血管疾病，形成的三大病因：血流滞缓、血液高凝及血管壁损伤等，栓子脱落引起肺动脉栓塞（pulmonary embolism，PE）可危及生命。直接法下肢深静脉至肺动脉成像（directly computed tomography venography，DCTV）操作简便，静脉显

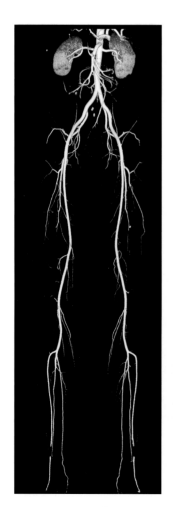
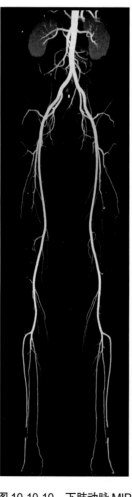

图 10-10-9 下肢动脉 VRT　　图 10-10-10 下肢动脉 MIP

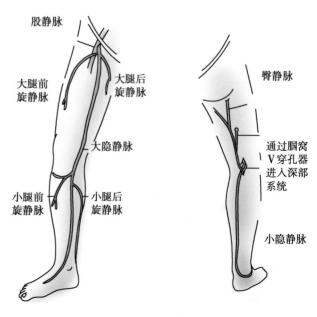

图 10-10-12 下肢静脉解剖图

影好,软组织分辨力高,可多角度、多平面及容积再现重建等,双下肢同步注射对比剂与生理盐水混合液静脉成像,不使用套带法可清晰显示浅静脉、大小隐静脉、交通支、静脉瓣、腓肠静脉、腘静脉、股静脉、髂静脉、下腔静脉、右心房和肺动脉等,而实现"一站式"检查(图 10-10-13,见文末彩图)。观察解剖结构和病变变异差异性较大的病原性病变及病灶情况,对静脉病变可定位、定量获取准确的诊断性图像,为疾病治疗提供可靠的图像依据。

【适应证】

1. 双侧或单侧下肢水肿,伴或不伴有胸、腹、盆壁及下肢浅静脉曲张。

2. 单侧下肢急性水肿、增粗、疼痛等,临床高度怀疑下肢静脉血栓合并肺动脉栓塞。

3. 严重的精索静脉曲张,彩超等辅助检查发现深静脉异常。

4. 反复发作的下肢淋巴网炎症。

5. 其他怀疑有深静脉疾病。

【禁忌证】

同增强和 CTA 检查。

【检查方法和技术】

下肢深静脉至肺动脉 CTA 检查参数见表 10-10-4。

表 10-10-4　下肢深静脉至肺动脉 CTA 检查参数

	扫描要求及重建参数	二次重建/备注
扫描设备	≥16 层螺旋 CT	
患者准备	同下肢动脉 CTA	
检查体位	足进位,仰卧于检查床中心,双踝关节下方垫高 10~15cm,在双膝关节下方 10cm 处各用套带法绑扎以有效阻断浅静脉回流	
护理准备	双侧下肢静脉 18~20 号留置针 Y 形管连接高压注射器,建立静脉通路	
技师准备	同上肢静脉 CTA	
扫描范围	踝关节上方 10cm 至胸廓入口包全肺动脉 方向自足尖至肺动脉或相反	
静脉对比剂	370mgI/ml 原液同生理盐水按照 1∶4 的比例稀释。稀释混合液 160~180ml 注射速率每侧 2.0~3.5ml/s 注射混合液前后分别注射 40ml 生理盐水,流率与对比剂注射相同,余同下肢动脉 CTA 婴幼儿根据体重(kg)计算	
扫描延迟	1. 经验法,延迟 18~22 秒扫描 2. 团注跟踪法,ROI 置于肺动脉主干腔内层面,80~100HU,阈值自动或手动触发扫描 总扫描时间为注射对比剂混合液时间(根据患者下肢肿胀程度、心率和年龄等适当增加扫描时间 3~5 秒)	
呼吸方式	平静呼吸	
定位像	正位 非心电门控螺旋扫描	
kV	采用 CarekV;80~120kV	
mA/rot	采用 CareDose4D　80~250mA/rot	
旋转时间/s	0.5~0.7	
探测器覆盖范围	20~60mm/圈	
层数 × 准直/mm	64 × 0.625;128 × 0.625(视机型而定)	
螺距	0.984~1.735	0.984~1.735
FOV/mm	350~380	300~380
重建层厚/mm	≤5	≤1
重建增量/mm	2.5~3.5	50%~70%
重建算法(卷积核)	软组织/标准	软组织/标准
窗宽、窗位	软组织窗	窗位 35~50、窗宽 300~400
图像后处理		MPR、CPR、VR、MIP 等
注意事项	同下肢动脉 CTA	

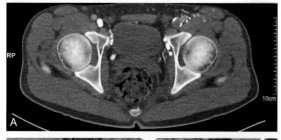

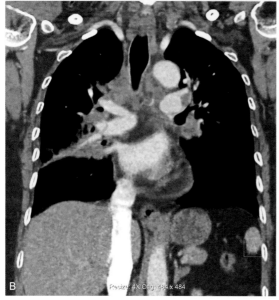

图 10-10-14 MPR

A. 上侧髂静脉血栓形成伴多发侧支循环形成；B. 下侧肺动脉主干栓塞。

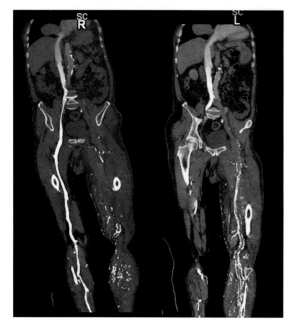

图 10-10-15 CPR

右侧下肢深静脉至右心房正常；左侧股静脉、髂静脉充盈缺损。

【图像后处理及质量控制】

MPR（图 10-10-14）、CPR（图 10-10-15）、MIP（图 10-10-16）和VR（图 10-10-17，见文末彩图）等。

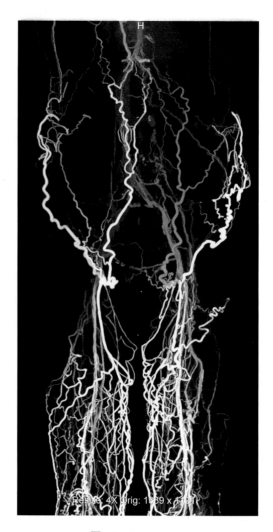

图 10-10-16 MIP

双侧髂静脉、下腔静脉弥漫血栓形成伴有广泛侧支循环。

第十一节 CT 图像质量控制

心血管 CT 系统血管成像的图像质量控制基本要求与其他部位 CT 检查基本一致，也包括去除金属伪影、减少移动伪影、高密度伪影，正常解剖位或规范的体位，在合理的放射剂量下提高图像信噪比等。其特殊性在于技师在检查前要了解患者的疾病种类，心功能、心血管系统循环情况，对比剂使用方法的合理性；近端和远端血管的强化差值范围≤100HU，检查时才能够把对比剂方案与图像质量及后处理方法的选择要求完美结合，而满足诊断和临床需求，提供有效的临床所需要信息。因为心血管疾病复杂，成像部位多，具体的质控标准和提高检查质量的方法都与成像部位临床需求相匹配的特殊性，在每一节里已经作了分别说明。

（陈 晶 韩 磊）

第十一章 多器官联合成像检查技术要点

第一节 胸痛三联征联合成像检查技术要点

急性冠状动脉综合征、肺动脉栓塞、主动脉夹层，称为急性胸痛三联征（triple-rule-out，TRO），患者有胸部疼痛、呼吸困难等症状，多为突发性疾病，起病急，若不能及时诊断，则会危及患者生命。数字减影血管造影（digital subtraction angiography）常作为 TRO 检查的首选手段之一，但其属有创检查，有并发症风险。传统 CT 扫描需将冠状动脉 CTA、肺动脉 CTA 以及主动脉 CTA 分开扫描，需要较长的扫描时间以及间隔时间，延误诊断及诊疗，辐射剂量较大，增加额外损伤，且费用较高，增加患者经济负担。

胸痛三联征联合成像检查可快速明确病因，为早期治疗争取宝贵时间。目前多数 64 层及以上 CT 机型能在短时间内完成胸痛三联征 CTA 一站式检查，在一次 CT 扫描的同时可获得冠状动脉、肺动脉及主动脉相关信息，可迅速、准确地鉴别急性冠脉综合征、肺动脉栓塞、主动脉夹层等急性重症，避免了重复检查、降低了辐射剂量及减少了对比剂的用量（图 11-1-1、图 11-1-2，见文末彩图）。

扫描方案：

常规 64 排及以上螺旋 CT 扫描方案，在扫描完定位像后，选择扫描范围，分别设置三期扫描序列。

肺动脉 CTA：采用自动触发扫描，ROI 设在肺动脉主干，阈值 100HU，扫描范围为胸廓入口至双肺底下缘，延迟时间 2 秒，扫描时间 0.3 秒，采用螺旋扫描方式，螺距 0.992∶1，探测器宽度 160mm，通道数 256，旋转速度 0.28s/r，管电压 100kVp，管电流自动毫安技术，噪声指数 15~25，重建厚度 0.625mm，标准算法重建，ASIR-V 前置 30% 联合后置 70%。

冠状动脉 CTA：采用自动触发扫描，在肺动脉扫描结束后，延迟 4~6 秒采集，扫描范围为气管分叉下缘至心脏底部，采用单心跳轴扫模式，扫描时间 0.3 秒，探测器宽度 160mm，通道数 256，旋转速度 0.28s/r，管电压 100kVp，管电流自动毫安技术，噪声指数 15~25，重建层厚 0.625mm，标准算法重建，ASIR-V 前置 30% 联合后置 70%。

主动脉 CTA：冠状动脉 CTA 扫描完成后立即进行，转换延迟 1.1 秒，扫描范围为主动脉弓至颅顶，方向头侧至足侧，扫描时间 10 秒，采用螺旋扫描方式，螺距 0.992∶1，探测器宽度 160mm，通道数 256，旋转速度 0.28s/r，管电压 100kVp，管电流自动毫安技术，噪声指数 25HU，重建厚度 0.625mm，标准算法重建，ASIR-V 前置 30% 联合后置 70%。

对比剂方案：非离子碘对比剂，根据患者 BMI 不同，注射速度 4~5ml/s，剂量 80~100ml，若对比剂浓度较低，则相应的对比剂用量及注射流速应适当提高。生理盐水适量，流速需与对比剂流速一致。

主动脉I型夹层患者由于夹层累及升主动脉，冠状动脉窦有受累可能，临床在制订治疗方案前需要了解冠状动脉窦受累及冠状动脉血运情况，故在检查前对患者进行屏气训练非常重要，对于无法自主配合的患者，应请家属协助屏气，尽量减少呼吸伪影对检查的影响。此外，由于注药速度快，注药量大，检查中应始终注意患者静脉留置针通畅情况，谨防跑针、鼓包、渗漏等情况发生。

第二节 心脑血管联合成像检查技术要点

冠状动脉与脑动脉粥样硬化常同时发生，二者之间存在紧密联系。随着多层螺旋 CT 的发展，CTA 已广泛应用于诊断全身血管疾病，但常规头颈部、冠状动脉 CTA 需要分 2 次进行，辐射剂量高，对比剂用量大，操作相对复杂。

心脑血管联合成像检查可快速明确病因，为早期治疗争取宝贵时间，在一次 CT 扫描的同时可获得冠状动脉及头颈部动脉相关信息，可迅速、准确地鉴别急性冠脉综合征、脑血管栓塞或出血等急性重症患者，避免了重复检查、减低辐射剂量及减少对比剂的用量（图 11-2-1、图 11-2-2，见文末彩图）。

扫描方案：

常规 64 排及以上螺旋 CT 扫描方案：在扫描完定位像后，选择扫描范围，分别设置双期扫描序列。

扫描参数：冠状动脉 CTA 采用自动触发延迟扫描，感兴趣区域（region of interest，ROI）设在升主动脉，阈值 70HU，扫描范围为气管分叉下 1cm 至心底下缘，扫描时间 0.3 秒，采用轴扫模式，探测器宽度 160mm，通道数 256，旋转速度 0.28s/r，管电压 100kVp，管电流自动毫安技术，噪声指数 21.0HU，重建层厚 0.625mm，标准算法重建，ASIR-V 前置 30% 联合后置 70%。

头颈 CTA：冠状动脉 CTA 扫描完成后立即进行，转换延迟 1.1 秒，扫描范围为主动脉弓至颅顶，扫描时间 1.8 秒，采用螺旋扫描方式，螺距 0.992∶1，探测器宽度 80mm，通道数 128，旋转速度 0.28s/r，管电压 100kVp，管电流自动毫安，噪声指数 25HU，重建厚度 0.625mm，标准算法重建，ASIR-V 前置 30% 联合后置 50%。

对比剂方案：非离子碘对比剂，根据患者 BMI 不同，注射速度 4~5ml/s，剂量 60~80ml，若对比剂浓度较低，则相应的对比剂用量及注射流速应适当提高。生理盐水适量，流速需与对比剂流速一致。

冠状动脉与头颈 CTA 联合检查应首先进行冠状动脉检查，宜采用单心跳轴扫方式，冠状动脉扫描结束立即进行头颈 CTA 扫描，要尽量缩短冠状动脉扫描时间及冠状动脉与头颈 CTA 两次扫描的间隔时间。联合检查满足了冠状动脉搭桥术后需要大范围扫描的基本要求，但为保证图像的分辨力，进行扫描时应同时注意选择尽可能薄的扫描层厚。头颈 CTA 剪影处理的效果直接影响头颈部主干血管的显示及评估，故应在注射对比剂前首先进行头颈部平扫，且扫描范围及参数均需要与头颈 CTA 保持一致。

宽体探测器 CT 冠状动脉与头颈部 CTA 联合检查可显示心脏、颅内及颈部正常及异常血管形态，评价血管阻塞部位及程度，观察肿瘤与血管的关系等信息，已经成为临床采用的常规检查，对于怀疑动脉粥样硬化患者及体检工作，冠状动脉与头

颈部 CTA 联合检查也是提高检查效率、降低辐射剂量及对比剂用量的最佳选择。宽体探测器 CT 具有 16cm 高清探测器、29 毫秒单扇区时间分辨力、0.23mm 空间分辨力等高新技术优势，可在一次注射对比剂的较短时间内完成冠状动脉及头颈部动脉 CTA 的全部检查过程，利用其可快速进行连续容积扫描的能力，使联合检查扫描时间大幅减少，从而保证对比剂峰值时间可被捕捉，可根据需要对增强的任意时相进行剪影，结合低管电压成像技术，将使感兴趣血管边缘更为锐利，也同时减少了对比剂用量及辐射剂量。联合检查中，球管常需要进行不同检查方式的切换，包括轴扫与螺旋扫描、心电门控与非心电门控，这也需要 CT 球管能够在短时间内在不同的检查方式间进行快速的切换，只有这样才能在一次对比剂时间内完成心脑血管的联合检查。由于冠状动脉和头颈部动脉都属于对人体重要脏器供血的血管，同时也是动脉粥样硬化等全身性疾病常见的受累部位，两者有着同样的发病基础和机制，临床实际工作中也经常发现冠状动脉与头颈部动脉同时发生动脉粥样硬化的情况，心脑联合检查技术有效地避免了以往需要两次单独检查带来的种种弊端，宽体探测器冠状动脉与头颈部 CTA 联合检查具有很大的临床应用价值。

在进行冠状动脉与头颈部 CTA 联合检查时，首先需要确定各自的扫描范围和触发扫描的监测层面：头颈部 CTA 扫描范围主动脉至颅顶，冠状动脉 CTA 扫描是从隆凸下至心脏膈面水平，触发层面选取气管隆凸下水平升主动脉或降主动脉。定位像扫描完成后先行冠状动脉 CTA 检查，方法同常规冠状动脉扫描，采用心电门控技术，采用单心跳轴扫模式，要尽可能缩短冠状动脉 CTA 扫描时间及冠状动脉 CTA 与头颈部 CTA 两次扫描间隔时间，以保证在一次对比剂注射后完成全部扫描。当冠状动脉 CTA 扫描结束后，立即行头颈部 CTA 扫描，采用螺旋扫描模式，扫描范围自动与头颈部平扫图像匹配，对比剂、生理盐水用量及注射速率应根据患者 BMI 调整。两个部位检查完成后，在工作站进行图像的三维立体重建，采用容积再现、多平面重建、曲面重建等方式进行冠状动脉与头颈部动脉的血管分析。若患者有接受血管内介入治疗的病史，放置有支架、弹簧圈等内置物，联合检查时可采用金属伪影抑制技术降低置入物周围的射线硬化效应伪影，提高血管与周围组织对比，从而有利于临床准确评估治疗效果，使再发动脉瘤、再狭窄、血管破裂、继

发出血等并发症得到及时、有效的救治。对于冠状动脉搭桥术后的复查，宽体探测器冠状动脉与头颈CTA联合检查可保证扫描野内桥血管全程包括两端吻合口，且强化程度基本一致，能清晰、直观、整体地显示桥血管及其连接关系、管腔、管壁等情况。

第三节 冠状动脉联合腹部增强成像检查技术要点

既往研究指出，围手术期因心血管事件死亡的患者中，约一半发生在非心脏手术的患者。因此，术前对围手术期发生心脏事件的危险程度进行评估非常重要。冠状动脉CTA作为诊断冠心病的可靠方法，判断冠状动脉解剖异常和动脉粥样硬化准确而实用。对非心脏手术患者术前冠状动脉行CTA检查，初步判断其动脉硬化程度，对于临床手术计划的取舍具有重要意义。腹部多期增强CT检查是为了增加组织对比度，以便更好地观察和区别组织结构，提高病变检出率及诊断正确率。对于肿瘤患者，有助于准确地判断肿瘤的位置和侵犯程度，正确选择治疗方式，对治疗效果的评价也很有意义。

对于冠状动脉联合腹部增强成像，宽体探测器具有极大的优势，超长的探测器宽度及超高的采样频率可以为图像重建中提供更多的"数据"，能够精确地确定其形状、空间位置和细节。在完成冠状动脉CTA检查的瞬间可切换螺旋扫描模式参与腹部增强检查的联合扫描，既排除了部分不适合手术者，降低了心血管并发症，确保了手术安全，又获得了多期增强检查提供的病灶或器官组织结构的数据，极大地提高了检查效率（图11-3-1~图11-3-3，见文末彩图）。

扫描方案：

常规64排及以上螺旋CT扫描方案：在扫描完定位像后，选择扫描范围，分别设置双期扫描序列。

扫描参数：冠状动脉CTA采用自动触发扫描，ROI设在降主动脉，阈值100HU，扫描范围为气管分叉下1cm至心底下缘，扫描时间0.3秒，采用单心跳轴扫模式，探测器宽度160mm，通道数256，旋转速度0.28s/r，管电压100kVp，管电流自动毫安技术，噪声指数21HU，重建层厚0.625mm，标准算法重建，ASIR-V前置30%联合后置70%。

多期增强CT：动脉期为冠状动脉CTA扫描完成后2.4秒；静脉期：动脉期采集后延迟30~35秒，扫描范围为膈肌顶部至耻骨联合下缘，方向头侧至足侧，扫描时间1.76秒，采用螺旋扫描方式，螺距0.992：1，探测器宽度80mm，通道数128，旋转速度0.28s/r，管电压100kVp，管电流自动毫安技术，噪声指数21HU，重建厚度0.625mm，标准算法重建，ASIR-V前置30%联合后置50%。

对比剂方案：非离子碘对比剂，注射速度首先5ml/s，随后3ml/s，剂量共80~100ml。若对比剂浓度较低，则相应的对比剂用量及注射流速应适当提高。生理盐水适量，流速需与对比剂流速一致。

对于不稳定高血压伴胸闷、憋气患者，冠状动脉CTA联合腹部多期增强检查可帮助鉴别高血压、胸闷原因，通过腹部多期增强扫描可排查嗜铬细胞瘤的可能，嗜铬细胞瘤会分泌产生大量儿茶酚胺，大量儿茶酚胺作用于心肌，可使冠状动脉负荷增大，导致冠状动脉痉挛引起心肌缺血、缺氧，产生胸闷、憋气等症状，易误诊为急性冠脉综合征，通过冠状动脉CTA又能帮助排查冠状动脉自身病变。联合检查时，首先进行腹部平扫，然后利用宽体探测器CT技术优势，进行心脏冠状动脉扫描大范围单心跳轴扫。在一次对比剂注射完成后应先行冠状动脉CTA扫描，紧接着扫描腹部多期增强检查的动脉期、静脉期，推荐打药后25秒左右行动脉期扫描，60秒左右行静脉期扫描。同时注意尽可能缩短冠状动脉与腹部多期增强检查的间隔时间。

腹部多期增强CT检查是为了充分评价腹部脏器病变的血供情况、更好地显示病灶特征及进行定位、定性诊断的检查技术。腹部多期增强检查通常采用平扫及两期增强模式，包括动脉期、静脉期，尤其对于血供丰富的脏器，如肝脏，其多期增强的检查效果取决于肝实质与病灶的强化情况，肝实质强化越明显，与病变的密度差别越大，越有利于对病变位置、性质的准确诊断。腹部多期增强动脉期多采用个体化阈值触发方式来启动扫描，随后根据经验法确定后两期扫描对应的延迟时间节点。由于门脉期持续时间较长，一般都能取得比较满意的增强效果，而动脉期多持续时间较短，故如何使三期图像均达到最佳效果是腹部多期增强检查扫描中的关键。

研究表明，冠状动脉CTA检查可有效降低围手术期心脏不良事件的发生率，是术前发现冠状动脉病变、评估心脏功能的有效手段，是制订合理治疗方案的有效保证。宽体探测器CT的问世为同时进行冠状动脉CTA和腹部多期增强检查提供了技术保证，虽然两者都是在注射对比剂后进行不同期相和时间的扫描,但是两者的检查目的并不相同,腹部多期增强检查更侧重于腹部脏器的强化效果,而冠状动脉 CTA 检查只侧重于冠状动脉的管壁、管腔情况。冠状动脉 CTA 与腹部多期增强联合检查时,首先进行冠状动脉 CTA 检查,采用单心跳轴扫模式,自动触发启动扫描,冠状动脉 CTA 检查结束后,立即进行腹部多期增强扫描,采用螺旋扫描模式,为了保证动脉期目标腹部脏器强化效果,应尽量减少冠状动脉 CTA 扫描时间、扫描模式切换及移床的时间,可采取适当增加对比剂注射速率等措施,此外,扫描前充分训练患者在短时间内多次成功屏气也是保证联合检查成功的重要前提。

第四节　冠状动脉联合主动脉成像检查技术要点

　　主动脉 CTA 是诊断主动脉瘤、主动脉夹层或壁间血肿等具有发病突然、进展迅速、病死率高等特点的主动脉疾病的有效手段,但在诊断主动脉疾病时需要排除急性冠状动脉病变,冠状动脉 CTA 与主动脉 CTA 的联合检查是临床评估急性胸痛患者迅速、高效的检查方法,对于主动脉夹层尤其是怀疑夹层累及冠状动脉窦的 Ⅰ、Ⅱ 型患者尤其重要。对于升主动脉瘤治疗前冠状动脉情况的评估也亟须冠状动脉与主动脉 CTA 联合检查这种简便、高效的检查技术。

　　对于分秒必争的急性胸痛急诊 CT 检查,治疗时间的耽误可能造成不可逆转的严重后果。既往患者在分次检查的过程中不仅要经历多次注射的痛苦,有时还会受到监测、抢救设备妨碍通过 CT 机孔径的影响而延误检查。因此,冠状动脉与主动脉 CTA 联合检查对于患者的抢救及治疗至关重要(图 11-4-1,见文末彩图;图 11-4-2、图 11-4-3)。

　　扫描方案:

　　常规 64 排及以上螺旋 CT 扫描方案:在扫描完定位像后,选择扫描范围,分别设置双期扫描序列。

　　扫描参数:冠状动脉 CTA 采用自动触发扫描,ROI 设在降主动脉,阈值 100HU,扫描范围为气管分叉下 1cm 至心底下缘,扫描时间 0.3 秒,采用单心跳轴扫模式,探测器宽度 160mm,通道数 256,旋转速度 0.28s/r,管电压 100kVp,管电流自动毫安技术,噪声指数 21HU,重建层厚 0.625mm,标准算法重建,ASIR-V 前置 30% 联合后置 70%。

　　主动脉 CTA:冠状动脉 CTA 扫描完成后立即

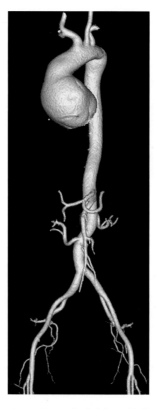
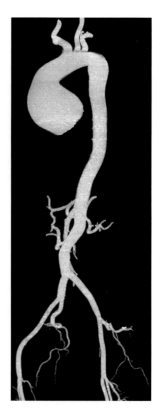

图 11-4-2　主动脉与冠状动脉重组融合冠状面 VR 图像　　**图 11-4-3　主动脉与冠状动脉重组融合斜位 MIP 图像**

进行,转换延迟 1.1 秒,扫描范围为主动脉弓至颅顶,方向头侧至足侧,扫描时间 10 秒,采用螺旋扫描方式,螺距 0.992∶1,探测器宽度 160mm,通道数 256,旋转速度 0.28s/r,管电压 100kVp,管电流自动毫安技术,噪声指数 25HU,重建厚度 0.625mm,标准算法重建,ASIR-V 前置 30% 联合后置 70%。

　　对比剂方案:非离子碘对比剂,根据患者 BMI 不同,注射速度 4~5ml/s,剂量 80~100ml,若对比剂浓度较低,则相应的对比剂用量及注射流速应适当提高。生理盐水适量,流速需与对比剂流速一致。

　　主动脉疾病具有发病突然、进展迅速、病死率高等特点,常急诊收入院且临床症状有时与急性冠心病很难区分。因此,对于急性胸痛患者,临床怀疑冠状动脉或主动脉病变时,常需进行冠状动脉与主动脉联合检查。冠状动脉与主动脉联合检查时,需要观察包括冠状动脉在内的自主动脉弓至髂血管分叉在内的主动脉血管情况。心脏冠状动脉可采用大范围单心跳轴扫模式,极大地降低了冠状动脉的扫描时间,这就为首先进行冠状动脉 CTA 检查后立即进行主动脉 CTA 检查创造了时间上的可能性。冠状动脉 CTA 采用心电门控技术,阈值触发方式进行扫描,触发层面选取气管隆凸下层面,感兴趣区设定在升主动脉或降主动脉,手动或自动触发启动扫描。冠状动脉扫描前通常设置约8秒的延迟时间,以提示患者吸气后屏气,并可使对比剂充分充盈冠状动脉的各支血管。尽可能缩短冠状动脉与主动脉两次扫描的间隔时间。主动脉CTA采用螺旋扫描模式,扫描范围自主动脉弓至耻骨联合水平,扫描方向为头侧至足侧。联合检查全部完成后,在工作站对冠状动脉及主动脉图像进行三维重建、多方位融合重组、曲面重组等,实现冠状动脉及主动脉的血管分析。

宽体探测器CT结合0.28s/周的转速及冠状动脉追踪冻结技术进行联合检查,可在一个心动周期的收缩期和舒张期各进行一次图像采集并重建图像,可对主动脉夹层真腔在不同期相的情况进行评估,并对主动脉夹层真假腔及破口位置进行分别显示。结合低管电压技术,可对不典型主动脉夹层壁间血肿的累及范围、程度及穿透性溃疡的位置、大小等做出清晰显示。对于升主动脉瘤或升主动脉夹层患者,为了保证冠状动脉血供及避免围手术期心脏不良事件,术前需要评估冠状动脉窦受累及冠状动脉血供情况,冠状动脉与主动脉CTA联合检查可一站式获得所需信息,减少了对比剂用量,提高了检查效率,结合最新的迭代技术也使辐射剂量控制在满意的水平。

第五节 一站式能量灌注成像检查技术要点

CT灌注成像(CTP)不同于动态增强扫描,是在静脉快速团注对比剂时,对感兴趣区层面进行连续CT扫描,从而获得感兴趣区时间密度曲线,并利用不同的数学模型,计算出各种灌注参数值,因此能更有效并量化反映局部组织血流灌注量的改变,这是一种CT应用领域的前沿科技,对明确病灶的血液供应具有重要意义。

目前CT灌注成像技术方法众多,其参数各异,但是,数学模型却不外乎非去卷积算法和去卷积算法。常用的数学模型有:①使用斜率法计算得出血容量(BV)至峰值时间(TTP)以及瞬间最大密度投影(tMIP)函数图,BV从组织增强峰值与动脉增强峰值的比率中计算出来;②使用斜率法计算函数,利用MullaniGould公式计算瞬间最大密度投影(tMIP)图像、峰值增强图像、TTP、平均通过时间(MTT)的函数图;③使用去卷积算法,对动态图像数据进行分析,获得血流量(BF)、BV、

MTT等灌注参数及函数图。CT灌注成像与多层技术相结合可实现多层同层动态CT灌注扫描,即"Toggling-Table"技术,克服了单层螺旋CT z轴扫描范围小的缺点,可实现多层同时扫描,增大了检查的纵向解剖范围,能够挑选病变截面较大、静脉清楚、图像质量好的一组进行分析,使得到的灌注参数更加准确。

目前,CTP灌注的临床应用主要在急性脑缺血和肿瘤学的研究方面。脑缺血时局部血流减少,灌注的目的在于了解缺血的程度,量化分析单位组织内的血流动力学变化,从而对缺血组织进行评价,及时恢复正常血供。对肿瘤灌注的目的是探索由新生血管形成所引起的灌注值及毛细血管通透性的改变,通过抗血管生成抑制肿瘤生长。随着技术的进步及研究的深入,血管CTA联合CTP彰显出了巨大的临床使用价值,本节重点介绍头颈CTA联合颅脑CTP扫描、肺动脉CTA联合肺灌注CTP扫描、冠状动脉CTA联合心肌CTP扫描、肝动脉CTA联合肝脏CTP扫描及胰腺CTA联合胰腺CTP扫描。

一、头颈CTA联合颅脑CTP扫描方案

常规64排及以上螺旋CT扫描方案:在扫描完定位像后,选择扫描范围,分别设置双期扫描序列。

扫描参数:颅脑CTP采用轴扫模式,探测器宽度160mm,通道数256,旋转速度0.28s/r,管电压120kVp,管电流自动毫安技术,噪声指数根据患者BMI不同,设置在10~25之间,重建层厚0.625mm,标准算法重建,ASIR-V前置30%联合后置70%。灌注开始时,扫描与对比剂注射同时开始,在25~30秒内连续扫描多个时相。

图像处理:将灌注图像数据传至图像后处理工作站(AW),选择对应的颅脑血管灌注分析软件进行分析处理,提颈内血管时间密度曲线(TDC)波峰所在期相对应的图像为动脉期图像。

对比剂方案:非离子碘对比剂,注射速度5ml/s,根据患者BMI不同,剂量40~60ml,若对比剂浓度较低,则相应的对比剂用量及注射流速应适当提高。生理盐水适量,流速需与对比剂流速一致。

二、肺动脉CTA联合肺灌注CTP扫描方案

常规64排及以上螺旋CT扫描方案:在扫描完定位像后,选择扫描范围,分别设置双期扫描序列。

扫描参数:2个球管的管电压为140kV、80kV,

管电流采用自动毫安技术，探测器准直 64×0.6mm，螺距 0.55，转速 0.33s/r，扫描层厚 3mm。灌注扫描开始时，扫描与对比剂注射同时开始，将感兴趣区设定在肺动脉干，阈值达到 80HU 后延迟 3 秒后自动触发扫描，在 25~30 秒内连续扫描多个时相。

图像处理：将双能量模式扫描后的 140kV、80kV 图像数据传至图像后处理工作站，选择软件中"Lung PBV"模式进行分析处理，获得伪彩编码的 3D 双能量肺灌注图像及肺动脉 CTA 图像，CT 值范围选择：-960~600HU，伪彩图选择灰阶 16bit 和"PET Rainbow"16bit。

对比剂方案：非离子碘对比剂，注射速度 5ml/s，根据患者 BMI 不同，剂量 30~40ml，若对比剂浓度较低，则相应的对比剂用量及注射流速应适当提高。生理盐水适量，流速需与对比剂流速一致。

三、冠状动脉 CTA 联合心肌 CTP 扫描方案

扫描前需遵医嘱服用腺苷，常规 64 排及以上螺旋 CT 扫描方案：在扫描完定位像后，选择扫描范围，分别设置双期扫描序列。

扫描参数：A、B 球管的电压分别为 140kV、100kV，管电流采用自动毫安技术，视野大小为 260mm×260mm，探测器准直 64×2×0.6mm，螺距可根据心率自动调整，扫描层厚 0.75mm，间隔 0.5mm，卷积函数值为 D30f，图像矩阵大小为 512×512，采集全期相时间窗获得数据。

图像处理：将双能量模式扫描后的 140kV、100kV 图像数据传至图像后处理工作站，选择软件中"Heart PBV"模式进行分析处理，获得伪彩编码的 3D 心肌灌注图像及冠状动脉 CTA 图像，伪彩图选择灰阶 16bit 和"PET Rainbow"16bit。

对比剂方案：非离子碘对比剂，注射速度 5ml/s，根据患者 BMI 不同，剂量 50~70ml，若对比剂浓度较低，则相应的对比剂用量及注射流速应适当提高。生理盐水适量，流速需与对比剂流速一致。

四、肝动脉 CTA 联合肝脏 CTP 扫描方案

常规 64 排及以上螺旋 CT 扫描方案：在扫描完定位像后，选择扫描范围，分别设置多期扫描序列。

扫描参数：扫描范围自肺底至肝下缘。对比剂注射 6 秒后启动扫描，首次 30 秒采用屏气扫描，每 2 秒（曝光 1 秒，间隔 1 秒）采集 1 次，获得 15 期图像，然后分别于第 45 秒、第 49 秒、第 53 秒、第 57

秒、第 69 秒、第 89 秒、第 119 秒、第 159 秒、第 219 秒、第 359 秒、第 599 秒各扫描 1 次，共获得 26 期图像；采取宽体轴扫采集模式，管电压 100kVp，管电流 100mAs，ASIR-V 60%，z 轴覆盖范围 160mm，矩阵 512×512，扫描层厚及层间隔均为 5mm，重建层厚和层间隔均为 1.25mm。

图像处理：将灌注图像数据传至图像后处理工作站（AW），选择对应的肝脏灌注分析软件进行分析处理，提 CTP 组腹主动脉时间密度曲线（TDC）波峰所在期相对应的图像为动脉期图像。

对比剂方案：非离子碘对比剂，注射速度 5ml/s，根据患者 BMI 不同，剂量 50~70ml，若对比剂浓度较低，则相应的对比剂用量及注射流速应适当提高。生理盐水适量，流速需与对比剂流速一致。

五、胰腺 CTA 联合胰腺 CTP 扫描方案

常规 64 排及以上螺旋 CT 扫描方案：在扫描完定位像后，选择扫描范围，分别设置多期扫描序列。

扫描参数：首先进行中上腹部 CT 平扫，根据平扫图像确定胰腺位置，扫描范围自胰腺上缘至胰腺下缘。对比剂注射 6 秒后启动扫描，首次 30 秒采用屏气扫描，每 2 秒（曝光 1 秒，间隔 1 秒）采集 1 次，获得 15 期图像，然后分别于第 45 秒、第 49 秒、第 53 秒、第 57 秒、第 69 秒、第 89 秒、第 119 秒、第 159 秒、第 219 秒、第 359 秒、第 599 秒各扫描 1 次，共获得 26 期图像；采取宽体轴扫采集模式，管电压 100kVp，管电流 100mAs，ASIR-V 60%，z 轴覆盖范围 160mm，矩阵 512×512，扫描层厚及层间隔均为 5mm，重建层厚和层间隔均为 1.25mm。

图像处理：将灌注图像数据传至图像后处理工作站（AW），选择对应的胰腺灌注分析软件进行分析处理，提胰动脉时间密度曲线（TDC）波峰所在期相对应的图像为动脉期图像。

对比剂方案：非离子碘对比剂，注射速度 5ml/s，根据患者 BMI 不同，剂量 50~70ml，若对比剂浓度较低，则相应的对比剂用量及注射流速应适当提高。生理盐水适量，流速需与对比剂流速一致。

CT 灌注成像反映的是单位时间内每像素或体素内对比剂浓度的变化，灌注参数和图像质量受扫描条件、对比剂量、注射速度、原始图像重建条件、计算法则、运动伪影、部分容积效应、患者心输出量等多种因素影响。

CT 灌注成像技术的限制之一就是检查范围

较小。既往传统 CT 为单层动态扫描，即使目前的 MSCT 虽可实现多层同层动态扫描，在一定程度上增加了 z 轴扫描范围，但是其时间分辨力明显下降。由于 MTT 的质量与精确度在很大程度上取决于数据集时间分辨力，时间分辨力降低，其精确度就会降低，另外，患者的任何运动都可导致灌注值出现误差，完全局限于图像平面内的各种运动无论是平移还是旋转，都可用图像配位的方法来解决，但是图像以外的运动将引起数据丢失。尽管在多层面研究中，可逐一层面追踪运动组织，但其能力有限，由呼吸引起的层面不连贯仍然是一个棘手问题，呼吸门控有可能使这一问题得到部分解决，但会导致时间分辨力下降。由于射线硬化效应伪影对 CT 灌注结果有明显影响，因此，当显示野内义齿、假体或心腔的高密度对比剂周围存在密度伪影时，应慎用 CT 灌注成像。

第六节　CT 图像质量控制

一、图像质量基本要求

1. 检查部位符合临床诊断需求。
2. 图像上无由于设备故障造成的伪影。
3. 图像采集和重建参数符合影像诊断的需求。
4. 预置合适的窗宽和窗位。
5. 图像标识显示完整。
6. 增强检查期相达到临床诊断要求。

二、图像处理

1. 窗宽、窗位　不同组织推荐的窗宽、窗位见表 11-6-1。可根据具体情况，自动调节最适合的对比度，以利于病变最直观的显示为主。

表 11-6-1　不同组织推荐的窗宽、窗位

组织	窗宽/HU	窗位/HU
软组织	80~100	35~45
骨	3 500~4 000	500~700
血管	600~900	200~300
纵隔	300~500	30~50
肺	800~1 500	−800~−600
脑	100~120	20~40

2. 一些特殊病变，需对窗宽、窗位进行调整，以利于病变观察。

（1）少量硬膜下血肿：调高窗宽至 100~120HU，

增加图像层次，窗位 40~50HU。

（2）早期脑梗死：降低窗宽至 60~70HU，窗位增加至 40~45HU，以增加图像对比。

（3）囊性病变：增加窗宽至 100~120HU，窗位降低至 10~−10HU，以观察囊壁或鉴别脂肪成分与液体。

（4）颅外病变（如头皮下血肿、脂肪瘤、血管瘤等）：以窗宽 300HU、窗位 40HU 显示皮下组织和病变。

3. 常规三维图像重组

（1）多平面重组（multi planar reformation，MPR）：MPR 是利用计算机将感兴趣区各个不同层面的像素重新排列的技术，能连续组合各个层面的二维图像，包括冠状面、矢状面和任意斜位面。MPR 可较好地显示组织器官内复杂解剖关系，有利于病变的准确定位，可用于胸部血管、食管、气管管壁及管腔内外的多方位显示，比如胸主动脉、肺动脉、肿瘤、气管及食管异物等。

（2）最大密度投影（maximun intensity projection，MIP）：MIP 是通过计算机处理，从不同方向对被观察的三维数据进行线束透视投影，每一线束所遇密度值高于所选阈值的像素被投影在与线束垂直的平面上重组成二维图像，其投影方向可任意选择。能够清晰立体显示血管走行、病变血供的来源以及血管壁的改变等。可清晰显示胸部血管走行、管壁钙化斑块，以及血管、气管、食管内支架情况。往往结合 MPR 进行后处理重组。

（3）最小密度投影（minimun intensity projection，MinIP）：MinIP 是对每一投影线束所遇密度值低于所选阈值的像素投影重组的二维图像，主要用于扫描范围内胃肠管、支气管等气道的显示。

（4）表面遮盖显示（surface shaded display，SSD）：SSD 是通过计算被观察物体的表面所有相关像素的最高和最低 CT 值，保留所选 CT 阈值范围内像素的影像，但超出限定阈值的像素被透明处理后重组成三维图像。此技术可应用于骨骼、支气管、血管和肿瘤的表面形态显示，其空间立体感强，表面解剖关系清晰，有利于病灶的定位和侵犯范围的判断。

（5）容积再现（volume rendering technique，VRT）：VR 技术是利用螺旋 CT 容积扫描的所有体素数据，根据每个体素的 CT 值及其表面特征，使所有体素均有不同颜色和透明度，通过图像三维重组显示出具有立体效果的器官或组织结构的全貌，并

且还可根据需要显示器内部任意层次的形态。可用于肋骨、脊柱等胸廓骨骼以及胸部心脏血管的显示。

（6）CT仿真内镜成像术（CT virtual endoscopy，CTVE）：CTVE是利用计算机软件功能，将螺旋CT容积扫描获得的图像数据进行后处理，重建出空腔器官内表面的立体图像，类似纤维内镜所见。CTVE多用于观察气管、支气管、胃肠道、鼻咽腔、喉和主动脉等。

4. 动脉瘤以VR后处理为主，重点显示动脉瘤位置、形态、瘤颈与载瘤动脉的关系等。动脉瘤的大小、瘤颈/瘤体比等径线测量应在多平面重组图像上进行。

总体来说，血管畸形以MIP后处理为主，重点显示畸形血管、供血动脉、引流静脉等。了解肿瘤与血管关系时，以多平面重组（MPR）和厚层MIP后处理技术为主。可根据实际情况具体分析。

三、影像质量标准

1. 颅脑　脑组织窗能够显示灰白质边界、基底神经节、脑室系统、中脑周围的脑脊液腔隙、静脉注射对比剂后的大血管和脑室脉络丛。骨窗能够显示颅骨的内板、外板和板障。

2. 胸部的占位性病变部位需标注病变大小、位置，测量平扫及增强CT值、测量相关径线。如遇呼吸困难不能屏气者或婴幼儿，扫描中应适当加大管电流，增加螺距，缩短扫描时间，以减少运动伪影。

3. 腹部的图像应清晰分辨肝脏、胆囊、脾脏、胰腺、肾上腺及肾脏组织等脏器与血管的关系。

4. 在各部位血管CTA图像中，CPR图像中心线应置于血管中线上，血管CTA应能清晰地显示血管与邻近组织器官的差异，以及血管的病变，如出血、栓塞、动脉瘤以及外伤时与体内外异物的关系。

5. 在CT的成像过程中，影响CT图像质量的还有诸多方面的因素，包括设备因素和人为因素，在检查方面需要注意控制伪影，合理选择CT扫描参数及对比剂：如体位对称，金属伪影及运动伪影的预防，曝光剂量、焦点及重建算法的合理选择，对比剂用量及速率的选择等。需要操作者密切观察，提前准备，只有考虑周到，才能为临床医生及患者提供满意的图像质量。

（刘　杰　张　琰　綦维维）

第十二章　特殊CT检查和临床应用

第一节　CT灌注成像

CT灌注(CT perfusion, CTP)成像属于一种功能学CT检查方法,是根据血流变化与组织器官的正常生理功能及其病理变化密切相关的原理,通过对组织微循环的血流灌注状态进行评估,继而对疾病作出诊断的技术。不同于动态扫描,CT灌注成像是指在CT检查中采用静脉注射碘对比剂,同时对选定层面(单层或多层)通过一段时间的连续、多次扫描,从而获得某器官/组织对比剂增强的动态密度变化,随后利用灌注专用软件反映时间-密度变化曲线、组织灌注量改变等的一种方法,并利用不同的数学模型,计算出各种灌注参数值。其对明确病灶的血液供应具有重要意义,在脑梗死的早期发现上有广泛运用;随着CT的进展和多层螺旋CT的应用,CT扫描速度大大提高,目前,CT灌注成像已用于全身多个脏器,为急性脑卒中,肝、胰和骨骼等的良、恶性肿瘤诊断和鉴别诊断,提供了更多有价值的诊断参考信息。

一、灌注成像的影响因素

CT灌注成像反映的是单位时间内每像素或体素内对比剂浓度的变化,灌注参数和图像质量受扫描条件、对比剂剂量、注射速度、原始图像重建条件、计算法则、运动伪影、部分容积效应、患者心输出量等多种因素影响。组织灌注强化的程度主要取决于三个因素,即组织的富血管化程度、血管壁对比剂的通透性以及细胞外液量。富血管化程度决定着注射对比剂后组织早期强化的能力。血管壁对比剂的通透性以及细胞外液量主要影响组织的后期强化。在对比剂最初进入血管的过程中,含高浓度对比剂的血液迅速取代不含对比剂的血液,并逐渐充盈毛细血管床,此时对比剂主要存在于血管内,血管内外的对比剂浓度差最大,此时增强密度的改变速率,能间接反映含有对比剂血液充盈毛细血管床

的速度,即组织的血流灌注率。从理论上讲,CT的时间分辨力越高(扫描速度越快),对比剂从血管内弥散到血管外的量就越少,密度改变受弥散因素的影响也就越小;同时,对比剂团注的速度越快,对比剂集中到达某一靶器官组织的浓度就高。

(一)准备工作

通常在检查前需向患者说明情况和做好解释工作,如检查过程中机器会发出噪声、注射对比剂时一过性的热感等,以消除患者的紧张心理。需要去除检查部位的金属物品,如钥匙、钱币和含有金属物质的纽扣等;对于胸、腹部的灌注检查需训练患者的呼吸及屏气(小口呼吸或鼻式呼吸法,减小呼吸幅度带来的运动伪影和曝光范围误差),嘱咐受检者头颈部保持不动且不能做吞咽动作,以配合完成检查。对比剂注射一般选用18G以上的针头,穿刺部位尽可能采用肘前静脉(建议右手)并加以固定,以保证注射的稳定及质量,注射前的抗过敏措施同一般的增强扫描。

(二)层面选择

在注射对比剂前先行平扫,以选择最佳灌注扫描层面。层厚和扫描范围的选择,要尽可能采用较大的扫描野和较厚的层厚,如包括所需检查的器官[包括一条大的血管(上矢状窦、主动脉等)],以利于参数计算。

(三)灌注扫描

在开始团注对比剂的同时或4秒时启动动态扫描程序,对比剂注射的速度应该越快越好,通常在5ml/s以上,时间分辨力为1~3秒。研究发现,使用1.5秒、3秒、4.5秒、6秒等不同时间间隔采集,如果时间间隔大于3秒,则灌注参数将受到明显影响,因此采集时间应小于3秒,以获取准确的时间密度曲线。

二、灌注成像技术的质量控制

(一)感兴趣区的设定

感兴趣区(region of interest, ROI)的设定在组

织器官的测定中必不可少,较小的 ROI 容易受到所属检查部位轻微运动的影响而引起研究中测量结果的改变;较大的 ROI 也会受到组织类型间部分容积效应的影响,而使血流的测量结果出现偏差。在 ROI 评估中,少数 ROI 的设定很大程度上依赖于使用者的手绘,对于同一组织样品,不同使用者间会出现差异,而且在日后的随访中也缺乏好的一致性。因此,在动态 CT 灌注成像血流测量中,ROI 的设定可对测量结果有一定的影响,但是这种影响可通过 ROI 设定的标准化而予以纠正。

(二)部分容积效应的纠正

由于 CT 扫描机有限的扫描频率和在扫描小动脉时存在的部分容积平均(partial volume average,PVA)问题,使得计算 MTT 方法的准确性降低。在动态 CT 灌注成像研究中,PVA 可使动脉内给定体素的 CT 值降低到原 CT 值的 1/4 以下。因此,在应用小动脉成像获取准确的动脉对比增强灌注 CT 的 rCBF 研究时,对 PVA 进行适当的校正是非常重要的。

(三)对比剂分散和延迟对血流测量的影响

对比剂分散(disperse)和延迟(delay)在血流测量中是不可避免的。在团注对比剂后,从动脉流入函数估算点到感兴趣区组织测量处这一流程中,对比剂的任何延迟和分散都是引起 CBF 定量测量误差的来源,而且随着对比剂延迟总量的不同以及不同区域分散程度的差异,这种误差可能从一个组织到另一个组织有很大的变化。

(四)组织和大血管血细胞比容值的校正

在动态 CT 灌注成像血流测量中,对比剂经肘静脉注射后,被限制在血液的血浆层,只要外周(大的)血管和组织毛细血管血液的血细胞比容值保持一致,那么组织和血液中所测量到的增强程度就是相等的。然而,动脉内的血细胞比容比组织毛细血管内的血细胞比容大,而且对比剂仅分布在血浆层内,CBV 的计算将被高估。因此,要对组织和大血管血细胞比容值进行校正。

(五)心功能不全对血流测量的影响

心功能不全可影响血流的测量结果,因为最大初始斜率时间与注射对比剂的剂量、注射速度及心输出量有关。所以心功能可影响 CBF 的测量,因此,在动态 CT 灌注成像研究中,患者的心功能评估可用注射起始时间和团注对比剂到达用以计算动脉流入方程的靶动脉 ROI 处时间的间隔作为参考。

三、灌注成像的参数计算

通过动态扫描后可得到一个时间密度曲线,利用公式 12-1-1 可计算出某一器官或组织的灌注量(P):

$$P=MS/Pa \qquad 公式 12-1-1$$

式中 P 表示灌注量,MS 表示时间密度曲线的最大斜率,Pa 表示供血动脉的最大强化值。

此处动脉常选用扫描层面内的较大动脉血管,如胸、腹部选择主动脉,颅脑选用上矢状窦。灌注计算软件根据组织的灌注值,重建出灌注图及灌注的分布情况,通常用伪彩色的红色表示高灌注,黑色表示低灌注。

相对组织血容量(rBV):以组织时间密度曲线以下面积除以供血血管时间密度曲线以下面积,即可求得相对组织血容量,而为便于实际应用常采用公式 12-1-2。

$$rBV=Pt/Pv \qquad 公式 12-1-2$$

其中 Pt 和 Pv 分别代表组织和血管的最高强化值,逐个计算出 rBV 值并重建出的图像称为血容量图,通过该图像可以评价组织的血管化程度及血容量的分布情况,以伪彩色红色表示高度血管化,黑色表示低度血管化。

平均通过时间(MTT):在时间密度曲线图上,MTT 是对比剂开始注射后至血管内对比剂峰值下降段的平均值,大约为开始注射至峰值的一半时间,由于检查部位的不同,对比剂经过的途径不同,该时间有差异,计算公式为:

$$cMTT=MTT-TA \qquad 公式 12-1-3$$

cMTT 是经过校正的 MTT 图像,TA 是开始注射对比剂后至被检查器官或组织出现对比剂强化时的这一段时间。同样,图中红色表示高灌注,黑色表示低灌注。

相对组织血流量(rBF):其计算公式见公式 12-1-4,并依此作出相对血流量的计算:

$$rBF=rBV/cMTT \qquad 公式 12-1-4$$

此处的相对血流量代表单位时间内,流经扫描层面每一个体素的血量,因此相对血流量图与灌注图相似,都反映了组织的血流灌注情况,实际工作中有时也常用来取代灌注图,同样,红色表示高灌注,黑色表示低灌注。

四、脑 CT 灌注成像

脑 CT 灌注成像是使用最广泛的 CT 灌注技术,其技术原理大多数是基于对比剂动力学模型的灌注成像,主要分为非去卷积模型和去卷积模型计算方法,基于对比剂具有放射性核素的弥散特点,通过从静脉团注对比剂,在同一区域进行重复快速 CT 扫描,建立动脉、组织、静脉的时间密度曲线(TDC),并通过不同的数学模型计算出灌注参数及彩色函数图,从而对组织的灌注量及通透性作出评价。两种方法各有特点:非去卷积模型应用 Fick 原理,依据组织内对比剂蓄积的速度等于动脉流入速度减去静脉流出速度的原理,该方法简单,易于理解,但是也有一定缺陷,它要求对比剂注射量大、速度快,易于造成注射局部对比剂外渗;由于非去卷积法假定对比剂的注射速率是瞬间的,与实际情况不相符合,要想获得血流量和平均通过时间的定量结果,运算法必须要考虑到对比剂的实际注射速率,把每个像素位置的时程数据转化为相应的推动剩余函数,或称为脉冲式特征曲线函数(impulse response function, IRF),以此来反映静脉团注对比剂后随时间的推移对比剂在组织内的数量。去卷积法利用推动剩余函数计算对比剂静脉流出,对灌注的流入动脉和流出静脉综合考虑,计算 BF、BV 和 MTT 时不需要对潜在的脉管系统进行假设,与实际的血流动力学相近,计算出的灌注参数和函数图更能反映病变内部的实际情况。脑 CT 灌注根据不同的数学模型计算出脑血流量(CBF)、脑血容量(CBV)、平均通过时间(MTT)、对比剂达峰值时间(TTP)和表面通透性(PS)等参数,通过伪彩处理得到组织灌注参数图,用以显示并定量评估脑组织的血流动力学变化,评价灌注状态,以达到诊断的目的。

(一)检查技术

患者在检查床上仰卧,确保头部位于机架孔洞的中心位置,将患者头部向前倾斜,可以使用可倾斜的头部固定装置和缓冲垫,以获得扫描范围的最佳位置,扫描范围的下边缘平行于颅骨底部,略高于颅骨底部,平行于连合间线(AC-PC 线),应特别注意确保头部位置固定。必要时可以与患者交谈并解释检查过程,要求患者在扫描过程中不要移动头部,并且使用额外的头部固定绑带。如果需要更大的范围扫描,应该考虑使用铅皮或铋皮将晶状体覆盖,防止射线直射晶状体。一般情况下,延迟时间为 4 秒,脑灌注时间为 40~45 秒,1.5 秒扫描一次,共扫描 25~30 次,层厚为 5mm,120kV,210mA,5~8ml/s 的注射速率,对比剂的注射时间一般为 6~8 秒,追加相同速率的生理盐水 40ml。

CT 灌注操作方法正确与否决定检查成败,而对比剂的注射速度是决定 CT 灌注成像的关键之一,即 1mg 碘使 1ml 组织 CT 值增加 25HU,注射速度一方面影响 CT 灌注结果参数的准确性,另一方面涉及患者的安全性,年龄大、动脉粥样硬化的患者则风险更大。

CT 灌注成像技术方法众多,其参数各异,但是其数学模型主要是非去卷积算法和去卷积算法。

使用去卷积算法,可以得到 CBF、CBV、MTT、TTS、TTD、Tmax(到达 IRF 中心的通过时间)和流量提取乘积(flow extraction product, FE)以及最大密度投影(tMIP)图像。CBV 从组织增强峰值与动脉增强峰值的比率中计算得出。TTP 是从瞬时增强开始到达时间密度曲线峰值之间的时间,以秒为单位进行计算和显示,直接使用原始的时间密度曲线数据。一般使用 Tmax 大于 6 秒表示缺血半暗带,rCBV 小于 1.2ml/100ml 或 CBF 小于 20% 表示核心梗死区。在脑灌注研究中使用矢状窦作为输入血管,避免部分容积效应。另外,使用 CT 阈值将骨骼、脑脊液以及头颅以外的像素除去,以减少后处理时间。

使用斜率法计算函数,用 Mullani-Gould 公式计算瞬间最大密度投影(tMIP)图像、峰值增强图像、TTP 和 MTT 的函数图。先在动脉内放置一个感兴趣区,得到一条光滑的动脉增强曲线,以此来确定达峰值(TTP)时间。平均时间为 1/2 达峰值时间。使用 CT 阈值设置功能除去骨和空气,这样可免去约 20% 达峰值(TTP)增强像素的处理,使后处理的时间明显缩短。一般情况下,脑灌注时间为 30~40 秒,以电影方式采集,1 幅/s,以 8ml/s 的速度经静脉团注 40ml 对比剂,脑白质增强 6~8HU。

使用去卷积算法,对动态图像数据进行分析,获得 CBF、CBV、MTT、PS 等灌注参数(parameter of perfusion)及函数图。多层动态 CT 灌注扫描,克服了单层螺旋 CT 的 z 轴扫描范围小的缺点,可实现多层同时扫描,增大了检查的纵向解剖范围,能够挑选病变截面较大、静脉清楚、图像质量好的一组图像用于分析,使得到的灌注参数更加准确。灌注扫描使用电影模式,每圈 0.5 秒,5mm × 4 层,层间隔为 0mm,扫描架无倾斜,显示野小(头部)或大(体部);80kV,200mA(头部)或 120kV,60mA(体部),采用压力注射器注射非离子型对比剂 50ml,注射速度为 3.5~4.0ml/s,延迟 5 秒(头)或 6.3 秒(体),曝光时间为 50 秒,数据采集时间为 50 秒,产生 396 层 5mm 重建图像。通过工作站,使用软件进行计算,使其生成指定类型分析的定量函数图。使用电影循环功能快速连续显示图像可检测患者有无移动，在脑缺血和脑肿瘤协议中，使用图像配位功能自动消除层面上患者移动的影像。

使用CT阈值滑块来定义由协议处理的CT值范围，一般情况下，头部为0~120HU，体部为–120~240HU，以减少空气和骨计算所占用的时间。后处理需要手绘出输入动脉和输出静脉，输入参考动脉用于确定首次循环开始的时间，以分析脑实质的血流灌注情况。大脑前动脉及大脑中动脉可以作为输入动脉。大的静脉如窦汇可以作为输出静脉。在系列视图上分别标识动脉输入和静脉输出感兴趣区（ROI），在图形视图上检查相应的时间密度曲线，感兴趣区的尺寸按2~6个像素放置，以避免部分容积影响，经计算得出的灌注参数和函数图分别保存在硬盘上，用于拍片或导出到其他计算机系统。

（二）诊断要点

CT灌注成像在急性脑缺血性疾病的应用主要集中在急性脑缺血早期诊断和一过性脑缺血发作的诊断。常规CT扫描是诊断脑缺血性梗死的重要方法，但早期发现和诊断该病较困难，一般要到缺血24小时后才能发现，即使MRI弥散加权成像也要到发病后105分钟才能显示病灶，而CT脑灌注成像则在发病30分钟就可显示病灶。脑缺血后首先出现功能异常，之后才会出现形态学上的改变，并且脑组织的损伤程度与缺血时间密切相关，所以提高发现病变"时间窗"的早期诊断、早期治疗和恢复脑血供可明显改善患者的预后。

CT灌注成像可以早期显示脑缺血的病灶，能区分失活脑组织和缺血半暗带（半暗带组织若能及时恢复血供，则能完全治愈），对及时明确诊断和指导治疗有重要的临床意义。灌注成像可准确判断脑缺血病灶的范围并可计算其容积，有助于预测脑缺血的预后，还可进行血运再通治疗前评价，以及有助于再通治疗方案的制订。CT灌注在脑肿瘤检查的应用是以肿瘤新生血管的结构和功能状况为基础，了解其组织血容积、灌注量及毛细血管通透性，达到检查肿瘤活性的目的。脑肿瘤的灌注检查是一种无创的脑肿瘤活性检查，对星形细胞瘤的术前检查的价值主要有：①指导手术和活检；②提高肿瘤分级的准确性；③为鉴别诊断提供有价值的信息。星形细胞瘤的术后CT灌注成像的价值主要有：一方面可以定量检测星形细胞瘤对放射治疗的反应；另一方面可检测肿瘤术后复发和放射性脑损伤的鉴别。

脑CT灌注在颈动脉狭窄的应用：准确测算脑血流灌注值，决定是否需要放置支架，放置支架后的随访，脑血流灌注是否有改善，是否存在高灌注。

（三）局限性

CT灌注的辐射剂量虽然在安全范围内，但仍高于常规检查，低剂量灌注成像成为CT灌注成像的发展方向。双球管设计可以提供70kV和80kV的低电压，匹配最适的毫安秒（管电流-时间乘积），使得CT灌注扫描剂量显著降低，与常规增强检查剂量相当，已经可以广泛应用于临床。另外，灌注成像要求对比剂的注射速率较快，不能适合所有的患者，特别是肿瘤化疗后和血管粥样硬化易破裂的患者。小脑、脑干等常规CT扫描伪影较明显的部位，不适用CT灌注成像。CT灌注成像时间分辨力不如MRI，CT灌注获得的峰值是1秒的平均值，MRI已达毫秒级。

尽管CT灌注存在比较明显的局限性，但是该技术方法的敏感性、廉价和便捷仍可作为脑肿瘤术前、术后随访，放射治疗后疗效评估、监测的有效手段；还有助于急性脑卒中早期诊断，提高治疗时间窗，对患者预后极其重要。

五、肝CT灌注成像

CT灌注成像是基于核医学计算器官血流量的原理而发展起来的一种新兴技术，它能反映组织、器官的血流动力学状态，属于功能成像的范畴。对肝脏的灌注参数进行定量有助于在形态学变化之前发现肝脏的病变，特别是多层螺旋CT（64层以上）的迅速发展，使肝脏全器官灌注呈现了广阔的临床应用前景。肝脏具有独特的双重供血，在肝动脉系统和门静脉系统之间还存在多途径的相互交通，除正常肝脏血管的解剖变异外，在各种病理情况下，肝动脉系统、门静脉系统以及肝静脉系统之间的血流动力学发生更为复杂的变化。灌注成像，无需使用放射性核素，即可达到形态与功能诊断的有机结合。随着螺旋CT技术的发展，宽体探测器的出现以及双源CT自适应4D螺旋扫描模式的出现，全脏器灌注技术已逐渐成熟，可以显示器官或病变的全貌。最宽的探测器是16cm，其灌注的覆盖范围最宽在15.5cm；自适应4D螺旋扫描模式的灌注范围可达22.4cm；自适应4D螺旋扫描模式的动态CTA扫描范围可达80cm，可以对血管的血流情况进行动态观察，是CT发展的一大进步。

（一）检查技术

扫描前禁食6~12小时，选取包括主动脉、门静脉主干、肝实质、脾或目标病灶的层面进行同层动态扫描,具体扫描方法因观察病变的具体情况不同,略有不同。

肝脏灌注扫描有别于常规增强扫描方式,它是在扫描床不移动的情况下,对感兴趣层面同层动态扫描若干次。感兴趣层面常为通过第一肝门的层面或病灶的最大层面,扫描层厚5mm。灌注成像扫描模式各异,有的是在注射完对比剂后才开始扫描,有的是注射对比剂时同时开始扫描。从理论上讲,扫描次数越多,即采样点越密集,所得到的时间密度曲线越准确。但扫描次数增加,患者接受的X线量也增加。常用的扫描间隔时间为3~5秒。在灌注成像中,灌注期特指对比剂第一次经供血血管流过靶器官这一段时间。肝脏动脉灌注期一般发生于开始注射对比剂后30秒内,门静脉灌注期位于开始注射对比剂后30~50秒这一期间。肝脏灌注期的时间窗较窄,因而要求CT机扫描速度要快,一般扫描一层所花的时间≤1秒。

肝脏灌注成像时,患者取仰卧位,先做常规腹部CT平扫,层厚为5mm。然后选定显示最完整的层面作为灌注扫描层面(目前探测器一次曝光的最宽范围为16cm),扫描层厚为5mm,重建间隔1.25mm,管电压为100kV,管电流为120mA。对比剂采用非离子型含碘对比剂(>300mg/L)50~100ml,浓度大于300mg/ml时注射速率为5ml/s,一次注射50ml,追加50ml生理盐水,延迟5秒开始扫描。扫描开始前要求患者深吸气后屏住呼吸,屏气时间达不到30秒者可采用平静呼吸、腹带加压方法,上缘包括剑突下,胸式呼吸,注射后5秒开始扫描,每2秒扫描1次,共扫描60秒。在CT后处理工作站上对扫描传入的数据进行处理,采用多层螺旋CT可适当减少灌注对比剂的使用量。

在肝脏CT灌注评价中,对比剂注射流率会影响灌注指标的测定。根据灌注原理,从灌注效果考虑应尽可能使用较高的注射流率。但随着流率加快,对比剂使用的危险性亦增加,且临床上肝脏疾病以中老年人好发,随年龄增加血管弹性下降,而且疾病治疗后,尤其是肝癌化疗后患者的血管状况较差,往往难以耐受较高的注射流率。所以,选定流率时应根据检查需要及患者的实际情况而定,权衡灌注效果和安全性,一般认为5ml/s的流率较为合适。

采用平静呼吸、腹带加压方法,虽经事先练习胸式呼吸可减少腹部运动,但考虑到扫描时间较长,这种平静呼吸中扫描的方法,轻微的运动总是难免,因而实际应用中各层面之间还是会有些偏差,体质差或年龄较大的患者,呼吸难以控制得较

满意,层面变动会更明显。

(二)诊断要点

在主动脉、门静脉及肝实质选择尽量大的ROI做CT值测量。同时,选择肝实质ROI时应避免包含肝内的大血管、病灶和其周围的异常强化。通过计算获得其TDC或用软件处理得出灌流值,用黑白灰阶或彩色显示得到灌注图。肝脏由肝动脉和门静脉两套系统供血,因此肝脏的灌注情况较为复杂,必须分别评价其灌注状况,肝动脉灌注量(HAP)和门静脉灌注量(PVP),肝动脉灌注指数HPI=HAP/(HAP+PYP),门静脉灌注指数PPI=PVP(HAP+PVP)。一般而言,HAP/PVP=1/4~1/3。目前肝灌注成像的应用主要集中在肝硬化和肝肿瘤的鉴别诊断、恶性肿瘤的分级,发现隐匿性或微小肝转移灶,了解肝移植和肝癌经导管栓塞治疗后肝的灌注情况等方面。

无论是原发性肝癌还是肝转移瘤均由肝动脉供血,所以恶性肝肿瘤的HPI增高,而良性肿瘤多不由肝动脉供血,其HPI正常。肿瘤产生新生血管而使微血管密度增高,虽然在影像上不能直接看到微血管,但可从组织的灌注图和灌注参数方面发现异常改变。

肝硬化和肝肿瘤的HPI都增高,但肝硬化多伴有脾灌注的增加而恶性肿瘤多不伴脾灌注增加,可用于鉴别诊断。

(三)局限性

需在屏气或浅慢呼吸下扫描,年老体弱及不合作患者检查受到限制,易产生图像"漂移"伪影,因而不能得到真实的门静脉灌注曲线及门静脉的增强峰值,使得以后的曲线绘制和指标计算不能顺利进行,增加计算中的人为误差。

灌注指标的测量受多种因素影响,如对比剂浓度、注射流率、ROI点的选择及ROI大小等考虑不周易导致结果不准确。

六、肺CT灌注成像

肺CT灌注成像可以评估肺组织毛细血管的实际情况,有关血流灌注的信息对于肺组织疾病的早期诊断十分重要。目前还没有专门用于肺灌注的软件,现有的胸部CT灌注研究都借助于通用的体部灌注软件,灌注参数包括时间密度曲线(TDC)、达峰时间(TTP)等。

(一)检查技术

检查之前训练患者练习平静呼吸,尽量减少呼

吸移动,让患者保持一定的呼吸频率,如果患者呼吸深度不一样,会导致病灶移出扫描范围外,致使数据丢失。

CT灌注成像方法为先行肺部CT平扫,确定灌注扫描的层面,经预扫描后,在扫描野及病灶显示均达到预期效果后,经静脉注射对比剂80ml,流率为3~5ml/s,5秒后对病灶同层进行连续动态扫描,层厚为3mm,连续扫描45秒后每20秒扫描一次,共9期。要求患者在扫描过程中尽量保持平静呼吸以确保灌注图像质量。所得图像由随机附带灌注软件作后处理。在后处理过程中,感兴趣区的选择要避开病灶的钙化区、血管、坏死区及肿块边缘,绘出感兴趣区的灌注时间密度曲线,并以此为基础进行其他定量、定性分析。

使用双筒压力注射器,经肘前静脉团注非离子型对比剂(>300mgI/ml)50ml。要注意过多对比剂进入血管内会对邻近病灶产生伪影,并且伪影过多会影响后处理过程中病变感兴趣区的选择。肺组织灌注成像需要预设对比剂流入动脉开始至最短通过时间,这期间没有对比剂自静脉流出,这就要求提高对比剂注射速率,目前普遍认为在可以承受的范围内对比剂注射速率越快越好,但较快的注射速率也增加了对比剂使用安全隐患和临床应用的难度。

理论上,病变的供血动脉应为输入动脉,回流静脉为流出静脉,但由于肺部血供的特殊性,有主动脉供血,又有肺动脉供血,常常难以确定供血动脉和回流静脉,应视为不定性处理,如果选择的血管随着不同的患者而变化,则必然影响到结果的判定。所有病变的TDC曲线的峰值均出现在主动脉峰值区或靠后,提示病变的强化均与主动脉关系非常密切,因此,选择肺动脉为输入动脉,降主动脉为输出动脉。正常情况下由于受重力的影响,形成了肺野从上到下的血流分布梯度,表现为肺尖少于肺底,而从体积上肺尖也明显小于肺底,这就形成不同的层面肺血流量的不同。上肺野气体交换少,而下肺野由于受心脏搏动影响较大,扫描图像效果不佳,所以选择肺门处为最大层面,最大限度减少片面性。静脉注射后,在首次通过时间内,对比剂向组织的运输主要依靠血流,早期的对比剂增强主要由血管内逐渐向小动脉、毛细血管以及血管外扩散,因此,到了后期组织的对比增强由血管内和血管外的对比剂共同形成。因而曲线的形态反映了组织增强值的变化趋势,主要由组织的血流动力学决定,时间密度曲线(TDC)分析的主要指标有达峰时间(TTP)和峰值。随着对比剂流量的增加,肺组织强化程度加大,即其峰值明显增大,达峰值时间缩短。使用18~20G注射针头从周围静脉以5ml/s进行肺组织灌注成像是最好的选择,因为较快的注射速率不仅增加了安全隐患也增加了临床应用的难度,所以5ml/s的注射速率既满足了临床诊断的需要又减少了危险性,并可获得满意效果,为今后开展肺疾病的灌注成像提供理论依据。

图像后处理将上述方法得到的图像传入工作站,利用CT灌注软件进行后处理,选择输入动脉、输出动脉,在肺门层面的两肺野选择感兴趣区,避开大血管及肺边缘。分别测两次以取得平均值,软件自动生成时间密度曲线(TDC)、达峰值时间(TTP)等多个灌注参数。

(二)诊断要点

实体肿瘤的生长及存活依赖新生血管形成,同时血管生成也是肿瘤侵袭和转移的重要条件。肿瘤组织内有大量的促血管形成因子,它们促进肿瘤血管生成,而且这些微血管的血管壁内皮细胞是不完整的,细胞间隙较大,引起对比剂外渗,使肿瘤灌注不同于正常组织的灌注。当然,不同性质的肿瘤及性质相同而恶性程度不同的肿瘤灌注表现也不同。

肺是含气器官,灌注成像要比实质器官复杂,主要是受呼吸、心跳影响。恶性肺孤立性结节(SPN)增强峰值、灌注量高于良性SPN。炎性SPN强化峰值也明显增高,但其TDC曲线形态与恶性SPN不同,炎性SPN的TDC呈速升速降表现,而恶性SPN的TDC达峰值后并不立即下降,持续一段时间后才缓慢下降,主要与对比剂外渗、淋巴回流受阻有关。

肺部CT灌注成像有助于肺梗死的定性和定量评估,并对临床治疗进行指导,还可对治疗效果进行定量评估。肺部CT灌注成像能够显示肺内的栓子、定量地反映闭塞脉管末梢灌注不足的低密度区域、定量地显示梗死区域的局限性灌注缺陷,肺灌注诊断肺梗死与高分辨肺部CT血管成像具有相当的一致性,这是CT灌注成像的一个特殊优点。

肺部CT灌注成像可以评价肺动脉高压的前列腺素治疗效果。前列腺素治疗原发性肺动脉高压是最新研制的方法之一,肺CT灌注成像能够无创地检查、确诊肺动脉高压及评价其治疗效果。

CT灌注成像可用于了解肿瘤术后复发情况,特别是区分肿瘤复发和瘢痕及了解经动脉介入化疗栓塞后肿瘤的供血情况。栓塞使肿瘤大部分发生凝固性坏死,但发生完全性坏死者少见(残留肿瘤细胞可引起复发),一般表现为栓塞后新生血管在肿瘤内分布不均匀,中央少,周边包膜下则较密集。新生血管的通透性较大,易引起对比剂渗漏,可在灌注成像上识别。

(三)局限性

影响肺部肿块灌注的首要因素是患者的呼吸。一般而言,肿块<4cm时影响最大,病灶位于双下肺时影响大于上肺。病灶感兴趣区的选择:在病灶最大、BV图灌注最丰富的层面选择,一定要选病灶50%的面积,这样可以减少量子噪声的影响,而且一定要避开血管、钙化、囊变和坏死等区域,否则会给灌注中各项参数带来较大的误差。

CT灌注成像技术的局限性之一就是检查范围较小。既往非螺旋CT或SSCT均为单层动态扫描,即使目前的MSCT可实现多层同层动态扫描,在一定程度上增加了z轴覆盖范围,但是其时间分辨力却明显下降。由于MTT和PS的质量与精确度在很大程度上取决于数据集采集的时间分辨力。一般情况下,1秒的时间分辨力就够了,时间分辨力降低,其精确度就会降低。另外,患者的任何运动都可导致灌注值出现误差,完全局限于图像平面内的各种运动,无论是平移还是旋转,都可用图像配位的方法来解决,但是图像以外的运动将引起数据丢失。尽管在多层面研究中,可逐一层面追踪运动组织,但其能力有限,由呼吸引起的层面不连贯仍然是一个棘手问题,呼吸门控有可能使这一问题得到部分解决,但会导致时间分辨力下降。由于射线硬化效应伪影对CT灌注结果有明显影响,当显示野内存在义齿、假体或心腔的高密度对比剂周围的伪影时,应慎用CT灌注成像。

总之,CT灌注成像反映的是单位时间内每像素或体素内对比剂浓度的变化,灌注参数和图像质量受扫描条件、对比剂量、注射速度、原始图像重建条件、计算方法、运动伪影、部分容积效应、患者心排血量等多种因素的影响。

第二节 CT仿真内镜检查

CT仿真内镜是利用CT获得原始容积数据,在后处理工作站上进行3D表面再现和容积再现,再利用模拟导航技术进行腔内透视,结合实时回放,达到类似光纤内镜效果的一种成像技术。该技术具有无创伤性和检查时间短的优点,易为患者所接受,一次所得数据可多轴位观察,并可观察到光纤内镜难以到达的部位。

一、检查技术

CT仿真内镜以结肠仿真内镜扫描技术较为常用。

(一)检查方法

常规肠道清洁准备,以清除肠管内粪便。CT扫描前肌内注射654-2(山莨菪碱)20ml,20分钟后患者左侧卧位躺在扫描床上,先从肛门插入导尿管,该导尿管另一端连接灌肠器,随后用注射器向连接导尿管的气囊注入20ml的空气使其膨胀并用于固定导尿管。接着让患者换成仰卧位,调整扫描床为CT扫描位置,训练患者扫描时呼吸屏气。螺旋CT扫描可在屏气或最小呼吸运动状态下获得连续的容积数据。

(二)扫描参数

常用的螺旋CT扫描参数为120kVp,70~165mA,每圈0.5秒,螺距为1~2。先扫描定位像。

(三)扫描范围

上缘,较高一侧膈肌向上2cm;下缘,耻骨联合。参数设置与解剖覆盖范围、扫描时间、球管热容量以及屏气时间长短有关,针对不同的检查部位做适当调整。

CT仿真内镜的成像取决于两个方面:一是扫描容积数据的采集;二是图像数据在工作站上的后处理。后处理技术主要有表面再现技术、容积再现技术及导航技术三种。

表面再现技术是对相邻的CT图像运用主体交接算法,产生线条框架模型,将此模型表面充满。每个2D数据薄片全部叠加在一起,构成组织的局部解剖图,选定的CT衰减值阈值确定不同的组织密度在3D图像内的取舍,使用模拟光源依不同亮度达到3D透视的效果。

容积再现技术首先确定扫描容积内的像素-密度直方图,以直方图的不同峰值代表不同的组织。然后计算每个图像的各种组织的百分比,继而换算成像素的不同灰度。结合深度、SSD、旋转技术及适当的密度切割技术,该技术可显示容积的所有结构。同时显示时赋予图像以不同的色彩与透明度,可给予人眼以近于真实3D结构的视觉感受。该技术利用了全部数据并保留其最初的动态排列,故丢失的信息较少。它所提供的图像比表面再现技术的实际效果更可靠。

导航技术在原始2D横断面和重组2D冠、矢状面图上确定中心线(即定义3D坐标),结合3D再现技术,通过水平和垂直算法使内腔延伸,观察者沿已定义坐标在横断面上用鼠标进行交互式操作,可改变观察方向。从观察的预期路径上产生基准图像，这些图像记录观察者的位置、方向、FOV 和不透光值及色彩，并决定了复杂的"飞越路径"。基准图像间插入数十帧过渡图像，用于产生良好的过渡感，一般图像播放速度为 30 帧/s，总图像数达数百至数千帧。观察时结合远景投影调整物屏距，可使图像具有深度、远景和运动的空间感觉，如同在腔内通行。

二、诊断要点

CT 仿真内镜技术已逐步进入临床应用，目前以气道和结肠方面应用较多。其他包括脑室、鼻窦、喉部、大血管和胃等。CT 仿真内镜显示空腔脏器内正常解剖、黏膜病变、肿瘤表面情况，与纤维内镜所见一致，其敏感性高，且为非创伤性。病灶检出的大小可达 0.3~0.5cm，适用于不能耐受纤维内镜检查的患者，尤其适用于儿童、老人。不受方向性限制，如可从足端入路逆向显示内腔表面的结构，可以显示肿块远端及狭窄远端的情况。

（一）CT 仿真气管支气管镜

对于肿瘤较大、占据喉腔，气道阻塞、狭窄，尤其是声门及其以下的狭窄，纤维喉镜无法窥视时，CT 仿真内镜独具优势，增进了对气道口径微小改变的认识，有利于了解复杂气道解剖结构，对于息肉样病变、梗阻、狭窄和某些炎性病变是一种有效检查手段。可以良好地显示段支气管情况，适当地调整阈值，可提高病变检出灵敏度和特异度。

（二）CT 仿真结肠镜

CT 仿真结肠镜易于显示息肉，对于近端梗阻性病变，在病变定位以及患者的耐受性方面超过了目前最理想的结肠气钡双对比造影。结合 2D 图像，仿真结肠镜检查是疑有结肠癌或普查高危人群的有效检测手段，可作为常规结肠镜的补充。对于球形病变（腺瘤或息肉）直径达 1cm 时，灵敏度可达 75%，特异度为 90%（图 12-2-1、图 12-2-2）。

（三）CT 仿真胃镜

CT 仿真胃镜的视野比内镜更好，在评估小的弯曲部位和十二指肠球部溃疡方面优于传统光学内镜。仿真胃镜和光学内镜在评估胃溃疡良、恶性方面的作用几乎相当，而仿真胃镜无侵入性操作的方式则更容易被患者接受，或许会成为一个替代纤维

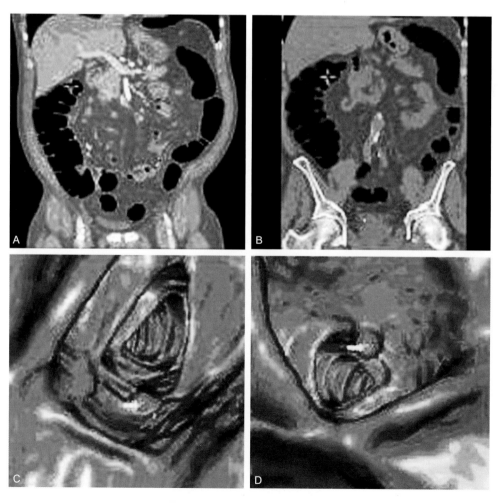

图 12-2-1 CT 仿真结肠镜图像

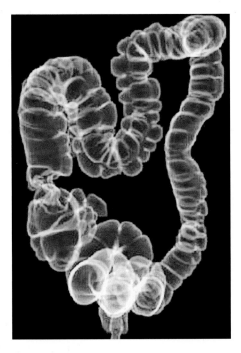

图 12-2-2　CT仿真结肠镜图像

内镜检查胃疾病的工具。

（四）CT仿真膀胱镜

CT仿真膀胱镜能清楚显示膀胱肿瘤，可从任意角度观察。膀胱肿瘤较小时，肿瘤表现为光整或凹凸不平或呈小结节状影；肿瘤较大时，表面呈菜花样向膀胱腔内生长，并与纤维膀胱镜显示一致，少数患者的肿瘤周围有子结节灶，这些特征是诊断膀胱肿瘤的依据。

三、局限性

CT仿真内镜的组织特异性差，不能区分组织的性质，而纤维内镜可根据组织的颜色和表面情况进行判断。对扁平病变或黏膜下浸润尚不敏感。不能活检取样和治疗。

不能观察器官内表面活动情况，如喉部会厌的抬举、声带活动等。因此，CT仿真内镜目前尚不能代替纤维内镜，只能作为一种重要的补充手段。

第三节　双能量CT成像

双能量CT成像是CT扫描时采用高、低不同的两种辐射能利用被照射物质在不同管电压条件下具有不同的X线衰减值，通过衰减值的差异性可以在二维能量空间内实现对被照射物质的成像、识别、定性和定量分析（图12-3-1，见文末彩图）。目前，双能量CT成像可用于多个人体脏器的研究和临床检查，并可显示部分组织、器官的组织化学成分和组织特性图像。

目前实现CT双能量成像的方式主要有：

1. **双源双能量法**　在机架内有两套球管-探测器系统，两套系统在同平面呈近90°放置。在机架旋转成像时AB两球管同时独立发出高电压和低电压，由对应探测器进行能量成像（图12-3-2A）。双源实现双能量的优势在于，两个球管可以独立工作电压电流可以分别调制；产生的双能量电压挡数多（最多5种）；高、低能量分离度大（如70kV/Sn150kV），对于物质鉴别能力高。

2. **管电压快速切换法**　通过球管电压的快速变化产生高低能量X线，一般在80kV和140kV切换，间隔时间一般小于0.5毫秒。目前能谱CT广泛采用这种方式如图12-3-2B，这种方式电压切换，电流恒定，对球管要求较高，也降低了辐射利用效率。在快速管电压切换中，获取的投影数据集是交错的，为了保持空间分辨力并减少视图混淆伪影，与单管电压扫描相比，每台机架旋转采集的视图数增加了一倍以上。优点是两组投影均采用常规CT成像用的同一个探测器获得的，因此可以使用整个视野FOV达50cm。

3. **双层探测器法**　使用两层探测器接收数据，上层接收低能级数据，下层探测器接收高能数据，从而实现高低能量的区分和采集。由于光谱数据集的能量分离受到固定探测器设计的限制，只能在120kV或140kV峰值管电压下进行的扫描进行光谱分析。另外电子噪声较大，需要更高的辐射剂量，以实现光谱图像中的等效对比度与噪声比。优点是不必预先确定双能图像的扫描协议，从每次120kV和140kV的扫描中都可以获得常规和双能数据，双能量数据可以从任何常规CT扫描中进行

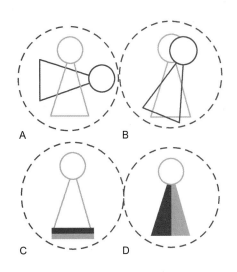

图 12-3-2　CT双能量成像

A. 双源双能量成像方式；B. 管电压快速切换法成像方式；
C. 双层探测器法成像方式；D.Twinbean双能量成像方式。

回顾性检索（图12-3-2C）。

4. Twinbean双能量　球管发出的X线经过"锡-金滤过"，产生高低不同能量的射线。其中经0.6mm锡过滤的X线束与标准的120kV光谱相比，该预过滤光谱的平均能量增加，为高能射线。经过金滤光片过滤的X线束，由于金的K边界在80.7keV，相对于传统的120kV光谱，该光谱的平均能量降低，为低能射线。射束滤过技术使双能扫描与标准CT系统相比，只需修改球管准直器。双能信息是在50cm直径的扫描视野内获得的，通过解剖管电流调制可以优化患者的辐射剂量。这使得常规双能量CT扫描成为可能，同时提供与传统成像协议相似的数据。由于是同源双束实现双能量，对球管性能要求比较高，能实现大功率、稳定输出（图12-3-2D）。

5. 两次螺旋扫描　同一部位，分别使用低电压80kV和高电压140kV进行扫描，然后对两组数据进行分析处理。该方法两次扫描间隔时间长，不能做增强扫描。

一、检查技术

目前，双源CT的两套采集系统使CT成像不再局限于单纯的形态成像，开辟了新的临床研究及应用领域——能量成分分析，双源CT双能量成像方式，拥有能量分离度大（目前业内分离度最大参数组合70kV/Sn150kV），扫描速度快、辐射剂量低等优点，实现了最多的双能量应用，从算法原理方面可以分为三个应用部分：

1. 图像改善　虚拟单能谱、线性融合、非线性融合。

2. 物质鉴别　双能量去骨、痛风结石、肾结石成分分析、硬斑分析。

3. 物质分离　脑出血鉴别、肺灌注、心脏双能量、虚拟平扫、骨髓水肿。

采用上述方法获得两组原始双能量数据，利用相应的后处理软件处理后，即可得到需要的双能量图像。采用双能量CT成像技术，在检查方法上变化不大，但结果可以用于临床检查很多方面的需求，尤其是以前CT无法胜任的临床疾病诊断，如痛风的辅助诊断、肌腱损伤的诊断和结石成分的分析等。

二、诊断要点

1. 虚拟单能谱技术（mono+）　虚拟单能谱图可以改善图像质量，如在低keV能级下，提高图像对比度，有利于微小病灶的发现与鉴别；在高keV能级

下有效抑制金属硬化伪影，包括髋关节置换术/假体、口腔科金属植入物、主动脉修复支架等，已经证明金属伪影的减少和去除，提高周围软组织的观察。

2. 线性融合和非线性融合　双能量CT成像可在一次扫描中得到器官或组织在不同管电压下的CT值，除了上述各种分析算法外，还有两种独特的非物质特异性的显示算法，即线性融合和非线性融合。线性融合就是将双能量CT成像获得的高低能量的数据按照一定比例融合在一起。如公式12-3-1所示：

$$y=（1-M）\times CT_{high}+M \times CT_{Low} \quad 公式12-3-1$$

其中CT_{high}代表的是像素所表现的物质在高管电压下的数据，而CT_{Low}代表的是像素所表现的物质在低管电压下的数据。

实际上，在进行双能量CT扫描之后，系统会默认生成三组图像，分别是高管电压图像、低管电压图像以及由高低管电压加权获得的类似于120kV的图像（亦称平均加权图像）。该平均加权120kV的数据就是根据线性融合算法获得的。如在80kV/Sn140kV扫描时，线性融合系数一般为0.5。这就表示融合后的图像信息即图像像素的CT值由50%的高管电压图像CT值与50%的低管电压图像的CT值线相加得到。低管电压扫描图像对比度更高，然而噪声偏大；高管电压扫描图像噪声低，然而对比度较低。通过线性融合功能可以达到减少图像噪声，获得最佳的图像观察效果的目的。

非线性融合（optimum contrast）基本原理类似于线性融合：线性融合是图像内所有的像素点都使用同一个融合比例来融合高低能量的数据；而非线性融合算法则根据图像像素的CT值使用不同的融合比例。CT值较低的像素使用较高比例高管电压的数据，而CT值较高的像素使用较高比例低管电压的数据。一般的组织和对比剂在高管电压下CT值较低，而在低管电压下CT值较高。所以使用非线性融合可以将高CT值像素的CT值变得更高，低CT值像素的CT值变得更低，从而放大组织间的对比度，可用于提高同一幅图像中对比剂或者软组织的显示效果。

3. 双能量去骨　由于颈部、颅底部骨性结构复杂，以往头颈部CT血管成像难以清晰显示颈部与颅底部的血管结构。采用双能量CT成像后，可利用能量差导致的组织衰减差，方便和有效地去除影响血管显示的骨性结构，将对比剂充盈的血管与骨骼相分离，从而改善了颅内血管和颈部血管CTA成像的应用，提高了诊断的准确性（图12-3-3）。双能量

头部 CTA 检查的最大优势在于通过采用 140kV 和 100kV 两个能级的射线同时进行扫描成像,然后再进行双能量血管成像,避免了受检者可能的移动带来的图像配准问题,大大提高了检查的稳健性,降低了对受检者和操作者的要求,尤其当受检者由于疾病本身的原因造成不能很好配合时,意义非常明显。而且由于只需要一次扫描而不需要两次,在提高检查流通量的同时又降低了受检者接受的辐射剂量。双能量技术还可以有效地去除脊柱、肋骨、牙齿和颅骨等。

4. 痛风分析　痛风和假性痛风是关节炎的一种,当痛风晶体在关节和关节周围软组织(包括肌腱和韧带)中积聚时就会发生。痛风的特征是尿酸晶体(C5H4N4O3,Zeff ≈ 6.9),假性痛风是焦磷酸钙晶体(Ca2O7P2,Zeff ≈ 15.6)晶体(图 12-3-4,见文末彩图),两者治疗方案不同,因此区分痛风和假性痛风在临床上非常重要。双能量 CT 鉴别尿酸和钙的能力非常适用痛风诊断,基于物质鉴别的原理,采用高低不同管电压进行数据采集,由于尿酸盐结晶存在不同的 X 线衰减特性,能够精准检出且用不同的颜色编码出来。双能量痛风分析具有快速多关节成像、无创、定量、费用低、可重复性高的特点,且可计算尿酸盐体积,为评估临床疗效提供更直观精准的诊断信息。

5. 泌尿系结石分析　泌尿系结石可以是多种成分的,如尿酸盐结石、草酸钙结石、三磷酸盐结石、胱氨酸结石等。双能量 CT 成像可分析结石成分,区别其为尿酸结石还是非尿酸结石;并可对其成分进一步分析,如是草酸钙结石还是胱氨酸结石等。而结石成分分析对了解结石成因、预防结石形成及治疗具有重要的意义,溶石疗法对尿酸结石和胱氨酸结石疗效较好,对含钙结石和感染性结石疗效较差,因此区别尿酸($C_5H_4N_4O_3$)和非尿酸结石的能力尤为重要。双能量肾结石分析基于物质鉴别原理,根据低能量和高能量时物质衰减值的变化差异对结石进行分类鉴别,并以不同颜色编码出来,可为治疗提供依据。

6. 硬斑块分析　用于严重钙化斑块时对血管狭窄进行评估。

7. 骨髓分析　双能量骨髓分析基于三物质分离,进行红骨髓、黄骨髓及碘的鉴别分离,可获得虚拟去钙(VNCa)图像,代表潜在的骨髓。双能量只需要平扫即可完成,故具有方便、快捷、高效的优点,一站式可获得平扫及骨髓能量成像,有助于对细小和隐匿性骨折的检出,同时对急性骨创伤,磁共振不可配合患者是一项合适的替代方案。对非创伤性骨损伤,如骨关节炎、骨坏死、肿瘤良恶性鉴别等都有较高的准确性及诊断意义。

8. 脑出血介入治疗后碘外渗及点征　双能量脑出血应用基于三物质分离原理,根据低能量和高能

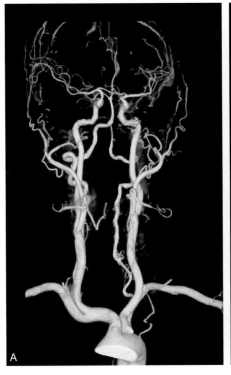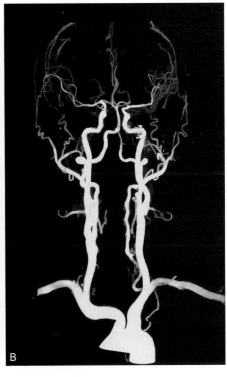

图 12-3-3　双能量CT 去骨成像
头颈 CTA 去骨 VRT 图(A)和 MIP 图(B)显示颅底骨性结构去除干净,血管可分段显示。

量下碘、软组织和钙的衰减差异获取虚拟平扫图和碘图，虚拟平扫图像有助于将碘外渗与脑卒中和大血管阻塞的神经介入治疗的新出血区分开来，碘图可显示颅内出血的对比剂外渗，这是一个重要的预后指标，有助于指导决策是否需要紧急神经外科干预。

9. **双能量肺动脉CTA和肺灌注血容量（PBV）** 双能量肺动脉CTA和肺灌注血容量（pulmonary perfusion volume，PBV）是一种同时使用不同电压X线球管进行的血管成像检查，以不同混合比率融合显示高/低kV数据集，以优化肺动脉显示效果，比如较低的管电压下，血管和肺组织有着更好的增强效果，有利于了解肺实质血流灌注情况。PBV可一站式获得虚拟平扫图像和碘图，碘图可显示肺实质灌注的情况，从功能学角度评估肺栓塞所累积的肺叶范围，有助于指导临床治疗决策，同时也可以辅助评估肺栓塞治疗预后情况。还可以通过吸入惰性气体后进行双能量成像，评估肺的通气状况。

10. **双能量虚拟平扫** 肝癌介入治疗后应用利用双能量CT的虚拟平扫功能，可对肝癌介入治疗后肝癌的复发等情况进行有效的检查和确诊。由于肝癌介入治疗后碘油的沉积，从影像学上对肝癌的预后及复发不易做出较准确的检测。双能量CT成像的虚拟平扫图像，可将肝脏内高密度的碘油去除，清晰显示原病灶及病灶周围的肝脏实质情况，并能明确区分液化坏死的低密度区及复发的高密度病灶。

11. **心脏双能量** 目前，只有使用双源CT采集才能使用碘图对静态心肌灌注成像（CT-MPI）进行半定量分析，第三代双源CT，尤其使用Sn150kV/70kV或Sn150kV/80kV组合，能谱分离度更好，根据碘定量可帮助评估心肌血容量情况。

三、检查要点与图像质量控制

双能量检查具有诸多优势，逐渐应用于临床。除了常规注意事项外，双能量检查还有一些特别的注意事项，主要体现在定位上。普通扫描往往只需要一个定位像，但是双能成像时往往需要正位以及侧位双定位像，这样可以更大限度地保证被检部位处于一个能量的正中心，保证后处理的准确性。同时扫描方案的设定也应符合相关要求。在图像后处理时，各个软件有自己特有的优势，有时不同软件可以达到同一效果，选择时应根据具体情况选择。

四、局限性

外伤患者韧带、肌腱的连续性以及软骨完整性

的评价，其病理变化和鉴别诊断的准确性及诊断价值还有待于进一步证实。目前的双能量成像还不能够区分出体内的液体性质，例如区分出血液、脓液、尿液，甚至胸腔积液、腹腔积液等。

第四节　专用CT临床应用

一、锥光束乳腺CT

乳腺数字X线机作为乳腺的常规检查手段，已在临床中广泛应用，但对于早期乳腺癌的可靠诊断手段还比较局限。随着医学影像技术的发展，锥光束乳腺CT（cone beam breast CT，CBBCT）具有良好的软组织对比度，并可在不压迫胸部的情况下完成所有操作，确保患者的舒适性，在临床中逐渐被认可。

CBBCT检查，融合了数字摄影系统和计算机X线断层成像技术的优点，使用锥形的X线束和数字平板探测器来采集三维立体数据，具有以下优势：

1. **早发现病灶** 消除组织重叠影响，提高早期微小病灶（2~3mm）检出率。增强扫描还可呈现更多信息，方便临床医生观察乳腺组织病变。

2. **3D成像** 从三个维度多层次、多视角将组织形态呈现，使乳腺内病灶的数量、大小、位置、形状及血管分布一目了然。

3. **快速扫描** 约10秒完成对单侧乳房的360°全方位扫描，即便是靠近胸壁的病灶，也能清晰发现。

4. **低辐射** 较常规CT射线明显降低，不涉及身体其他部位。

5. **检查舒适** 俯卧式检查，让乳房在自然下垂状态下进行扫描，无挤压、无痛苦。

6. **辅助治疗** 实现3D引导下穿刺活检、微创治疗等。

乳腺CT皮肤表现为：线状软组织密度影，乳晕周围皮肤较厚，其余部分相对较薄，平均厚度为0.5~3mm；皮肤下方及腺体后方与胸大肌之间可见低密度影填充，CT值小于0HU，平均值为-100~-80HU。脂肪组织表现为：纤维索条影、可见血管影，有时在皮下脂肪内可见线状库珀韧带（Cooper's ligament）。在浅层脂肪与深部脂肪之间可见到乳腺的主要功能组织——腺体。乳腺腺体在CT上表现为片状致密影，密度可均匀或不均匀。腺体内可见多少不一的脂肪组织，这与患者的不同年龄及其所在的生理时期相关。

与X线摄影一样，CT上乳腺同样可以分为致

密型、脂肪型及混合型。致密型乳腺腺体致密,密度较高且较为均匀,缺乏层次对比。随着 CT 技术的空间和时间分辨力的提高,它在鉴别乳腺病变方面的价值也提高了。低剂量乳腺 CT 检查,可用于评价乳腺癌早期病变和淋巴结显示。乳腺 X 线检查仍然是乳腺癌筛查的"金标准",根据组织密度和/或女性患乳腺癌的危险因素,还可以使用超声和乳腺 MRI。乳腺 X 线检查(乳腺钼靶)为乳腺检查的常规方案,结合 CT 扫描可更利于乳腺癌影像的诊断;两种检查方案结合,可提供更好的乳腺病变形态学特征。

二、锥形束 CT

锥形束 CT(cone beam CT, CBCT)是一种新型的高分辨力 X 线成像系统,它能清晰、精确显示牙齿及颌骨的三维立体影像,因其具有扫描速度快、空间分辨力高、图像伪影少、辐射剂量小等优点而越来越广泛应用于口腔医学领域。

CBCT 成像过程的关键是一个两端分别固定在 X 线源和检测器的旋转机架。该旋转机架将发散的金字塔形或圆锥形电离辐射源穿过感兴趣区域的中心,引导到另一侧的 X 线检测器上。X 线源和检测器围绕固定在感兴趣区域中心的旋转支点旋转。在旋转过程中,以完整或有时是局部的弧线获取多个(从150 到 600 多个)视场(FOV)的顺序平面投影图像。

三、术中 CT

复合手术室作为新时代的医疗产物,又称为杂交手术室,是手术治疗和信息技术发展的产物,可集术前诊断、术中治疗、术后评估于一体。通过融合影像学检查、血管介入治疗、实施心血管外科手术为一体,可进行开放手术、介入手术(血管、心脏及神经)和放疗手术,是对医院的设施水准、医疗水平、管理水平的高度体现。

复合手术室按设备的不同搭配,分为多个种类,大部分复合手术室是"两两"复合,即在洁净手术室里引入 DSA(数字减影血管造影),或者在洁净手术室引入 MRI(磁共振成像),或者是在洁净手术室引入 DSA+ 复合 CT、DSA+MRI。当然也有部分医院实现了洁净手术室与 MRI、DSA、CT 三种大型设备的复合。

其中术中 CT 复合手术室多用于神经外科、脑外科、骨科等手术,术中获得的 CT 图像数据可以立即发送到导航系统实现实时导航,使手术操作可视

化、精准化,减少手术时间与术中出血量,降低手术风险。多影像优势互补,DSA 是血管性疾病诊疗的"金标准",也是肝肿瘤微创栓塞的必要武器。而术中 CT 能够快速检测到肿瘤区域,提高定位精度,且具有多方位成像的特点,可从任意方位扫描并获得优质解剖图像,准确显示病变的部位及范围,立体观察病变解剖结构。

术中 CT 复合手术室按照设备安装的形式分为固定式和移动式,固定式的术中 CT 无法避免术中转运患者的难题,基于此移动式的术中 CT 问世,通过保持患者不动,利用 CT 的移动来避免术中移动患者所产生的风险。目前移动 CT 主要分为两大类,可推动式移动 CT 和滑轨 CT。

可推动式移动 CT 在机架底部装有全方位车轮,可最大限度地提高移动性,实现 CT 的快速移动,但由于手术室内的环境及设备比较复杂,可推动式移动 CT 移动空间,另外风冷散热结构、机架非密闭、机架内部需与外界进行气体交换,无法保障手术室内洁净,因而在实际建设中应用较少;相比而言,滑轨 CT 有如下两点优势:

1. 高速,平稳的移动机架 CT 在专为移动 CT 设计的滑轨机架特制的轨道上快速、平稳地水平移动扫描,无需移动检查(手术)床。根据临床实际需求,扫描完毕,机架可以移动到旁边不影响手术治疗,或者移动到隔壁房间为另一个患者扫描。

2. 无菌全封闭水冷机架 无菌全封闭水冷机架设计有效地解决了机架散热和手术室无菌要求的问题。水冷却方式优于传统的风冷却,使设备系统运行更稳定,故障率大幅降低而且安静。传统风冷却方式无法避免产生灰尘,无法适用于手术室环境,而全封闭式水冷则能保证无菌的状态。

由于滑轨 CT 与复合手术室性质的高度关联性,得到了临床的广泛认可。

四、PET/CT

(一)PET/CT 原理

正电子发射型计算机断层扫描仪(positron emission computed tomography)简称 PET/CT,是当今世界核医学最高水平的标志,也是目前唯一用解剖形态方式精确定位进行功能、代谢和受体显像的技术。它集核物理、放射化学、分子生物学、医学影像新技术之大成,它的问世是医学史上一个划时代的里程碑,被公认为当今世界医学高科技之冠。

随着对疾病本质认识的深入,在基于解剖结构

变化为基础的诊断设备技术比较完善的前提下,反映脏器功能、组织生化代谢和细胞基因变化的影像设备,即功能分子影像设备成为近几年医学影像学发展的热点。PET/CT 作为一种新型的高科技功能显像诊断技术,经过多年的临床实践,已被证实在肿瘤的早期诊断、分级、分期、疗效监测、协助指导治疗及显示肿瘤在全身累及状况方面具有独特的优势,是现有形态学诊断技术(如 CT、MRI 等)无可比拟的。

PET/CT 是由 X 线计算机体层成像(CT)和正电子发射计算机断层扫描仪(positron emission tomography)的有机结合产品,PET 能够利用放射性核素示踪技术,进行无创伤显像,从而反映脏器的功能、血流和代谢变化。由于疾病的发展规律始终是血流功能和代谢的变化早于脏器的解剖结构变化,所以 PET 能够早期发现疾病。而 CT 成像的介入弥补了 PET 显像中解剖分辨力差的不足。因此,PET/CT 将功能显像与形态学显像的优势进行了优化组合,从而使影像诊断的水平达到崭新的高度。

(二)PET/CT 的主要临床应用

1. **肿瘤的早期诊断** 能对肺癌、肝癌、结肠癌、淋巴癌、乳腺癌、黑色素瘤、颈部肿瘤、软组织肿瘤、骨髓肿瘤、卵巢肿瘤及其他肿瘤进行早期诊断。在组织代谢发生功能异常时就能发现病变,而 X 线、CT、MRI 要等组织器官发生明显形态变化时才能发现病灶。因此,PET/CT 要比其他影像发现肿瘤早得多。

2. **良恶性肿瘤的鉴别诊断** 通常在常规影像学中发现病变时,很难区别其良恶性,如肺部发现病变中,一般认为肺部结节有 50%~60% 为良性,CT 等影像检查认为恶性而被切除的结节中,仍有 20%~40% 为良性,经过 PET 的代谢显像,能理想地鉴别其良恶性,其诊断准确率可达 95%~100%。从而改变手术切除范围或治疗方案,减轻患者的疼痛和创伤。

3. **恶性肿瘤分期和分级** 判断恶性肿瘤是否有区域淋巴结或远隔淋巴结转移,对肿瘤进行临床分期,恶性肿瘤分期和分级是决定治疗方案的重要依据。

4. **寻找肿瘤原发灶** 临床医师经常遇到这样一些患者,只有转移灶的特征,而原发组织器官病灶无法确定,给医生选择治疗方案带来了盲目性,此时做 PET/CT 全身扫描显像,能有效发现原发灶,其阳性率达 90% 以上,给临床医生选择治疗药物、

放疗方案、是否手术等治疗手段提供了客观依据。

5. **全身探测恶性肿瘤及其转移** 由于 PET/CT 既能做断层扫描,又能做全身探测性扫描,而且对肿瘤灵敏度高、特异性强,能发现小于 1cm 的病灶。该功能可用于健康人的监测和肿瘤患者转移判断。

6. **放射治疗计划的制定** 通过 PET/CT 检查后可以进行模拟定位、制订治疗计划、用于适形及调强放疗。

7. **疗效的评价和预后判断** 肿瘤经过有效的放疗、化疗、热疗或其他介入治疗后,原有的高糖酵解特性会很快下降,治疗后及时对病灶进行 PET/CT 功能代谢显像,可了解其治疗效果及预后判断。帮助医生及时调整治疗方案,达到行之有效的治疗目的。

8. **其他** PET/CT 除 80% 应用于肿瘤诊断以外,还可应用于心血管疾病和神经系统疾病:如冠心病的早期诊断,心肌梗死后存活心肌的判断,老年性痴呆诊断和病情评估,癫痫病灶的探测和定位等。

(三)PET/CT 优势

1. 早期发现病变,在组织代谢发生功能异常时就能发现。而 X 线和 CT 主要反映的是解剖结构变化。

2. 影像具有特异性 由于采用参与特定组织代谢的放射性药物,如体内生理性受体和肿瘤显像药物、参与细胞葡萄糖代谢药物和真正反映组织生理代谢的血液灌注药物等,所以能够更准确地检测病灶。

3. 解剖和功能图像的融合 在对患者相同体位进行一次性成像后,兼得了同机 PET 的功能代谢图像和 CT 的解剖图像,并将二者精确融合,不仅清晰显示躯体解剖结构,而且可以精细描绘出机体分子水平的生物代谢过程。

4. 放射治疗计划的制定 PET/CT 更重要的价值是适用于生物靶区的定位以及适形调强放射治疗计划的实施,在肿瘤的寻找-发现-治疗-随访连续一体化的进程中发挥着重要作用。

5. 个性化治疗 由于该类设备能够真正反映组织功能、组织生化代谢和细胞变化,所以在治疗过程中能够检测药物和放疗的效果。为临床提供最佳的治疗方案和筛选最有效治疗药物。

6. 实现基因成像的最佳设备 采用放射性药物标记的基因能够达到基因成像的目的,可以从生命活动的本质上诊断疾病。

(黄小华 刘 念 孙家瑜)

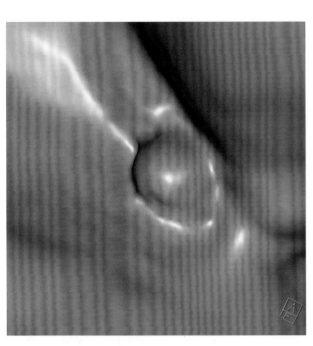

图 4-3-1　CTVE 在小肠占位中的应用

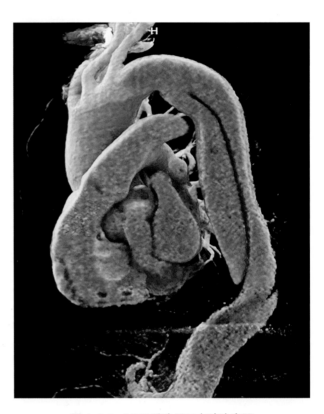

图 4-4-1　VRT 重建显示主动脉夹层

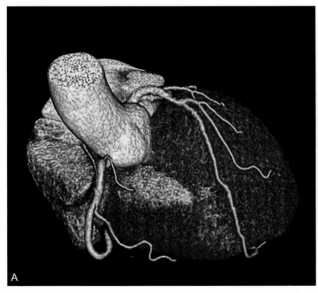

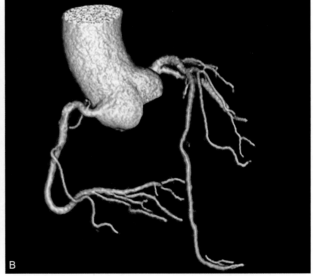

图 4-4-3　冠状动脉图像

A. 整体 VR 重建可显示心脏的三维结构；B. 冠状动脉树 VR 重建可显示冠状动脉各分支的三维结构。

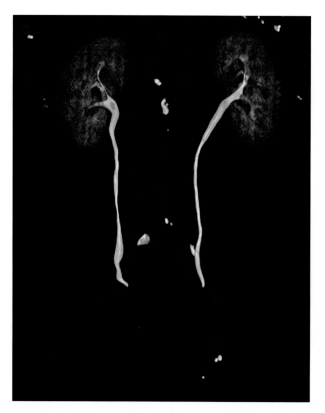

图 4-4-7　VRT 重建显示双侧输尿管

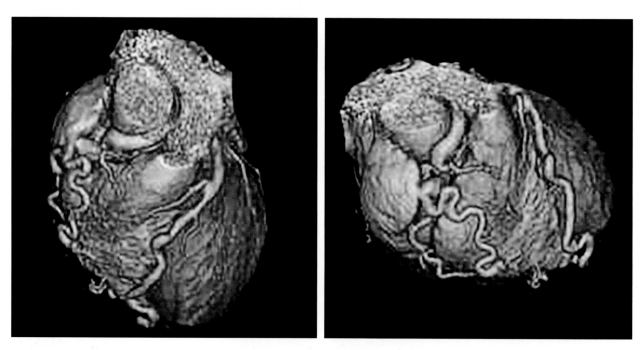

图 10-4-8　合并特殊病变的扫描

冠状动脉起源异常，右冠状动脉起源于肺动脉。

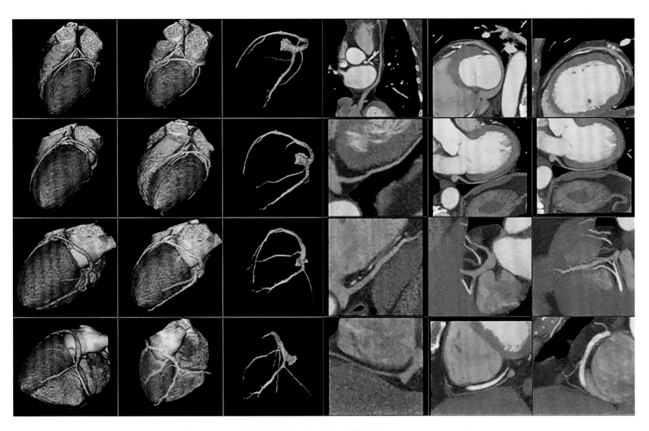

图 10-4-9　冠状静脉标准后处理图像(VRT、CPR、MIP)

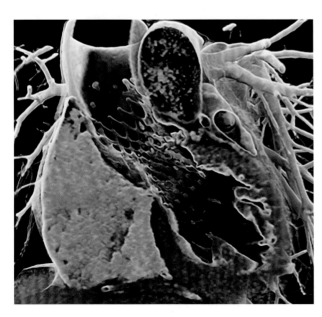

图 10-5-13　TAVI 术后支架位置的显示

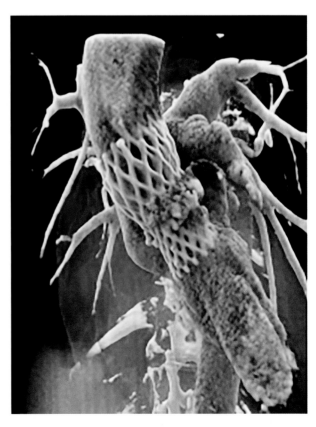

图 10-5-14　TAVI 术后支架形态的显示

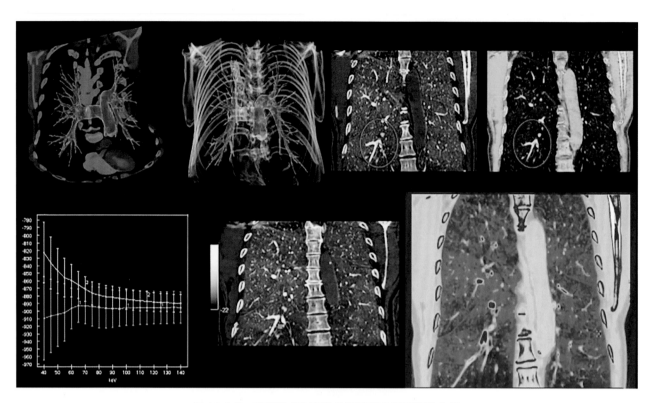

图 10-6-2　肺动脉 CT 能谱成像同时进行肺灌注分析
右肺下叶显示楔形灌注缺损区。

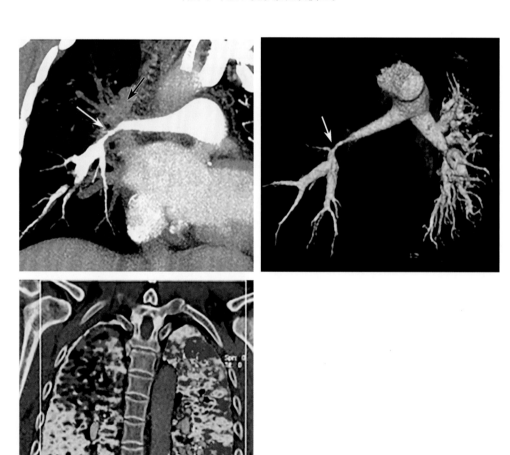

图 10-6-3　双能量肺灌注成像
右上肺动脉阻塞（黑箭）及右肺动脉主干远端局限性狭窄（白箭）显示和灌注缺损区域可以一次成像显示。

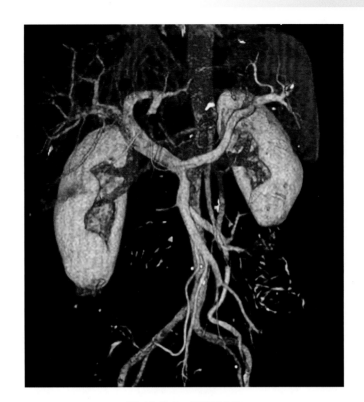

图 10-9-1　门静脉 VR

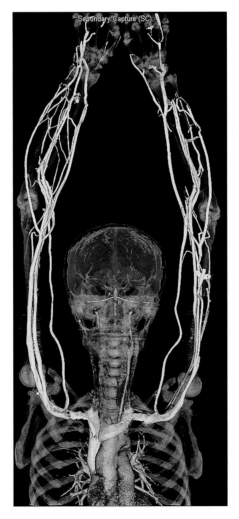

图 10-10-5　上肢静脉 VR

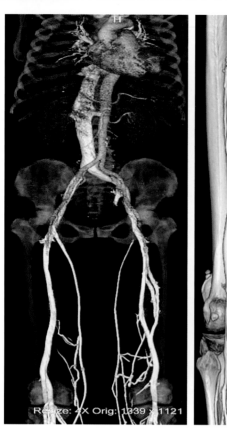 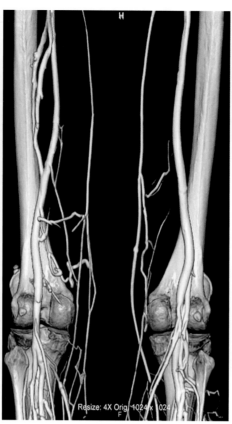

图 10-10-13　直接法下肢深静脉至肺动脉成像
未用套带示深浅静脉；大隐静脉、交通支、静脉瓣、腘静脉至肺动脉 VRT。

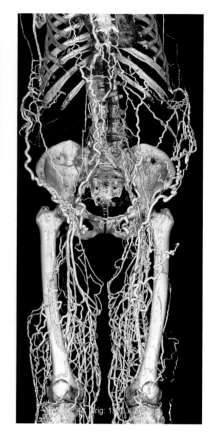

图 10-10-17　VR
双侧髂静脉及下腔静脉血栓伴广泛侧支循环及下肢静脉曲张。

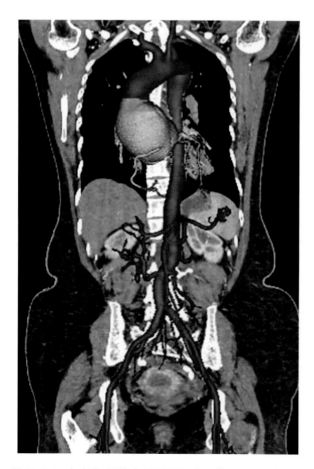 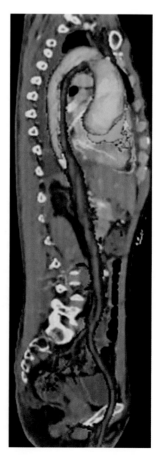

图 11-1-1　主动脉、冠状动脉及周围组织冠状面重组融合图像　　**图 11-1-2　伪彩示冠状动脉、主动脉及夹层假腔矢状面图像**

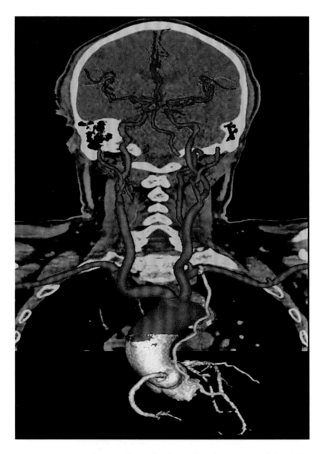

图 11-2-1　冠状面冠状动脉、桥血管、头颈 CTA 融合图像

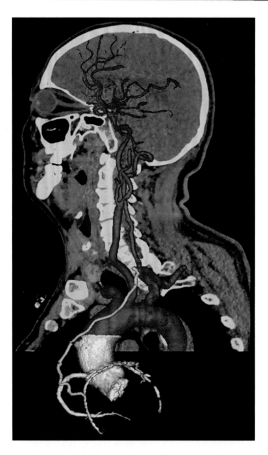

图 11-2-2　伪彩示矢状面冠状动脉、桥血管、头颈 CTA 融合图像

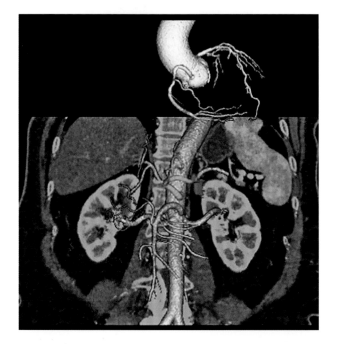

图 11-3-1　冠状动脉、腹主动脉及周围组织冠状面重组融合图像

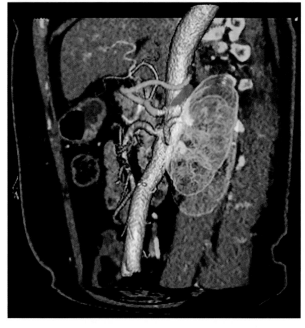

图 11-3-2　腹主动脉及周围组织矢状面重组融合图像

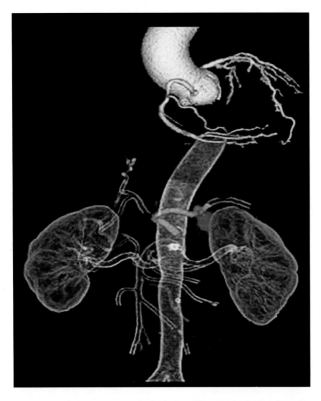

图 11-3-3　冠状动脉及腹主动脉血管冠状面重组融合图像

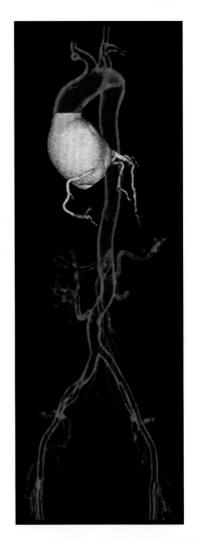

图 11-4-1　主动脉与冠状动脉重组融合血管图像

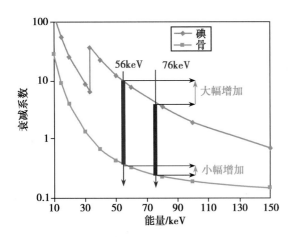

图 12-3-1　双能量 CT 成像图

图示骨与碘两种物质在不同管电压条件下衰减曲线，根据两者在不同能级下（如 56keV 及 75keV）的衰减差异对物质进行定量定性分析。

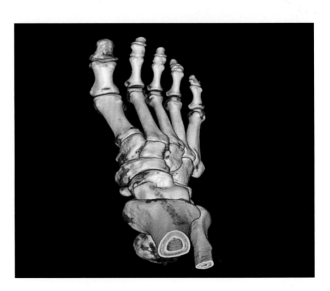

图 12-3-4　显示足部痛风分析